Kohlhammer

Die Autorin und Autoren

Dr. med. Martin H. Wernitz ist Arzt und Gesundheitsökonom. Seine Karriere begann er als Analyst bei der Unternehmensberatung McKinsey & Company, Inc., er war jahrelang bei namhaften pharmazeutischen Unternehmen in verschiedenen Positionen beschäftigt und ist nunmehr selbständiger Unternehmensberater und Interim-Manager in der pharmazeutischen Industrie. Martin Wernitz ist Autor von zahlreichen gesundheitsökonomischen Arbeiten. Über seine klinische Studie auf dem Gebiet der multiresistenten Krankenhauskeime (MRSA) berichteten »Der Spiegel«, »Die Welt« und »Financial Times«. Martin Wernitz verfügt über jahrelange didaktische Erfahrung als Lehrbeauftragter für Gesundheitsökonomie an diversen Hochschulen.

Prof. Dr. Thomas Reinhold war Absolvent des seinerzeit deutschlandweit ersten Diplomstudiengangs Gesundheitsökonomie an der Universität Bayreuth und lehrt heute an der Charité – Universitätsmedizin die Fachbereiche Gesundheitsökonomie und Gesundheitssystemforschung für den Modellstudiengang Humanmedizin sowie die Bachelorstudiengänge Gesundheitswissenschaften und Pflegewissenschaften. In der Forschung ist Thomas Reinhold Leiter einer Arbeitsgruppe am Institut für Sozialmedizin, Epidemiologie und Gesundheitsökonomie der Charité und spezialisiert auf die Durchführung gesundheitsökonomischer Bewertungen in verschiedenen Bereichen des Gesundheitssystems, die er bis heute in weit über einhundert internationalen peer-review Publikationen veröffentlicht hat. In dieser Funktion kooperiert er mit zahlreichen Institutionen des deutschen Gesundheitswesens.

Hanna Sydow arbeitet als wissenschaftliche Mitarbeiterin in der Arbeitsgruppe Gesundheitsökonomie und Gesundheitssystemforschung am Institut für Sozialmedizin, Epidemiologie und Gesundheitsökonomie der Charité–Universitätsmedizin Berlin. Sie ist studierte Volkswirtin (M.Sc.) und war als Wissenschaftlerin und Beraterin für verschiedene Institutionen im Gesundheitswesen tätig. Hanna Sydow verfügt über langjährige Erfahrung in der Evaluation von bestehenden Versorgungsstrukturen und neuen Versorgungskonzepten.

Martin H. Wernitz
Thomas Reinhold
Hanna Sydow

Gesundheitsökonomie und das deutsche Gesundheitswesen

Ein praxisorientiertes Lehrbuch für Studium und Beruf

3., erweiterte und aktualisierte Auflage

Verlag W. Kohlhammer

Dieses Werk einschließlich aller seiner Teile ist urheberrechtlich geschützt. Jede Verwendung außerhalb der engen Grenzen des Urheberrechts ist ohne Zustimmung des Verlags unzulässig und strafbar. Das gilt insbesondere für Vervielfältigungen, Übersetzungen, Mikroverfilmungen und für die Einspeicherung und Verarbeitung in elektronischen Systemen.

Die Wiedergabe von Warenbezeichnungen, Handelsnamen und sonstigen Kennzeichen in diesem Buch berechtigt nicht zu der Annahme, dass diese von jedermann frei benutzt werden dürfen. Vielmehr kann es sich auch dann um eingetragene Warenzeichen oder sonstige geschützte Kennzeichen handeln, wenn sie nicht eigens als solche gekennzeichnet sind.

Es konnten nicht alle Rechtsinhaber von Abbildungen ermittelt werden. Sollte dem Verlag gegenüber der Nachweis der Rechtsinhaberschaft geführt werden, wird das branchenübliche Honorar nachträglich gezahlt.

Eine gendergerechte Sprache wurde von der Autorengruppe an Stellen verwendet, wo dies der Lesbarkeit des Textes nicht abträglich war. An Stellen, wo darauf verzichtet wurde, wird explizit darauf hingewiesen, dass alle Geschlechter gleichermaßen gemeint sind.

Es werden die zum Zeitpunkt der Manuskripterstellung neusten publizierten Daten verwendet. Da erhobene Daten erst aufbereitet und publiziert werden müssen, liegt der Beobachtungszeitraum oftmals zwei bis drei Jahre zurück. Dies ist methodisch bedingt und darf nicht über die Aktualität der Daten hinwegtäuschen. Die absoluten Zahlen ändern sich oftmals auch nur geringfügig. Bei wichtigen zeitlichen Veränderungen ist dies im Text explizit erwähnt.

3., erweiterte und aktualisierte Auflage 2022

Alle Rechte vorbehalten
© W. Kohlhammer GmbH, Stuttgart
Gesamtherstellung: W. Kohlhammer GmbH, Stuttgart

Print:
ISBN 978-3-17-042221-6

E-Book-Formate:
pdf: ISBN 978-3-17-042222-3
epub: ISBN 978-3-17-042223-0

»Was sich überhaupt sagen lässt, lässt sich klar sagen.«
Ludwig Wittgenstein

Für alle Studierenden, Kolleginnen und Kollegen sowie Bekannten, die uns um einen Tipp für ein verständliches und praxisorientiertes Buch über die Gesundheitsökonomie und das komplexe deutsche Gesundheitswesen gebeten haben.

Vorwort der Autorin und der Autoren zur dritten Auflage

Im Jahr sieben nach Präsentation der letzten überarbeiteten Auflage dieses Buches mehrten sich die Stimmen mit der Bitte nach einer aktualisierten Neuauflage. Da mit Hanna Sydow eine neue Autorin und mit Thomas Reinhold ein weiterer Autor gewonnen wurden, möchten wir diesem Wunsch gern nachkommen.

Für eine Neuauflage gibt es viele Gründe. Im Gesundheitswesen hat sich seit der letzten Auflage viel getan. Neue dringliche Baustellen wurden seither identifiziert, denken wir nur an die Digitalisierungsdefizite, den Mangel an Fachkräften oder die Herausforderungen, die durch die Covid-19 Pandemie entstanden sind. Auch Regierungswechsel haben im Gesundheitswesen zahlreiche Änderungen hervorgebracht. Leider haben diese nicht dazu beigetragen, dass das Gesundheitssystem einfacher durchschaubar geworden wäre. Im Gegensatz dazu hat sich der Anspruch an dieses Buch nicht geändert. Nach wie vor verfolgt die Autorengruppe das Ziel, die komplexen Strukturen des Gesundheitswesens und ihre gesundheitsökonomischen Wechselwirkungen in einer sehr leicht verständlichen Form aufzubereiten. Dazu dienen zahlreiche alltägliche Beispiele, Anekdoten und der romanähnliche Schreibstil, der Leserinnen und Lesern nicht das Gefühl geben soll, sie würden sich durch ein wissenschaftliches Werk wühlen. Im Gegenteil, das Buch versteht sich explizit *nicht* als wissenschaftliche Ausarbeitung. Zielgruppe sind daher weniger Gesundheitsökonominnen und -ökonomen, sondern vor allem interessierte Studierende aus medizinischen oder gesundheitswissenschaftlichen Fächern, oder Personen, die anderweitig Interesse daran haben, einen Überblick in die grundlegende Funktionsweise unseres deutschen Gesundheitssystems zu erhalten. Dem Stil der Vorauflagen wurde daher auch weiterhin die Treue gehalten, um letztlich u. a. anschaulich beschreiben zu können, »wie man auch morgen noch das Gehalt seiner Angestellten bezahlen kann«.

Wir hoffen sehr, mit der neuen Auflage an die Erfolge der früheren Auflagen anzuknüpfen und den Leserinnen und Lesern eine einfach handhabbare und zugleich kurzweilige und prägnante Informationsquelle an die Hand zu geben, die sie durch den Dschungel unseres Gesundheitssystems führt.

Dr. med. Martin H. Wernitz
Prof. Dr. Thomas Reinhold
Hanna Sydow, MSc

Berlin, im April 2022

Geleitwort zur ersten Auflage

Die Berufsaussichten für Ärztinnen und Ärzte sind so gut wie noch nie. Das Gesundheitswesen ist der größte Wachstumsmarkt überhaupt, noch vor der Automobil- oder Elektroindustrie. Vor allem in wirtschaftlich turbulenten Zeiten hat es sich als relativ konjunkturstabil erwiesen. Das 21. Jahrhundert wird das Jahrhundert der Gesundheit werden. Neben dem medizinisch-technischen Fortschritt führen die demografische Entwicklung und ein gesteigertes Gesundheitsbewusstsein in der Bevölkerung zu einer steigenden Nachfrage nach Gesundheitsleistungen. Schon jetzt sind im deutschen Gesundheitswesen 4,3 Mio. Menschen beschäftigt. Die Gesundheitsausgaben pro Jahr werden nach Prognosen führender Unternehmensberatungen von derzeit 245 Mrd. Euro auf 450–500 Mrd. Euro im Jahr 2020 ansteigen. Der politisch gewollte Wettbewerb und das gesteigerte Qualitätsbewusstsein der Patienten werden zu einem steigenden Konkurrenzdruck bei den Gesundheitsanbietern führen. Deshalb bedarf es neben einem exzellenten medizinischen Fachwissen immer mehr eines ökonomischen Basiswissens. Der Gesetzgeber hat die Notwendigkeit erkannt und das Fach Gesundheitsökonomie in die Approbationsordnung für Ärzte aufgenommen. Die Gesundheitsökonomie ist eine relativ junge Wissenschaft und ihre Wurzeln sind in den Wirtschaftswissenschaften zu finden. Es befinden sich zahlreiche Bücher über Gesundheitsökonomie auf dem Markt, die aber mehr auf die Bedürfnisse von Ökonomen zugeschnitten sind. Dieses Lehrbuch soll der Entwicklung des Gegenstandskatalogs im Fach Humanmedizin gerecht werden und Praktikern im Gesundheitswesen einen Einblick in das ökonomische Denken vermitteln. Mit dem Buch »Gesundheitsökonomie und das deutsche Gesundheitswesen« haben es die Autoren auf eine besonders unterhaltsame und lehrreiche Art und Weise geschafft, das notwendige Basiswissen anschaulich und interessant zugleich für Mediziner und andere Nichtökonomen darzustellen, Praktikern im Gesundheitswesen Denkanstöße zu geben und selbst ausgebildete Gesundheitsökonomen das eine oder andere Mal zum Schmunzeln zu bringen.

Viel Spaß bei der Lektüre wünscht

Prof. Dr. Manfred Gross, MBA
Prodekan für Studium und Lehre
Charité – Universitätsmedizin Berlin

Berlin, 15. September 2010

Vorwort der Autoren zur ersten Auflage

Es gibt viele Bücher über Gesundheitsökonomie und auch sogar welche, die sich mit ihrem Titel direkt an Mediziner wenden. Aus unserer Sicht sind diese Bücher jedoch alle nicht geeignet, Medizinern die wirklich wichtigen gesundheitsökonomischen Aspekte zu vermitteln und zu zeigen, dass Ökonomie keine lästige Sache des stringenten Kostensparens ist, sondern ein Tool, mit dem man langfristig die Existenz von Unternehmen und Systemen und damit letztlich auch seinen eigenen Arbeitsplatz und das Gehalt sichern kann. Das Buch dient nicht dazu, Gesundheitsökonomen auszubilden, sondern Medizinern und anderen Interessierten ein Verständnis für die Systemzusammenhänge zu vermitteln. Auf die Zitierung zahlreicher Gesetze und die Darstellung von mathematischen Modellen wurde daher bewusst verzichtet. Dennoch sind alle wichtigen ökonomischen Prinzipien enthalten und relevante Termini im Fließtext im Zusammenhang dargestellt. Die Definitionen der wichtigsten Termini können bei Interesse im Glossar nachgelesen werden. Wir haben versucht, durch viele Beispiele (auch klinische und aus dem allgemeinen Leben) die Thematik anschaulich und praxisrelevant zugleich darzustellen. Durch die Fragen am Ende der Kapitel können die wichtigsten Inhalte wiederholt werden. Gesundheitsökonomie kann Spaß machen! Mit dieser vorliegenden ersten Auflage haben wir ein völlig neues Konzept für ein Buch über Gesundheitsökonomie vorgelegt. Uns ist bewusst, dass dies von einigen Lesern sicherlich nicht unkritisch aufgenommen werden wird. Wissenschaft lebt vom Diskurs, wir freuen uns also, wenn lebhafte Diskussionen entstehen. Und wir freuen uns auch über Anmerkungen, die dieses Buch weiter verbessern werden. Dafür schon einmal vielen Dank im Voraus!

Jeder Euro kann nur einmal ausgegeben werden. Das ändert sich auch nicht dadurch, wenn man als Lohnempfänger den verdienten Euro direkt an die Leistungserbringer (Ärzte, Krankenhäuser, Physiotherapeuten etc.) gibt oder ihn erst bei einem Versicherungsträger oder dem Staat zwischenlagert. Trotzdem gibt es für diese Zwischenlagerung gute Gründe. Warum dies so ist und welche Anreize bzw. Fehlanreize und welche Komplikationen und Konsequenzen sich daraus ergeben, lernen Sie in dem Kapitel, in dem auch die Leistungsfinanzierung von Gesundheitsleistungen besprochen wird. Die eigentliche Produktion von Gesundheitsdienstleistungen findet während der ambulanten und stationären Leistungserbringung statt. In dem Kapitel zur Zulieferindustrie wird auf die Produktion von Arzneimitteln und Hilfsmitteln und auch auf deren Erstattung durch die Leistungsfinanzierer eingegangen. Nach dem Durcharbeiten des Kapitels Qualitätsmanagement werden Sie sehen, dass es sich bei qualitätsverbessernden Maßnahmen nicht um lästige Aufgaben handelt, sondern um eine Chance, sich von seinen Wettbewerbern zu differenzieren und damit langfristig den Erfolg des Unternehmens zu sichern. Die Gesundheitsökonomie kann Entscheidungsträgern wertvolle Informationen als Entscheidungsgrundlage liefern. Die wissenschaftlichen Grundlagen dafür bieten die gesundheitsökonomischen Evaluationen. Basierend auf diesen Evaluationen kann beispielsweise entschieden werden, ob die Gesundheitsleistung erstattet wird oder nicht. Entscheidungen im Gesundheitswesen werden nicht immer rational (d. h. ökonomisch sinnvoll) getroffen. Näheres über die Entscheidungsfindung und warum es ständig Gesundheitsreformen gibt, erfahren Sie im Kapitel Gesundheitspolitik. Jedes Unternehmen, auch jedes staatliche und jedes im Gesundheitswesen, kann auf lange Sicht nur existieren, wenn Einnahmen und Ausgaben langfristig ausgeglichen sind bzw. wenn Gewinne erwirtschaftet werden. Die betriebswirtschaftlichen Grundbegriffe und die grundlegenden Managementtools zum Führen eines Unternehmens erlernen Sie im letzten Kapitel. Damit steht Ihnen von gesundheitsökonomischer Seite für eine lange und spannende Karriere im deutschen Gesundheitswesen nichts mehr im Wege!

Dabei wünschen wir Ihnen viel Erfolg!

Dr. med. Martin H. Wernitz
Dr. Jörg Pelz († 13.02.2014)

Inhalt

Vorwort der Autorin und der Autoren zur dritten Auflage 7

Geleitwort zur ersten Auflage 9

Vorwort der Autoren zur ersten Auflage 11

Abkürzungsverzeichnis 15

Grundprinzipien der Ökonomie 19

1 Einführung in die Gesundheitsökonomie oder warum wirtschaftliches Handeln auch im Gesundheitswesen nötig ist .. 21

2 Die Leistungsfinanzierung von Gesundheitsleistungen oder warum ein Risiko auch gut sein kann 36

3 Die Leistungserbringung von Gesundheitsleistungen oder warum am Wochenende in Berlin mehr rosafarbene Autos auf den Straßen unterwegs sind und man nicht mehr so oft montags aus dem Krankenhaus entlassen wird 82

4 Die Vorleistungs- und Zuliefererindustrie oder warum es Blockbuster nicht nur im Kino gibt 130

5 Qualitätsmanagement oder was Mediziner von Verkehrsflugzeugführern lernen können 150

6 Gesundheitsökonomische Evaluationen oder warum Notfallbeleuchtungen im Flugzeug nicht ökonomisch sind 167

7 Gesundheitspolitik oder warum nach der Reform vor der Reform ist 189

8 Management von Gesundheitseinrichtungen oder wie man auch morgen noch das Gehalt seiner Angestellten bezahlen kann 211

Grundprinzipien der Ökonomie 238

Glossar **239**

Bildnachweis **248**

Literatursammlung **249**

Stichwortverzeichnis **255**

Abkürzungsverzeichnis

ABDA	Bundesvereinigung Deutscher Apothekenverbände
ADKA	Bundesverband Deutscher Krankenhausapotheker
AG	Aktiengesellschaft
AHB	Anschlussheilbehandlung
AMNOG	Arzneimittelmarktneuordnungsgesetz
AOK	Allgemeine Ortskrankenkasse
APU	Abgabepreis des pharmazeutischen Unternehmers
ASV	Ambulante spezialfachärztliche Versorgung
AWMF	Arbeitsgemeinschaft der Wissenschaftlichen Medizinischen Fachgesellschaften
ÄZQ	Ärztliches Zentrum Qualität in der Medizin
BaFin	Bundesanstalt für Finanzdienstleistungsaufsicht
BAGP	BundesArbeitsGemeinschaft der PatientInnenstellen
BAH	Bundesverband der Arzneimittelhersteller
BÄK	Bundesärztekammer
BAR	Bundesarbeitsgemeinschaft Rehabilitation
BAS	Bundesamt für soziale Sicherung
BBFW	Bundesbasisfallwert
Bema	Bewertungsmaßstab zahnärztlicher Leistungen
BfArM	Bundesinstitut für Arzneimittel und Medizinprodukte
BfS	Bundesamt für Strahlenschutz
BIP	Bruttoinlandsprodukt
BKK	Betriebskrankenkasse
BMAS	Bundesministerium für Arbeit und Soziales
BMBF	Bundesministerium für Bildung und Forschung
BMDV	Bundesministerium für Digitales und Verkehr
BMEL	Bundesministerium für Ernährung und Landwirtschaft
BMF	Bundesministerium der Finanzen
BMG	Bundesministerium für Gesundheit
BMSFJ	Bundesministerium für Familie, Senioren, Frauen und Jugend
BMUV	Bundesministerium für Umwelt, Naturschutz, nukleare Sicherheit und Verbraucherschutz
BMWK	Bundesministerium für Wirtschaft und Klimaschutz
BPI	Bundesverband der Pharmazeutischen Industrie
BVDVA	Bundesverband Deutscher Versandapotheken
BVMed	Bundesverband Medizintechnologie
BZgA	Bundeszentrale für gesundheitliche Aufklärung

CA	Cost Analysis (Kostenanalyse)
CBA	Cost-Benefit Analysis (Kosten-Nutzen-Analyse)
CCL	Comorbidity and Complications Complexity Level
CEA	Cost-Effectiveness Analysis (Kosten-Effektivitätsanalyse)
CIRS	Critical-Incident-Reporting-System
CM	Case-Mix
CMA	Cost-Minimization Analysis (Kosten-Minimierungsanalyse)
CMI	Case-Mix-Index
COPD	Chronisch obstruktive Bronchitis
CT	Computertomografie
CUA	Cost-Utility Analysis (Kosten-Nutzwertanalyse)
DBfK	Berufsverband für Pflegeberufe
DBR	Deutscher Behindertenrat
DDD	Daily Defined Dosages
DGUV	Spitzenverband der Deutschen Gesetzlichen Unfallversicherung
DiGA	Digitale Gesundheitsanwendung
DIMDI	Deutsches Institut für Medizinische Dokumentation und Information
DIN	Deutsches Institut für Normierung e.V.
DKG	Deutsche Krankenhausgesellschaft
DMP	Disease-Management-Programm
DPV	Deutscher Pflegeverband
DRG	Diagnosis related groups (diagnosebezogene Fallpauschalen)
DTC	Direct to Consumer
e.G.	eingetragene Genossenschaft
EBM	Einheitlicher Bewertungsmaßstab
EBÖ	Evidenzbasierte Ökonomie
EFQM	European Foundation for Quality Management
EHIC	European Health Insurance Card
EK	Ersatzkrankenkasse
EMA	European Medicines Agency
EU	Europäische Union
EuGH	Europäischer Gerichtshof
F&E	Forschung und Entwicklung
G-AEP	German Appropriateness of Evaluation Protocol
G-BA	Gemeinsamer Bundesausschuss
G-DRG	German Diagnosis Related Groups
gGmbH	Gemeinnützige Gesellschaft mit beschränkter Haftung
GKV	Gesetzliche Krankenversicherung
GmbH	Gesellschaft mit beschränkter Haftung
GMK	Gesundheitsministerkonferenz
GOÄ	Gebührenordnung für Ärzte
GOZ	Gebührenordnung für Zahnärzte
GPV	Gesetzliche Pflegeversicherung
GRV	Gesetzliche Rentenversicherung
GUV	Gesetzliche Unfallversicherung
GuV	Gewinn- und Verlustrechnung

HMO	Health Maintenance Organization
HrQoL	Health related Quality of Life
HTA	Health Technology Assessment
ICD-10	Internationale Klassifikation der Krankheiten der WHO in der 10. Version
ICD-O-3	Internationale Klassifikation der Krankheiten für die Onkologie, 3. Revision
IGel	Individuelle Gesundheitsleistung
IKK	Innungskrankenkasse
InEK	Institut für Entgeltsysteme im Krankenhaus
IQTIG	Institut für Qualität und Transparenz im Gesundheitswesen
IQWiG	Institut für Qualität und Wirtschaftlichkeit im Gesundheitswesen
ITH	Intensivtransporthubschrauber
ITW	Intensivtransportwagen
IV	Integrierte Versorgung
KBV	Kassenärztliche Bundesvereinigung
KHG	Krankenhausgesetz
KHK	Koronare Herzerkrankung
KISS	Krankenhaus-Infektions-Surveillance-System
KTQ®	Kooperation für Transparenz und Qualität im Gesundheitswesen
KTW	Krankentransportwagen
KV	Kassenärztliche Vereinigung
KVP	Kontinuierlicher Verbesserungsprozess
KZBV	Kassenzahnärztliche Bundesvereinigung
KZV	Kassenzahnärztliche Vereinigung
MD	Medizinischer Dienst
MDC	Major Diagnosis Category
MER	Medical Error Reporting System
MGV	Morbiditätsbedingte Gesamtvergütung
Morbi-RSA	Morbiditätsorientierter Risikostrukturausgleich
MVZ	Medizinisches Versorgungszentrum
NAW	Notarztwagen
NEF	Notarzteinsatzfahrzeug
NUBs	Neue Untersuchungs- und Behandlungsmethoden
NZFH	Nationales Zentrum Frühe Hilfen
OECD	Organization for Economic Co-Operation and Development
ÖGD	Öffentlicher Gesundheitsdienst
OGVD	Obere Grenzverweildauer
OPS	Operationen und Prozeduren Schlüssel
OTC	Over the counter-Arzneimittel
P4P	Pay for Performance
pCC	proCum Cert
PCCL	Patient Comorbidity and Complication Complexity Level
PEI	Paul Ehrlich Institut
PEPP	Pauschaliertes Entgeltsystem in Psychiatrie und Psychosomatik
PET	Positronen-Emissions-Tomografie

PHAGRO	Bundesverband pharmazeutischer Großhandel
PKV	Private Krankenversicherung
PPP	Public Private Partnership
PPP	Purchasing Power Parity
PPV	Private Pflegeversicherung
PTA	Pharmazeutisch-technische Assistenten
PZN	Pharmazentralnummer
QALYs	Quality Adjusted Life Years
QEP	Qualität und Entwicklung in Praxen
RCT	Randomized controlled trial (randomisierte klinisch kontrollierte Studie)
RKI	Robert Koch-Institut
RSA	Risikostrukturausgleich
RTH	Rettungshubschrauber
RTW	Rettungswagen
SGB V	Fünftes Sozialgesetzbuch
SGB	Sozialgesetzbuch
SOPs	Standard Operating Procedures
SPV	Soziale Pflegeversicherung
STIKO	Ständige Impfkommission
TEP	Totalendoprothese
TQM	Total Quality Management
UGVD	Untere Grenzverweildauer
UV-GOÄ	Unfallversicherungsgebührenordnung
VA	Vermittlungsausschuss
VAS	Visuelle Analogskala
VDAB	Verband Deutsche Alten- und Behindertenhilfe
VfA	Verband forschender Arzneimittelhersteller
WHO	World Health Organization
WIdO	Wissenschaftliches Institut der Ortskrankenkassen
WIP	Wissenschaftliches Institut der PKV
ZE	Zusatzentgelt
ZEPAI	Zentrum für Pandemieimpfstoffe und -Therapeutika
ZVK	Deutscher Verband für Physiotherapie
ZVT	Zweckmäßige Vergleichstherapie

Grundprinzipien der Ökonomie

[P1] Alle Ressourcen (z. B. Zeit, Personal, Geld, Rohstoffe) stehen nur begrenzt zur Verfügung, d. h. sie sind knapp.

[P2] Alle Bedarfe für Konsum sind dagegen prinzipiell unbegrenzt.

[P3] Wirtschaftssubjekte (z. B. eine Person, ein Privathaushalt, ein Unternehmen) müssen bei der Verwendung der ihnen zur Verfügung stehenden knappen Ressourcen meist zwischen mehreren Konsumalternativen entscheiden.

[P4] Beim ökonomischen Handeln (Haushalten, Wirtschaften) werden die zur Verfügung stehenden knappen Ressourcen gemäß dem ökonomischen Prinzip planvoll eingesetzt.

[P5] Ein Wirtschaftssystem basiert auf dem ständigen Austausch von Leistungen und Gegenleistungen zwischen den Wirtschaftssubjekten.

[P6] Unternehmen können langfristig nur dann existieren, wenn die Einnahmen die Ausgaben übersteigen.

[P7] Zwischen Unternehmen ähnlicher Ausrichtung besteht Konkurrenz, der einen Wettbewerb zur Folge hat.

[P8] Anreize bringen Menschen dazu, etwas zu tun.

Wenn Sie diese Prinzipien verstanden haben, wissen Sie im Prinzip alles Wesentliche der Ökonomie. Der Rest des Buches liefert eigentlich nur noch einige Details. Diese werden Sie wiederum mithilfe der Grundprinzipien besser verstehen. Aus diesem Grund wird im folgenden Text an den relevanten Stellen immer wieder Bezug auf die Prinzipien genommen, z. B. auf (▶ [**P1**]).

1 Einführung in die Gesundheitsökonomie oder warum wirtschaftliches Handeln auch im Gesundheitswesen nötig ist

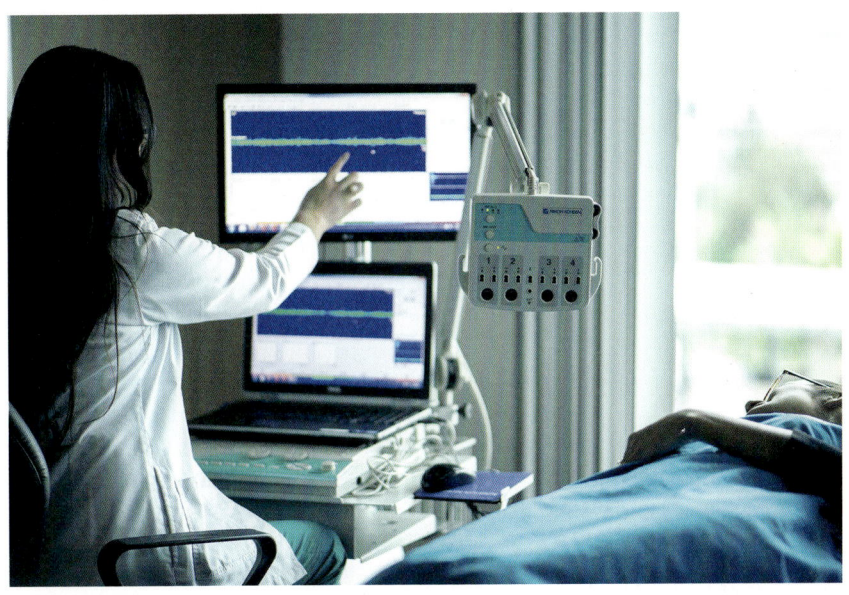

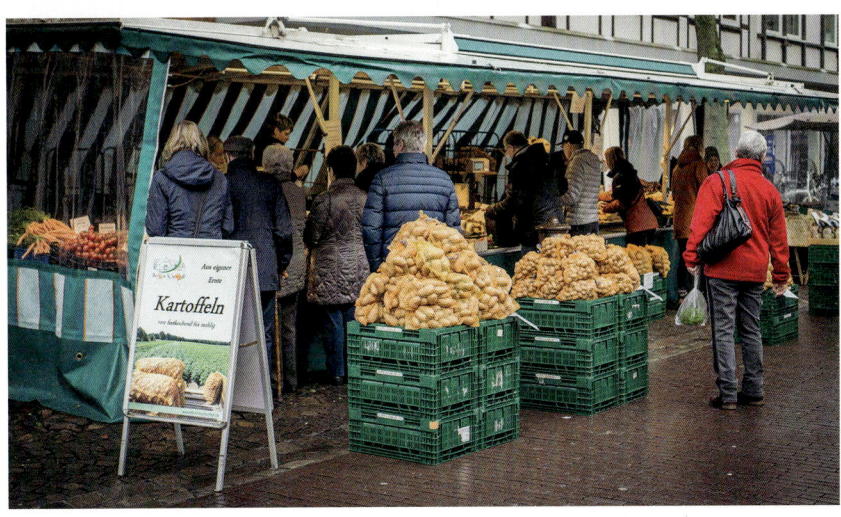

Wir alle erleben ständig das Problem von **Knappheit**. Die zur Verfügung stehenden **Ressourcen** sind immer begrenzt (▶ [**P1**]), vor allem so wichtige wie Zeit und Geld: Der Tag hat leider nur 24 Stunden, besonders vor der nächsten Semesterabschlussprüfung; insbesondere im Studium erlebt man auch die allgegenwärtige Knappheit der Ressource Geld. Aber seien Sie beruhigt, auch Milliardäre haben nur begrenzte Mittel zur Verfügung, nämlich nur Milliarden und nicht Billionen. Doch das Prinzip der Knappheit gilt nicht nur für die Ebene einzelner Menschen, auch die Ressourcen eines Wirtschaftsunternehmens oder eines Staates sind begrenzt. Natürlich bestehen auch dort Unterschiede im Niveau. Der Kiosk an der Ecke verfügt über ein anderes finanzielles Polster als Unternehmen wie Apple oder Microsoft. Auch die Bundesrepublik Deutschland oder die USA besitzen andere finanzielle Möglichkeiten als der Inselstaat Tuvalu. Aber eines haben alle Genannten gemeinsam: Ihre Ressourcen sind begrenzt. Auf der anderen Seite bestehen bei Menschen prinzipiell unbegrenzte Wünsche für Konsum, d. h., es besteht unbegrenzt unbefriedigter **Bedarf** (▶ [**P2**]). Wer würde nicht anstelle mit der U-Bahn lieber bequem mit dem Taxi an der Uni vorfahren oder anstelle des Biers im Club eine Runde Veuve Cliquot ausgeben? Auch auf Staatenebene sind die Bedürfnisse grundsätzlich grenzenlos. Es wird immer eine zu erneuernde Straße, eine zu modernisierende Schule oder eine neue Kunstrichtung geben, die eines neuen Museums bedarf. Ebenso wie die vorhandenen Ressourcen sind auch die Bedürfnisse zwischen den Individuen – egal ob Einzelperson, Unternehmen oder Staat – sehr unterschiedlich, aber prinzipiell unbegrenzt (▶ [**P2**]).

Die Bedarfe und die zur Verfügung stehenden Ressourcen sind sehr dynamisch und ändern sich im Laufe der Zeit. Der Milliardär hat vielleicht als Tellerwäscher angefangen oder hat im Rahmen einer Wirtschaftskrise alles verloren und arbeitet nun als Kellner. Der Staat hat in Zeiten guter Wirtschaftslage hohe Steuereinnahmen, in Zeiten konjunktureller Schwäche sind die zur Verfügung stehenden Ressourcen eventuell so gering, dass Kredite aufgenommen werden müssen, um die notwendigen Strukturen aufrechtzuerhalten.

Bezüglich des Bedarfs der Menschen ist die »Maslowsche Bedürfnispyramide« eine stark vereinfachte, aber anschauliche Illustration (▶ Abb. 1.1). Jemand mit ständig unbefriedigten körperlichen Bedürfnissen, wie z. B. Hunger, hat den größten Bedarf bei den Grundnahrungsmitteln. Eine Person mit einem ständig vollen Kühlschrank, einer schönen Wohnung, einer stabilen Familie und einem großen Freundeskreis wird sein Geld dagegen mit dem Ziel einer hohen sozialen Anerkennung eher für hochwertige Autos oder Markenkleidung investieren. Je weiter die Bedürfnispyramide nach oben reicht, desto mehr unterliegen die aufgeführten Beispiele auch zeitlichen Veränderungen (z. B. durch technischen Fortschritt oder gesellschaftlichen Wertewandel), während die Grundbedürfnisse eher gleichbleiben. So gibt es heute durchaus gesellschaftliche Gruppen, bei denen ein teurer Sportwagen weniger mit Prestige einhergeht, als dies vielleicht in der Vergangenheit der Fall war, während sich unser Bedürfnis nach einer Grundversorgung mit Nahrung nicht wesentlich von unseren Vorfahren unterscheidet.

Sobald die einer Person zur Verfügung stehenden Ressourcen eingesetzt werden, erfolgt die Teilnahme am **Wirtschaftsleben**. Egal ob als einzelner Mensch, als Unternehmen oder als Staat, man handelt dann als **Wirtschaftssubjekt** oder

1 Einführung in die Gesundheitsökonomie

Wirtschaftseinheit. Jeder Euro kann nur einmal ausgegeben werden. Wird er für eine Investition eingesetzt, steht er für eine andere Alternativen nicht mehr zur Verfügung (▶ [**P3**]). Dies wird auch als **Opportunitätskostenprinzip** bezeichnet und meint Kosten, die dadurch entstehen, dass eine alternative Verwendungsmöglichkeit nicht mehr realisiert werden kann. Während des Medizinstudiums kann man vor der Wahl stehen, entweder Lebensmittel im Supermarkt zu beziehen oder aufgrund der Knappheit des Geldes übrig gebliebenes Stationsessen zu konsumieren. Mit dem gesparten Geld kann man dafür einen Kinobesuch finanzieren (▶ [**P3**]). Entscheidet man sich für den Supermarkt, sind die persönlichen Opportunitätskosten in diesem Fall der entgangene Kinoabend. Auch der Milliardär hat nur ein begrenztes Budget zur Verfügung und muss sich beispielsweise entscheiden, ob er sich als Privatjet eine Boeing 737 kauft oder doch lieber nur einen Learjet und dafür aber noch eine Yacht mit Heimathafen Monte Carlo (▶ [**P3**]). Wie Geld, so ist auch Zeit eine prinzipiell knappe Ressource. Fällt die Entscheidung bezüglich der Feierabendgestaltung auf eine Runde Radfahren, kann man in derselben Zeit natürlich nicht für die nächste Klausur lernen (▶ [**P3**]). Unabhängig davon, ob man als einzelner Mensch, als Unternehmen oder als Staat die Ressource Zeit, die Ressource Geld oder eine andere Ressource verteilen muss – alle stehen im Wirtschaftsleben in der Regel vor mehreren Alternativen und müssen sich für eine einzige oder eine Auswahl von Alternativen entscheiden (▶ [**P3**]). Die Verteilung von Ressourcen auf die unterschiedlichen Verwendungsmöglichkeiten wird als **Allokation** bezeichnet.

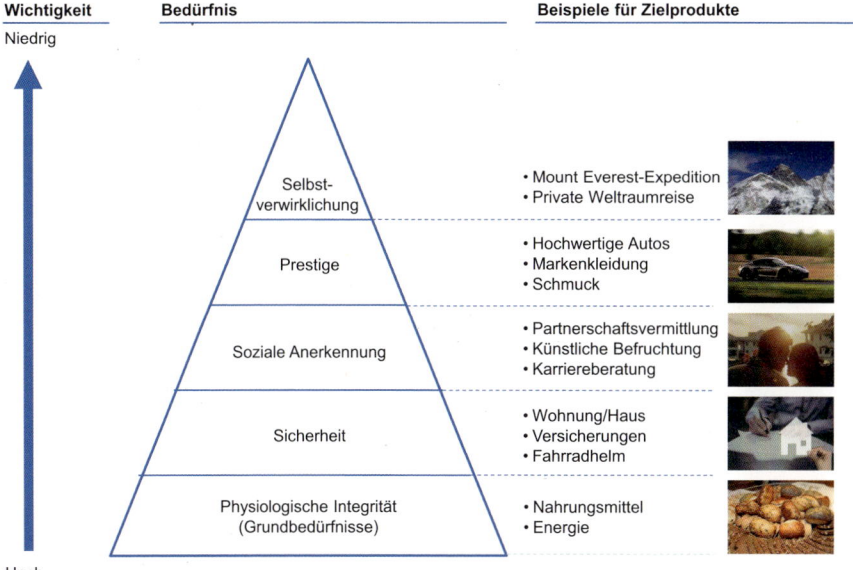

Abb. 1.1: Mit der Bedürfnispyramide nach Maslow lassen sich im Rahmen von Marketing Kaufentscheidungen ableiten und Produkte zielgruppengerecht positionieren (Quelle: nach Meffert et al. 2008).

Wirtschaften soll eine Brücke zwischen den begrenzten Ressourcen auf der einen Seite und den schier endlosen Konsumbedürfnissen auf der anderen Seite schlagen. Beim wirtschaftlichen Handeln werden die zur Verfügung stehenden Ressourcen planvoll gemäß dem **ökonomischen Prinzip** eingesetzt (▶ [**P4**]). Jemand, der nach dem ökonomischen Prinzip handelt, verhält sich aus der Sicht von Ökonomen **rational**. Es gibt zwei Ausprägungen des ökonomischen Prinzips. Beim **Maximalprinzip** (auch Ergiebigkeitsprinzip genannt) werden die gegebenen Ressourcen so auf die unterschiedlichen alternativen Verwendungsmöglichkeiten verteilt, dass der größte Nutzen für die Konsumenten entsteht. Beispielsweise sollten bei der Bekämpfung der Covid-19 Pandemie die vorhandenen ärztlichen Kapazitäten möglichst so eingesetzt werden, dass innerhalb kurzer Zeit so viele Personen wie möglich geimpft werden können. Beim **Minimalprinzip** hingegen soll ein gegebenes Ziel mit dem geringsten Ressourcenverbrauch erreicht werden. Das Minimalprinzip kennen wir im Alltag beispielsweise aus der Werbung für Unterhaltungselektronik. Ist die Kaufentscheidung für ein bestimmtes Smartphone bereits ohne Beratung durch einen Fachhändler gefallen, so kann derjenige Anbieter ausgewählt werden, der das Gerät für den geringsten Preis anbietet. Dafür müssen allerdings die Preis- und Produktinformationen ohne großen zeitlichen und finanziellen Aufwand zugänglich sein, d. h., es muss eine hohe Transparenz für den Konsumenten bestehen. Bei geringer Transparenz steigt der Ressourcenaufwand für die Informationsbeschaffung, der die Ersparnis beim Preis kompensieren bzw. sogar übersteigen kann. Den Ressourcenaufwand für die Informationsbeschaffung bezeichnet man auch als **Transaktionskosten**. Bei vielen Konsumentscheidungen können Vergleichsportale im Internet heute einen Beitrag dazu leisten, diese Transaktionskosten zu senken. Das Minimalprinzip unterstellt allerdings, dass immer dieselbe Leistung zu unterschiedlichen Preisen erhältlich ist. Was bei Geräten aus der Unterhaltungselektronik oder bei Automobilen noch der Fall sein mag, ist bei Dienstleistungen, wie z. B. der ärztlichen Heilbehandlung, meist nicht gegeben. Auch ist es hier deutlich schwieriger, umfassende Informationen über die Dienstleistung zu erlangen, was allerdings notwendig wäre, um eine informierte und rationale Entscheidung zu treffen. Die individuellen Transaktionskosten sind hier demnach vergleichsweise hoch, denn nur die wenigsten Menschen werden ein Medizinstudium beginnen, um sich umfassend und tiefgehend in die aktuelle Studienlage zu einer medizinischen Behandlung einzulesen. Dennoch gibt es auch im Gesundheitswesen zahlreiche Beispiele für die Anwendung des Minimalprinzips. So wird beispielsweise das gegebene Ziel, eine Patientin mit dem in ihrer Situation notwendigen Medikament zu versorgen, heute oftmals erreicht, indem anstelle eines teuren Originalpräparates ein vergleichbares, aber preiswerteres Nachahmermedikament (ein sog. **Generikum**) verschrieben wird. Bei unterschiedlichen Leistungen (z. B. Physiotherapie vs. Operation) gilt es, den Nutzen der Leistung mit den Kosten in Relation zu setzen, d. h., es werden die jeweiligen Kosten-Nutzen-Verhältnisse der unterschiedlichen Leistungen miteinander verglichen. Dennoch lassen sich Minimal- und Maximalprinzip nicht immer ganz klar voneinander trennen. Gerade bei großen Projekten mit vielen Teilzielen muss manchmal das Minimalprinzip und ein anderes Mal das Maximalprinzip berücksichtigt werden. Beim Wirtschaften kommt es also auf das flexible und bewusste Anwenden beider Prinzipien an, was als **Optimalprinzip** oder **Simultanprinzip** bezeichnet wird (▶ [**P4**]).

In der Realität wird das ökonomische Prinzip aber oftmals nicht stringent angewendet. Bei der Kaufentscheidung im Konsumgüterbereich spielen beispielsweise viele andere Faktoren eine Rolle. So kann die Kaufentscheidung für einen SUV auch durch Neid getrieben worden sein, weil der Nachbar sich auch gerade einen angeschafft hat, obwohl es eventuell ökonomischer gewesen wäre, sich nur einen Kleinwagen zu kaufen und zusätzlich noch eine Urlaubsreise zu unternehmen. Auch durch Marketingaktivitäten, wie z. B. Werbung, lassen sich Kaufentscheidungen teilweise ganz gezielt beeinflussen (▶ [P8]). Dies ist beispielsweise ein Grund dafür, dass Werbung im Gesundheitswesen stärkeren Einschränkungen unterliegt als bei klassischen Konsumgütern.

> **Exkurs**
>
> Ein Meister im Bereich des Marketings ist der Elektronikhersteller Apple. Dem Hersteller ist es gelungen, sich mit seinen Wettbewerbern nicht auf einen Preiswettbewerb einzulassen, sondern sich auf ein einzigartiges Nutzenversprechen und ein besonderes Produktdesign zu fokussieren. Während andere Hersteller besondere Funktionen ihrer Produkte betonen, sieht Apple das Gesamtprodukt. So ist es dem Unternehmen nicht nur gelungen, für seine Geräte deutlich höhere Preise zu erzielen als andere Unternehmen mit technisch vergleichbaren Produkten. Vielmehr umgibt die Produkte aus Sicht der Konsumenten eine eigene »Apple-Aura«, die schon beim »Unboxing« aus der designten Verpackung spürbar wird. Ähnliches kann man auch beim Automobilhersteller Tesla beobachten, der sich mit seinen Marketingstrategien deutlich von den altbekannten Vorgehensweisen anderer Hersteller unterscheidet. Denn obwohl das Unternehmen in der Regel kein Geld für bezahlte Werbung ausgibt, denkt heute nahezu jeder zweite Deutsche bei Elektroautos an die Marke Tesla.

Der Begriff **Ökonomie** beschreibt das rationale Wirtschaften mit knappen Ressourcen. Unter **Ökonomik** wird die wissenschaftliche Disziplin, die das Wirtschaften systematisch untersucht, verstanden. **Gesundheitsökonomie** ist das Anwenden von wirtschaftlichen Prinzipien in Einrichtungen des Gesundheitswesens und der Organisation von Gesundheitssystemen. Sie ist damit eine Spezialdisziplin der Ökonomie, ebenso wie beispielsweise Tourismusökonomie, Medienökonomie oder Sportökonomie. In der Gesundheitsökonomie werden sowohl betriebs- als auch volkswirtschaftliche Fragestellungen betrachtet.

In der **Betriebswirtschaftslehre** wird der Umgang mit knappen Ressourcen in einem Betrieb, z. B. einem Krankenhaus, untersucht. Ein **Betrieb** ist eine Wirtschaftseinheit, die zur Deckung fremder Bedarfe Waren produziert oder Dienstleistungen erstellt. Ein Krankenhaus ist ein Betrieb, bei dem durch die Beschäftigten Gesundheitsleistungen für andere Menschen erbracht werden. Betriebe können in öffentlichem oder privatem Eigentum sein. Ein Betrieb in mehrheitlich privatem Eigentum wird als **Unternehmen** bezeichnet. In der **Volkswirtschaftslehre** wird die **Ressourcenallokation** zwischen den Unternehmen und in der Gesellschaft betrachtet.

Die Erstellung von Waren und Dienstleistungen ist in unserem Wirtschaftssystem arbeitsteilig organisiert. In Arztpraxen werden medizinische Behandlungen durchgeführt, in Friseurgeschäften werden Haare geschnitten, in Backstuben Brötchen gebacken und in Autowerkstätten werden Fahrzeuge repariert. Unser Wirtschaftssystem basiert darauf, dass die Wirtschaftssubjekte eine Leistung erstellen und dafür eine Gegenleistung erhalten (▶ [**P5**]). Da ein direkter Austausch von Waren und Dienstleistungen heutzutage schwierig oder oftmals gar nicht gewollt ist (eine Ärztin möchte für die Erstellung von Gesundheitsleistungen nicht nur Brötchen oder einen Haarschnitt als Gegenleistung haben), erfolgt nach der Leistungserstellung die Gegenleistung in Form von Geldzahlungen.

Betriebe, die etwas produziert haben oder eine Dienstleistung erbringen können, verfügen über ein **Angebot**. Bei Wirtschaftssubjekten, die etwas haben möchten, besteht eine **Nachfrage**. Auf einem **Markt** treffen Angebot und Nachfrage zusammen. Auf einem Wochenmarkt beispielsweise bieten Bauern die erzeugten Kartoffeln und das produzierte Fleisch an. Menschen, die den Wochenendeinkauf erledigen, fragen auf dem Wochenmarkt z. B. Kartoffeln nach. Auch wenn ein Patient ärztliche Hilfe benötigt, entsteht eine solche Marktsituation. Der Patient tritt hier als Nachfrager auf, der behandelnde Arzt oder seine Ärztin als Anbieter.

In einer **Planwirtschaft** wird zentral festgelegt, welche und wie viele Leistungen durch wen innerhalb eines bestimmten Zeitraums produziert werden. Die Erfahrungen in solchen planwirtschaftlich organisierten Staaten haben allerdings gezeigt, dass dieses Vorgehen dauerhaft nicht zu wirtschaftlichem Wohlstand geführt hat. Das liegt unter anderem daran, dass die genauen Bedarfe der einzelnen Wirtschaftssubjekte sich vorher nur sehr schwer abschätzen lassen, mit der Folge, dass der tatsächliche Bedarf tatsächlich über- oder unterschätzt wird. Oft wird entweder mehr produziert als nachgefragt, was man als **Angebotsüberhang** bezeichnet, oder es wird mehr nachgefragt als produziert, dies nennt man dann folglich **Nachfrageüberhang**. Letzteres zeigte sich z. B. in der ehemaligen DDR bei der Produktion von Fahrzeugen, die weit unter der tatsächlichen Nachfrage lag. Das ist ein Grund dafür, dass seinerzeit mehr als 10 Jahre Wartezeit für einen Trabant eingeplant werden mussten und gebrauchte Fahrzeuge teilweise Preise erzielten, die weit über dem Neupreis lagen. Allein um die langen Wartezeiten zu umgehen, waren Nachfrager bereit, diesen Preis zu zahlen. Auch für Angebotsüberhang lassen sich Beispiele finden. So produzierte das DDR-Kombinat »Sternradio« Radiogeräte, die nicht genügend Abnehmer fanden und teils verschrottet oder für Ramschpreise verkauft werden mussten. Ein anderer Ansatz wird mit der **Marktwirtschaft** verfolgt. Hier wird im Wesentlichen auf eine zentrale Produktionsplanung verzichtet. Die Frage, wovon wie viel produziert und gekauft wird, überlässt man dem Zusammenspiel von Angebot und Nachfrage, also dem Markt. Auch bei Gesundheitssystemen kann man unterschiedliche Ausgestaltungen erkennen. So gibt es Gesundheitssysteme, die eher planwirtschaftliche Merkmale aufweisen (z. B. in Kuba), und solche, die eher marktwirtschaftlich organisiert sind (z. B. in den USA).

In einer Marktwirtschaft überleben langfristig nur diejenigen Betriebe, die ihr Angebot an die Nachfrage der Konsumenten anpassen. Fragen Konsumenten nur noch Reis nach, wird ein Bauer mit Kartoffeln seine Ware auf dem Markt nicht mehr los. Wenn er sich nicht Alternativen überlegt, wird er aufgrund der sinkenden bis fehlenden Nachfrage aus dem Markt ausscheiden.

Betriebe tragen zudem ein gewisses **unternehmerisches Risiko**: Die Ausgaben werden zu einem früheren Zeitpunkt getätigt, als die Einnahmen erzielt werden, und zum Zeitpunkt der Ausgaben ist die Höhe der Einnahmen ungewiss. Die Bauern wissen im Frühling, wenn sie die Kartoffeln einsäen, nicht, ob im Herbst nach der Ernte auch die Nachfrage da ist bzw. wie hoch diese ist. Der Unternehmer muss erst einmal Investitionen tätigen, damit er überhaupt Waren produzieren oder Dienstleistungen erstellen kann. Im Falle des Bauern müssen zunächst Saatkartoffeln gekauft werden, Anbauflächen gepachtet und Fuhrwerk bereitgestellt werden. Hinzu kommt die Miete für den Stellplatz auf dem Wochenmarkt und das Gehalt für das Verkaufspersonal. Ein Unternehmen kann auf Dauer nur existieren, solange die Einnahmen aus den Erzeugnissen die getätigten Ausgaben übersteigen (▶ [**P6**]). Damit ein Unternehmer (Entrepreneur) trotzdem bereit ist, das unternehmerische Risiko zu tragen, müssen bestimmte Rahmenbedingungen herrschen. So muss es dem Unternehmer erlaubt sein, beim Verkauf seiner Erzeugnisse einen Gewinn zu erzielen und dieser darf nicht auf eine bestimmte Höhe begrenzt sein. Eine weitere Grundbedingung ist, dass der Bauer nach der Einfuhr der Ernte nicht plötzlich enteignet werden darf, sodass er nicht in eine weitere Aussaat investieren kann. Auch dem Bauern stehen andere Möglichkeiten für die Verwendung seines Geldes zur Verfügung (▶ [**P3**]). Beispielsweise könnte er das Geld für die Saatkartoffeln auf einem Tagesgeldkonto liegen lassen und würde dafür eine zwar niedrige, aber dafür relativ sichere Dividende erhalten. Gemäß dem ökonomischen Prinzip in seiner Ausprägung als Maximalprinzip soll das knappe Geld aber höchstmöglich verzinst werden (▶ [**P4**]). Entsprechend wird der Bauer sich daher genau dann für den Kauf von Saatkartoffeln und deren Anbau entscheiden, wenn die Aussicht auf Gewinn durch den Verkauf die Höhe der Zinsen auf dem Bankkonto übersteigt. Er wird versuchen, die gesamten Kartoffeln zum höchstmöglichen Preis zu verkaufen (▶ [**P4**]). Er möchte seine Einnahmen maximieren, auch wenn er nur eine begrenzte Menge an Kartoffeln erzeugt hat (▶ [**P1**]), um seinen eigenen, prinzipiell unendlichen Bedarf für Konsum zu befriedigen (▶ [**P2**]).

Nicht nur die Art und Menge an Produkten und Dienstleistungen, sondern auch der **Preis** wird in einer Marktwirtschaft aus dem Verhältnis von Angebot und Nachfrage gebildet. Bei geringer Nachfrage nach Kartoffeln kann der Bauer keinen hohen Preis durchsetzen, die Nachfrage würde weiter sinken. Bei hoher Nachfrage und knappem Angebot kann er jedoch die Preise erhöhen. Dieser Mechanismus ist zwar kein Garant dafür, dass nicht irgendwo mehr produziert als nachgefragt wird (Angebotsüberhang), aber langfristig würden solche Anbieter aus dem Markt gedrängt, da sie, wenn überhaupt, für ihre Produkte nur noch niedrige Preise erzielen können, die ihre Kosten nicht mehr decken (▶ [**P6**]). Gibt es hingegen einen Nachfrageüberhang, besteht für potenzielle Anbieter ein großer Anreiz, diese Nachfrage zu befriedigen, da in dieser Situation eben hohe Preise erzielt werden können (▶ [**P8**]). Diese Zusammenhänge, die man auch als »**unsichtbare Hand**« bezeichnet, sind oft gemeint, wenn es heißt, ein Markt würde »sich selbst regeln«. Das Angebot auf einem Markt wird aber auch durch die Anzahl der Anbieter bestimmt. Je mehr Anbieter auf einem Markt agieren, desto größer ist das Angebot.

Auch auf einem Wochenmarkt gibt es **Konkurrenz** für das Angebot von Kartoffeln. Aber nur, weil es mehrere Anbieter gibt, wird die Nachfrage nach Kartoffeln nicht automatisch steigen. Die Anbieter konkurrieren damit um die Nachfrager. Es besteht **Wettbewerb** zwischen den Anbietern (▶ [**P7**]).

Die Kunden auf einem Wochenmarkt haben ein begrenztes Budget für den Einkauf zur Verfügung (▶ [**P1**]). Sie wollen aber nicht nur Kartoffeln kaufen, sondern haben auch den Bedarf an anderen Nahrungsmitteln (▶ [**P2**]). Das Ziel der Kunden auf dem Wochenmarkt ist es daher, möglichst wenig für die Kartoffeln zu bezahlen (▶ [**P3**]). Sollte zwischen den Anbietern des Wochenmarkts ein Preisunterschied für ein vergleichbares Produkt bestehen, werden sich die Nachfrager für den günstigeren Anbieter entscheiden. Bei identischen Preisen werden die Käufer die qualitativ hochwertigsten Kartoffeln wählen (▶ [**P3**]). Der bestehende Wettbewerb ist ein Anreiz (▶ [**P8**]) für die Anbieter, erstklassige Leistungen zu niedrigen Preisen anzubieten (▶ [**P6**]), wovon letztlich die Konsumenten profitieren. **Anreize** bringen Menschen dazu, etwas zu tun (▶ [**P8**]), z. B. sind Prüfungen mit der Möglichkeit zum Durchfallen ein starker Anreiz zum Lernen. Das Gehaltsniveau für Ärztinnen und Ärzte ist ein Anreiz, ein 6,5 Jahre dauerndes Medizinstudium durchzuhalten, bessere Arbeitsbedingungen und ein höheres Ansehen sind möglicherweise Anreize, ins Ausland oder in die pharmazeutische Industrie zu wechseln. Durch gezieltes Setzen von Anreizen kann steuernd eingegriffen werden. So können beispielsweise ein festes Grundgehalt und eine Anschubfinanzierung bei der Praxisgründung für einige Ärztinnen und Ärzte Anreize sein, sich in einer dünn besiedelten ländlichen Region Brandenburgs niederzulassen. Zuzahlungen für Patienten können Anreize sein, medizinisch nicht erforderliche Arztbesuche zu unterlassen.

Die Gesundheit wird vielfach als das höchste Gut in der Gesellschaft angesehen. Dies entspricht jedoch nicht der Realität. Fehlt es an Nahrungsmitteln, ist der Gesundheitszustand sekundär. Auch zeigten die Diskussionen um die Einführung eines Rauchverbots in öffentlichen Lokalen und die zahlreichen Umgehungsstrategien, dass der Gesundheit in der Gesellschaft wohl doch nicht eine so große Bedeutung beigemessen wird, wie es oftmals verbal versichert wird. Viele Individuen setzen durch gewisse Lebensgewohnheiten (Alkohol, Rauchen, Risikosportarten, überhöhte Geschwindigkeit beim Autofahren) ihre Gesundheit und die ihrer Mitmenschen trotz besseren Wissens täglich bewusst aufs Spiel. Auch gesellschaftlich gibt es im Hinblick auf Gesundheit oft Zielkonflikte. So nimmt man zugunsten der individuellen Mobilität in Kauf, dass die Gesundheit von Menschen durch Schadstoffemission und Unfallrisiko durchaus Schaden nehmen kann. Wäre Gesundheit tatsächlich das höchste Gut, wäre eine solche Vorgehensweise rational nicht zu vertreten. Letzten Endes gibt es immer eine **Güterabwägung**.

Mediziner sträuben sich oftmals gegen die Anwendung ökonomischer Prinzipien im Gesundheitswesen. Hauptargument ist, dass bei der Erhaltung der Gesundheit nicht mit Geld argumentiert werden solle. Bei unbegrenzten Ressourcen wäre dies auch gar nicht notwendig. Die Ressourcen in der Gesellschaft sind aber begrenzt (▶ [**P1**]), wirtschaftliches Handeln ist also auch im Gesundheitswesen zwingend erforderlich (▶ [**P4**]). Jeder Euro kann nur einmal ausgegeben werden – auch im Gesundheitswesen – und steht für Alternativen nicht mehr zur Verfügung (▶ [**P3**]). Werden die Ausgaben für die Gesundheit erhöht, müssen die Mittel für andere

Bereiche, wie z. B. Bildung, Kultur, Verkehrsinfrastruktur, innere und äußere Sicherheit etc., zwangsläufig reduziert werden (Opportunitätskosten). Allerdings haben auch diese Bereiche mindestens indirekte Auswirkungen auf die Gesundheit einer Bevölkerung. Stellen Sie sich vor, wir würden die Krankenhäuser im Land besser ausstatten, mit deutlich mehr und viel besser bezahltem Personal, modernster Gebäudestruktur sowie besserer Medizintechnik. Das würde natürlich viel Geld kosten, aber es könnten höchstwahrscheinlich bessere Behandlungsergebnisse erzielt werden, sicher mit positiven Auswirkungen auf die Sterblichkeit. Allerdings würde nun auch weniger Geld für den Ausbau und die Erhaltung der Straßen bereitstehen, so dass die Fahrt des Rettungswagens zum Patienten und bis in die Klinik nun länger dauert, mit wohl negativen Auswirkungen auf die Sterblichkeit; es handelt sich um ein **Nullsummenspiel**. Dies ist alles nichts Neues. Relativ neu ist nur, dass aufgrund des stetig steigenden Finanzbedarfs ein stärkeres Bewusstsein für ökonomisches Handeln im deutschen Gesundheitswesen entstanden ist.

Problematisch ist, dass Gesundheitsökonomie oftmals mit Kostendämpfung gleichgesetzt wird. Doch darum geht es gar nicht. Es geht vielmehr darum, dass auf volkswirtschaftlicher Ebene das Gesundheitsbudget eines Landes gemäß dem ökonomischen Prinzip so ausgegeben wird, dass der größtmögliche Nutzen für die Gesellschaft erreicht wird (▶ [**P4**]). Die Wohlfahrt in einer Gesellschaft wird dadurch maximiert. Auf betriebswirtschaftlicher Ebene gilt es, die Ressourcen in einem Betrieb der Gesundheitswirtschaft so zu verteilen, dass dessen größtmöglicher Erfolg realisiert wird (▶ [**P4**]).

Die Erhaltung der Gesundheit ist auch entgegen weitverbreiteter Meinung kein reiner Kostenfaktor. Gesundheit ist vielmehr Voraussetzung für unser alltägliches Leben. Von der Gesundheit hängen unsere physische Aktivität und das subjektive Wohlbefinden ab und damit auch die Möglichkeit zum Erarbeiten unseres Einkommens. Mit dem Einkommen können wir Konsumieren. Und Konsum ist notwendig für unser Wohlergehen und damit auch für unsere Gesundheit. Gesundheit, Einkommen und Konsum sind also ein Wechselspiel im täglichen Leben. Neben anderen Faktoren, wie z. B. der Verbesserung der Ernährung, Fortschritten im Bereich der Prävention, konnte dank der Errungenschaften der kurativen Medizin die Lebenserwartung in den letzten Jahren erheblich gesteigert werden.

Der Markt für Gesundheitsleistungen beträgt derzeit in Deutschland rund 425 Mrd. Euro (2020). Wie stark der Finanzbedarf gewachsen ist, wird deutlich mit Blick auf die letzte, die 2., überarbeitete Auflage dieses Buches, in der an dieser Stelle noch 294 Mrd. Euro (2010) angegeben waren. Auf der Angebotsseite gibt es im deutschen Gesundheitswesen derzeit ungefähr:

- 72.200 Arztpraxen
- 39.300 Zahnarztpraxen
- 3.850 Medizinische Versorgungszentren (MVZ)
- 1.900 Akutkrankenhäuser
- 1.100 Rehabilitationskliniken
- 18.800 Apotheken
- 15.400 Pflegeheime
- 14.700 Ambulante Pflegedienste

- Zahlreiche weitere nichtärztliche **Leistungserbringer** (z. B. Physiotherapiepraxen)

Auf der Nachfrageseite gab es im Jahr 2019 im akutstationären Bereich 19,4 Mio. Behandlungsfälle. Wegen der Verschiebung geplanter Operationen und der Offenhaltung freier Kapazitäten waren es im Folgejahr, dem ersten Jahr der Covid-19 Pandemie, etwa 13 % weniger. Niedergelassene Haus- oder Fachärzte haben im Jahr etwa 1 Milliarde Patientenkontakte. In stationären Pflegeheimen gab es 818.300 **Leistungsempfänger** und die Dienste eines ambulanten Pflegedienstes nahmen 982.600 Personen in Anspruch.

Die Inanspruchnahme einer Gesundheitsleistung ist nicht nur eingeschränkt vorhersagbar, sondern kann bei Eintreten schnell sehr ausgabenintensiv werden und dann für den Einzelnen nicht mehr zu leisten sein. Die Folge wäre für die meisten Menschen der wirtschaftliche Ruin. Aus dem im Grundgesetz verankerten **Sozialstaatsprinzip** folgt daher, dass alle Menschen für den Krankheitsfall abgesichert sein sollen. Seit 2007 existiert in Deutschland eine allgemeine **Krankenversicherungspflicht**. Für Menschen, die bisher nicht krankenversichert waren, besteht eine sog. **Auffangversicherungspflicht**. Alle Menschen in Deutschland müssen krankenversichert sein, entweder in der gesetzlichen Krankenversicherung (GKV), die durch die Krankenkassen getragen werden, oder einer privaten Krankenversicherung (PKV). Die Menschen zahlen regelmäßige **Beiträge** (GKV) bzw. **Prämien** (PKV) und erwerben dadurch den Anspruch, im Krankheitsfall durch die Versichertengemeinschaft abgesichert zu sein. Eine Besonderheit im Gesundheitswesen ist, dass die meisten Leistungen also nicht von den Leistungsempfängern (Konsumenten) direkt bezahlt werden. Anders als auf dem Wochenmarkt sind die Leistungsempfänger nicht gleichzeitig auch die **Leistungsfinanzierer**. Neben den Krankenkassen gibt es noch andere institutionalisierte Leistungsfinanzierer im deutschen Gesundheitswesen und ein nicht unerheblicher Anteil wird mittlerweile auch durch die Patienten aus eigener Tasche bezahlt. Die gesetzlichen Krankenkassen finanzieren jedoch die meisten Ausgaben (▶ Abb. 1.2). Auf der Angebotsseite entfallen die meisten Ausgaben auf den akutstationären Bereich (▶ Abb. 1.2).

Die Trennung zwischen Leistungsempfänger und Leistungsfinanzierer ist ein Grund, weswegen der Preis für die Leistungen im Gesundheitswesen nicht wie auf dem Wochenmarkt durch das Verhältnis von Angebot und Nachfrage gebildet wird. Die Erklärung dafür ist naheliegend. Im Falle freier Preisbildung wäre es einem Patienten völlig egal, wieviel Geld ein ärztlicher Leistungserbringer für eine Leistung verlangt, da er sie ja nicht selbst bezahlen muss. Und aufseiten der Leistungserbringer gäbe es Anreize, einen ungerechtfertigt hohen Preis zu verlangen (▶ [P8]). Das würde zwar zunächst beide Beteiligten glücklich machen, denn der Patient bekommt seine Behandlung und der Arzt eine hohe Vergütung. Allerdings fehlen nun Mittel für die Behandlung anderer Patienten, womit eine solche Vorgehensweise der Idee, knappe Mittel zur Nutzenmaximierung der Gesamtgesellschaft planvoll einzusetzen, widerspricht. Das führt in eine **Rationalitätenfalle,** in der sich zwar alle Einzelindividuen ihrerseits rational verhalten (individuelle Rationalität), der Gesamtheit der Individuen jedoch schaden, also entgegen der kollektiven Rationalität handeln. Die Folge eines solchen, gesellschaftlich unerwünschten Verhaltens bezeichnet man als **Marktversagen.** Deswegen verhandeln die institutionalisierten Leistungsfinanzierer mit den Leistungserbringern bzw. deren Verbänden direkt über die Preise. Man spricht dann von sog. **administrierten Preisen**, wie sie heute im sog. DRG-Fallpauschalenkatalog, dem Einheitlichen Bewertungsmaßstab (EBM), der Gebührenordnung für Ärzte (GOÄ) und anderen Abrechnungswerken zu finden sind.

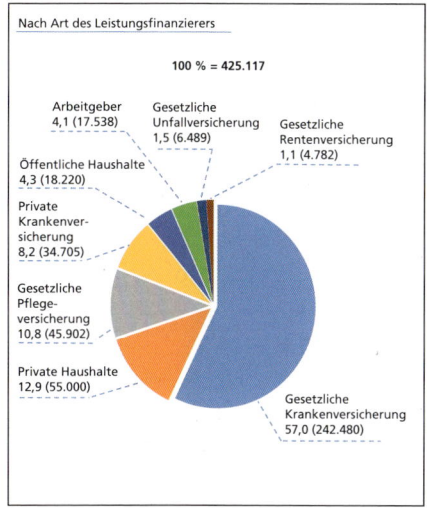
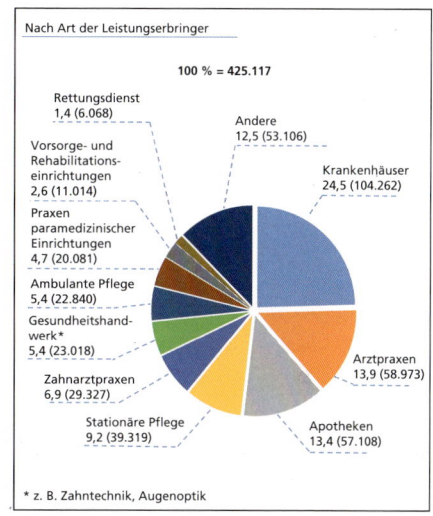

Für das Jahr 2020 lagen zum Zeitpunkt der Erstellung noch keine Daten vor. Die Hochrechnung der Daten für 2020 erfolgte basierend auf der prozentualen Verteilung im Jahr 2019.

Abb. 1.2: Gesundheitsausgaben in Deutschland in Prozent (Tsd. Euro) im Jahr 2020. Die höchsten Ausgaben hat die gesetzliche Krankenversicherung. Das meiste Geld wird für den akutstationären Bereich aufgewendet (Quelle: nach Statistisches Bundesamt 2020).

Die **Gesundheitsausgaben** von 425 Mrd. Euro entsprechen einem Anteil von etwa 12,5 % des Bruttoinlandsprodukts desselben Jahres. Das ist etwa ein Prozentpunkt mehr als noch in den Vorjahren. Dieser Zuwachs ist jedoch nicht allein durch den Ausgabenzuwachs bei den Gesundheitsausgaben zu erklären. Vielmehr ist infolge der Covid-19 Pandemie auch das Bruttoinlandsprodukt gesunken. Das **Bruttoinlandsprodukt (BIP)** ist der Geldwert aller im Inland produzierten Waren und Dienstleistungen eines Staates innerhalb eines Jahres. Es wird nur die **Bruttowertschöpfung** betrachtet. Es wird also der Wert von Waren und Dienstleistungen vorangegangener Produktionsstufen abgezogen. Diese Waren und Dienstleistungen werden als **Vorleistungen** bezeichnet. Im Automobilbau beispielsweise sind die Forschung und Entwicklung, die Produktion von Stahl und die Herstellung der Reifen Vorleistungen, die vor der Endmontage erfolgen.

Waren sind physische Gegenstände und können auf Lager produziert werden, bei **Dienstleistungen** ist jedoch die gleichzeitige Anwesenheit des Dienstleisters und des Konsumenten erforderlich, was als **Uno-Actu-Prinzip** bezeichnet wird. Dies gilt gleichermaßen für den Friseurbesuch, die Beratung durch einen Rechtsanwalt, den Transport durch eine Fluggesellschaft oder eben den Arztbesuch. Dienstleistungen können aus diesem Grund nicht vorsorglich produziert werden. Außer beim ärztlichen Gespräch und bei der Psychotherapie sind für Gesundheitsleistungen in der Regel Vorleistungen der **Zulieferindustrie** (Arzneimittelhersteller, Hersteller von Medizintechnik und Medizinprodukten) erforderlich.

Bei vielen Produktionsprozessen, auch bei Gesundheitsleistungen, also der Produktion von Gesundheit, gibt es Potenzial für **Rationalisierungen.** Dabei soll gemäß dem ökonomischen Prinzip (▶ [**P4**]) das gleiche Ergebnis mit einem im Vergleich zum vorherigen Zustand geringeren Einsatz an **Produktionsfaktoren** erreicht werden bzw. bei gleichem Einsatz von Produktionsfaktoren ein besseres Ergebnis erreicht werden. Als Produktionsfaktoren bezeichnet man dabei die für den Produktionsprozess notwendigen materiellen (z. B. Boden, Rohstoffe) und immateriellen Güter (z. B. Wissen, Arbeitskraft). Bei der Erstellung einer Leistung werden diese Produktionsfaktoren **Input** genannt und das Ergebnis **Output.** Die Erstellung eines Outputs basierend auf dem Input wird als **Throughput** oder als **Wertschöpfung** bezeichnet. Die Wertschöpfung erfolgt durch den **Transformations- oder Leistungsprozess** der Produktionsfaktoren in Betrieben. Den Zusammenhang zwischen Output und Input zeigt ▶ Abb. 1.3.

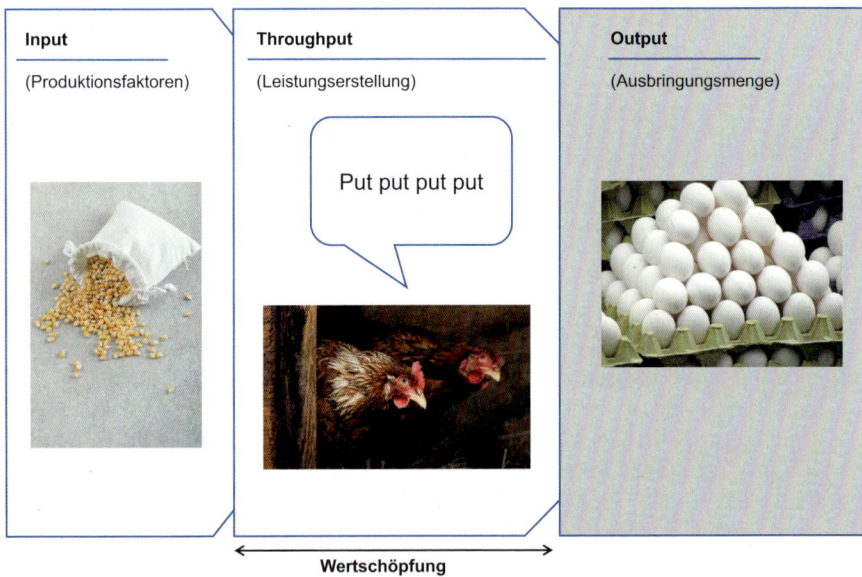

Abb. 1.3: Bei der Produktion erfolgt die Transformation von Produktionsfaktoren zu einer Ausbringungsmenge (Bilder: Freepik.com)

Mit anderen Worten ausgedrückt soll durch Rationalisierungen die **Effizienz** erhöht und Verschwendung reduziert werden. Effizienz ist dabei das Verhältnis von Output zu Input, also das Maß, *wie* ein Ziel erreicht wurde. Ein anderes Wort für Effizienz ist die **Wirtschaftlichkeit. Effektivität** (**Produktivität**) ist dagegen das Maß, *ob* und in welchem Ausmaß ein Ziel erreicht wurde (Zielerreichungsmaß).

$$\text{Effektivität (Produktivität)} = \frac{\text{Erreichtes Ziel}}{\text{Definiertes Ziel}}$$

$$\text{Effizienz (Wirtschaftlichkeit)} = \frac{\text{Output}}{\text{Input}}$$

Effektivität und Effizienz seien anhand von zwei Beispielen nochmals erläutert. Wenn eine künstliche Befruchtung (in-vitro Fertilisation) zu einer Schwangerschaft geführt hat, dann war die Maßnahme *effektiv*, d. h., das Ziel wurde erreicht. Wenn die Schwangerschaft bei einer Frau beim ersten Versuch erfolgreich herbeigeführt wurde, war die Intervention *effizienter* als bei einer Frau, bei der fünf Versuche bis zur erfolgreichen Schwangerschaft notwendig waren. Wenn bei einer Frau trotz zehn Versuchen keine Schwangerschaft herbeigeführt wurde, dann war die Intervention nicht effektiv, d. h., das angestrebte Ziel wurde nicht erreicht. Das zweite Beispiel ist Folgendes: Sie müssen einem Patienten ein Arzneimittel intravenös verabreichen. Wenn Sie es schaffen, bei diesem Patienten einen peripher venösen Verweilkatheter zu legen und das Medikament intravenös zu verabreichen, war ihr Vorgehen *effektiv*. Wenn Sie es nicht schaffen, den Katheter zu legen oder das Arzneimittel paravenös verabreicht wird, war das Vorgehen *nicht effektiv*. Wenn Sie als PJler den Katheter beim ersten Mal korrekt platzieren, waren Sie *effizienter* als ein Oberarzt, der drei Versuche gebraucht hat. Nicht verwechselt werden dürfen diese ökonomischen Fachtermini mit den englischen epidemiologischen Begriffen »**efficacy**« (Wirksamkeit einer medizinischen Intervention unter den Bedingungen einer klinischen Studie) und »**effectiveness**« (Wirksamkeit einer medizinischen Intervention unter Alltagsbedingungen). Leider werden diese vier Begriffe immer noch oft falsch oder sogar synonym verwendet.

Eine weitere begriffliche Differenzierung betrifft Rationalisierung und Rationierung. Bei der **Rationierung** werden wirksame und nützliche Maßnahmen gestrichen (dem Patienten vorenthalten), weil kein Geld zur Verfügung steht (▶ [**P1**]). Ein Beispiel in Deutschland sind die sog. »Lifestyle-Medikamente« (z. B. Mittel zur Behandlung der erektilen Dysfunktion, zur Behandlung der Adipositas oder zur Behandlung der Nikotinsucht), deren Kosten trotz nachgewiesener Wirksamkeit nicht von der gesetzlichen Krankenversicherung übernommen werden. Auch Brillengestelle oder freiverkäufliche Arzneimittel sind aus dem Leistungskatalog der gesetzlichen Krankenversicherung weitgehend gestrichen worden. Im Vereinigten Königreich erhalten übergewichtige Patienten des East Suffolk Health Trust keinen künstlichen Hüft- oder Kniegelenkersatz. Durch ökonomisches Verhalten können Rationalisierungspotenziale ausgeschöpft und Rationierungen hinausgezögert bzw. vermieden werden, es gilt also »Rationalisierung vor Rationierung«. Nicht immer gelingt das. Rationierungsentscheidungen werden auch schon jetzt im täglichen ärztlichen Handeln explizit oder implizit getroffen, beispielsweise bei der Entscheidung über die Antibiotikagabe bei einem Pneumonie-Patienten mit infauster Prognose oder bei der Gabe eines antineoplastischen Chemotherapeutikums in einem gewissen Alter. Rationierung beginnt aber im Grunde auch schon, wenn eine Arztpraxis aus Kapazitätsgründen keine neuen Patienten mehr aufnimmt, denn in diesem Moment wird Patienten ein aus ihrer Sicht als notwendig empfundener Kontakt bei einer Arztpraxis ihrer Wahl vorenthalten.

Die Gesundheitsökonomie als Wissenschaft kann helfen, solche Entscheidungen nicht von den individuellen Einstellungen der behandelnden Ärztinnen und Ärzte allein abhängig zu machen, sondern einen Beitrag dazu zu leisten, dass die für das Gesundheitswesen zur Verfügung stehenden Mittel die Wohlfahrt einer Gesellschaft maximieren (▸ [P4]). Dies kann beispielsweise dadurch geschehen, dass die Gesundheitsökonomie im Hinblick auf Inputs und Outputs überhaupt erst einmal Transparenz zu schaffen versucht, denn anders als bei einfachen Produktionsprozessen sind diese Parameter bei medizinischen Behandlungen meist vieldimensional und schwer messbar, die Transaktionskosten für die Informationsbeschaffung wären für Einzelpersonen hier sehr hoch. Doch erst mit diesem Wissen können Aussagen zur Effizienz einer Leistung abgeleitet werden und erst diese Kenntnis ermöglicht das Treffen von rationalen Entscheidungen. Bei Entscheidungen über die Ressourcenverteilung (▸ [P3]) spielen aber neben ökonomischen Fakten auch individuelle Werturteile und politische Faktoren eine Rolle, so dass von Entscheidungsträgern unter Umständen auch Entscheidungen getroffen werden, die nicht zu einer Maximierung der Wohlfahrt in der Gesellschaft führen.

Das Gesundheitswesen hat eine enorme volkswirtschaftliche Bedeutung. In Deutschland sind rund 5,7 Mio. Menschen im Gesundheitswesen beschäftigt, mit entsprechend hoher arbeitspolitischer Relevanz. Die Bedeutung dieses Wirtschaftszweiges hat in den letzten Jahrzehnten stetig zugenommen. Im Jahr 1991 gab es nur 2,8 Mio. Beschäftigte im Gesundheitswesen. Mit einem weiteren Wachstum ist zu rechnen. Insofern sollten Ausgaben für diesen Bereich nicht nur als Kostenfaktor gesehen werden, sondern auch als Chance für die Schaffung und Erhaltung von hochqualifizierten Arbeitsplätzen. Da bei Dienstleistungen die gleichzeitige Anwesenheit des Dienstleisters und des Konsumenten erforderlich ist, kann, anders als im **produzierenden Gewerbe,** wo Waren erstellt werden, die Produktion (und damit die dort Beschäftigten) nicht einfach in Länder mit geringeren Personalkosten verlegt werden. Elektive ärztliche Leistungen können zwar prinzipiell auch im Ausland in Anspruch genommen werden, die Nachfrage nach nichtelektiven ärztlichen Leistungen ist aber ein Garant, dass im deutschen Gesundheitswesen hochqualifizierte Arbeitsplätze geschaffen und erhalten werden. Auch die relative Konjunkturunabhängigkeit macht das Gesundheitswesen zu einem interessanten und zukunftsträchtigem Tätigkeitsgebiet. Insgesamt gibt es rund 800 verschiedene Gesundheitsberufe, wobei die klassischen Berufsfelder Pflege und Medizin dominieren. Von den 5,7 Mio. Beschäftigten arbeiten etwa 41 % in der ambulanten Versorgung, 36 % im stationären Bereich und knapp 10 % in der Vorlieferindustrie (z. B. Pharmaindustrie, Labore, Medizintechnik). Durch die demografische Entwicklung mit älter werdenden Menschen und den medizinisch-technischen Fortschritt gibt es weiter ein erhebliches Wachstumspotenzial für diesen Wirtschaftszweig. Zudem werden regelmäßig neue Märkte erschlossen. In der letzten Auflage dieses Buches hätte noch niemand vermutet, dass heute Gesundheits-Apps für das Smartphone auf Rezept verschrieben werden können. Von den schätzungsweise 30.000 möglichen Erkrankungen des Menschen sind zurzeit noch 20.000 nicht oder nur unzureichend therapierbar, es besteht also ein sog. »unmet medical need«. Von Unternehmensberatungen wird geschätzt, dass im Jahr 2040 die Gesundheitsausgaben in Deutschland auf 590–700 Mrd. Euro ansteigen werden. Auch der sog. **zweite Gesundheitsmarkt** wird aufgrund des zunehmenden gesundheitsbewussten Verhaltens in der Bevölkerung ausgeweitet. Unter dem zweiten Gesundheitsmarkt werden privat finanzierte gesundheitsfördernde Maßnahmen wie Fitness, Wellness, Bio-Produkte, Nahrungsergänzungsmittel etc. verstanden. Mittlerweile beträgt die Größe dieses Markts jährlich über 100 Mrd. Euro.

Dem russischen Wirtschaftswissenschaftler Nikolai Kondratjew zufolge verläuft die wirtschaftliche Entwicklung zyklisch in langen Wellen. Die Zyklen werden durch herausragende technologische Entwicklungen (Dampfmaschine, Eisenbahn, Internet) und Paradigmenwechsel induziert. Einige Ökonomen gehen davon aus, dass der nächste »Kondratjew-Zyklus« durch Gesundheitsleistungen ausgelöst werden wird. Im letzten Jahrhundert wurde das Gesundheitswesen mehr oder weniger verwaltet. Das neue Jahrtausend ist durch ein gezielteres Management von Gesundheit geprägt. Es gibt neue Herausforderungen, wie die Überwindung der Covid-19 Pandemie und die damit einhergehende Notwendigkeit der Revitalisierung des öffentlichen Gesundheitsdienstes; und es gibt neue Chancen, wie die Potenziale der individualisierten Medizin. All das wird einen hohen Mitteleinsatz fordern und macht die Bedeutung rationaler Entscheidungen deutlich. Es wird prognostiziert, dass das 21. Jahrhundert als das »Jahrhundert der Gesundheit« in den Geschichtsbüchern beschrieben werden wird, in dem der Faktor Gesundheit aktiv als Wirtschaftsfaktor genutzt wurde. Für Akteure im Gesundheitswesen werden sich auf dem Weg von der Verwaltungswirtschaft zur **Gesundheitswirtschaft** viele Chancen eröffnen, zu deren Nutzung ein ökonomisches Grundwissen hilfreich sein wird.

Fragen zur Selbstkontrolle

1. Was ist ökonomisches Handeln?
2. Was besagt das Minimalprinzip, was das Maximalprinzip?
3. Was besagt das Opportunitätskostenprinzip?
4. Was ist die Rolle von Angebot und Nachfrage auf einem Markt?
5. Was passiert bei der Wertschöpfung?
6. Was ist der Unterschied zwischen Rationalisierung und Rationierung?
7. Wo unterscheiden sich Effektivität und Effizienz?
8. Was bedeutet das Uno-Actu-Prinzip?

2 Die Leistungsfinanzierung von Gesundheitsleistungen oder warum ein Risiko auch gut sein kann

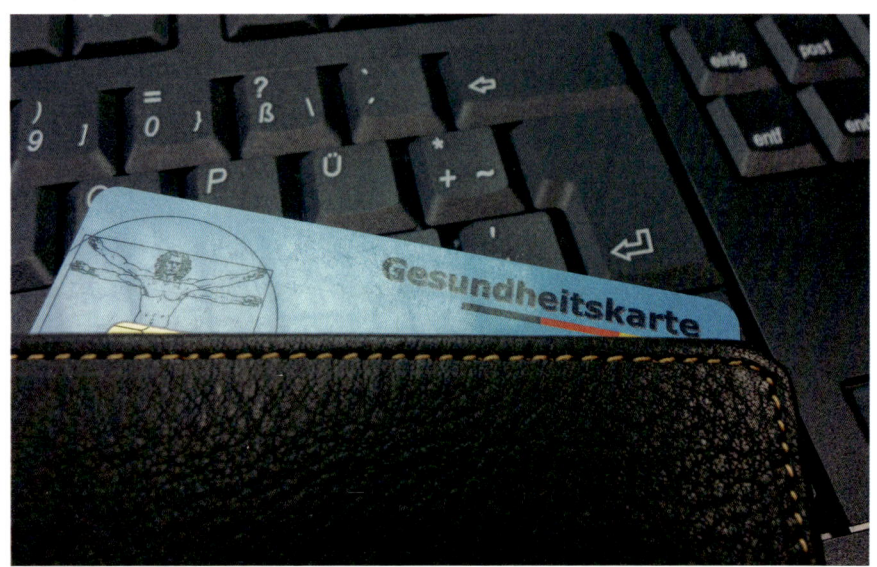

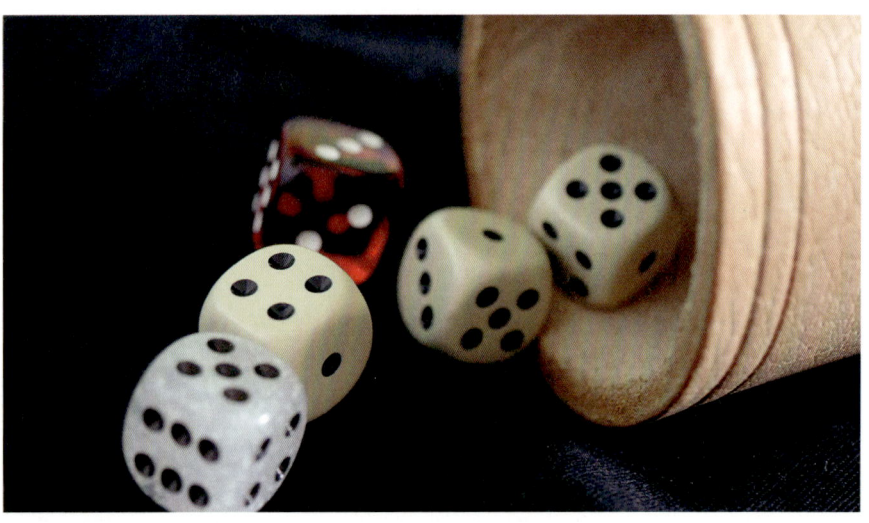

2 Die Leistungsfinanzierung von Gesundheitsleistungen

2.1	Das Versicherungswesen	42
	2.1.1 Gesetzliche Krankenversicherung (GKV)	43
	2.1.2 Private Krankenversicherung (PKV)	59
	2.1.3 Gesetzliche Unfallversicherung (GUV)	66
	2.1.4 Gesetzliche Rentenversicherung (GRV)	67
	2.1.5 Gesetzliche Pflegeversicherung (GPV)	68
	2.1.6 Ökonomische Effekte bei Versicherungen	73
2.2	Das staatliche Sicherungssystem	74
	2.2.1 Versorgungsprinzip	74
	2.2.2 Fürsorgeprinzip	74
2.3	Vergütungsformen	75
	2.3.1 Einzelleistungsvergütung	75
	2.3.2 Konsultationskomplex	76
	2.3.3 Fallpauschale	76
	2.3.4 Tagespauschale	76
	2.3.5 Zusatzentgelt	77
	2.3.6 Tagesgleicher Pflegesatz	77
	2.3.7 Festes Budget	77
	2.3.8 Gehalt	78
	2.3.9 Zuschlag	78
	2.3.10 Weitere Vergütungsformen	78
Fragen zur Selbstkontrolle		80

Unter einem **Gesundheitssystem** werden zusammenfassend alle Aktivitäten verstanden, die der Erhaltung, Verbesserung oder Wiederherstellung des Gesundheitszustandes dienen. Die Gesundheitssysteme einzelner Staaten unterscheiden sich im Hinblick darauf, ob die verdienten Euros der Bewohner im Krankheitsfall über Sozialversicherungen oder den Staat umverteilt werden oder ob sie direkt an die Leistungserbringer gehen. Letzteres wird auch als »Out of pocket«-Ausgaben bezeichnet. Nach der Art der Leistungsfinanzierung können die Gesundheitssysteme in drei verschiedene Prototypen klassifiziert werden, den Bismarck-Typ, den Beveridge-Typ oder den Markt-Typ. ▶ Abb. 2.1 gibt einen Überblick über diese drei Prototypen. Die Darstellung ist allerdings sehr vereinfacht, da in allen Ländern tatsächlich zahlreiche unterschiedliche Finanzierungsquellen existieren und es sich meistens um Mischformen dieser Prototypen handelt.

Im Gesundheitsmarkt der USA dominieren die privaten Krankenversicherungen, die oftmals vom Arbeitgeber unterstützt werden oder der Arbeitgeber tritt direkt als Versicherer auf. Teilweise müssen die Bürger in den USA Privatinsolvenz anmelden, wenn sie die Prämien für die Krankenversicherung nicht mehr aufbringen können. Durch das staatliche Medicaid-Programm werden die Ärmsten der Armen im

Krankheitsfall aufgefangen. Ältere US-Amerikaner habe Anspruch auf gesundheitliche Leistungen des staatlichen Medicare-Programm. Mit dem Patient Protection and Affordable Care Act, bei uns besser bekannt als »Obamacare« (benannt nach dem 44. US-Präsidenten Barack Obama), wurde der Versuch unternommen, mehr Bürgern Versicherungsmöglichkeiten zu verschaffen bzw. Versicherungspflichten aufzuerlegen. Gerade die Einführung einer Versicherungspflicht hat allerdings zu großen politischen Widerständen geführt, die bis heute fortwähren.

Ein ebenfalls interessantes Beispiel für ein privates Gesundheitssystem ist Singapur. Singapur war bis Ende der 1960er Jahre geprägt von der britischen Kolonialherrschaft und hatte analog dem britischen Gesundheitssystem ein staatlich organisiertes und steuerfinanziertes Gesundheitswesen. Nach Ende der Kolonialherrschaft wurde der freiheitliche Gedanke des Konfuzianismus aufgenommen und es wurden individuelle Gesundheitssparkonten (Medical Savings Accounts) basierend auf dem Kapitaldeckungssystem eingeführt. Bei diesem sog. Medisave-System sparen die Bürger Geld für Gesundheitsleistungen an, das dann auf dem Kapitalmarkt angelegt und bei Bedarf für Gesundheitsleistungen eingesetzt wird. Dieses individuelle Konto soll einen Anreiz setzen (▶ [P8]), mit den Ressourcen für Gesundheit verantwortungsvoll umzugehen (▶ [P4]). Ergänzt werden die Konten durch zahlreiche private und öffentliche Beigaben sowie Absicherungssysteme für Bedürftige.

In Deutschland werden neben den Ausgaben der Sozialversicherungen (gesetzliche Krankenversicherung, soziale Pflegeversicherung, gesetzliche Unfallversicherung, gesetzliche Rentenversicherung) als zweitgrößter Ausgabenblock die Leistungen privat finanziert, seit Jahren mit steigendem Anteil. Des Weiteren bezahlen der Staat und auch die Arbeitgeber Gesundheitsleistungen. Eine Besonderheit des deutschen Gesundheitssystems ist das Nebeneinander der gesetzlichen Krankenversicherung und der privaten Krankenversicherung im Sinne einer Vollversicherung. Die private Krankenversicherung ermöglicht es bestimmten Personengruppen (z. B. Selbstständigen), sämtliche Krankheitsrisiken abzusichern, so dass für diese Personen keine andere Form der Krankenversicherung mehr notwendig ist.

Private Krankenversicherungen existieren neben der staatlichen finanziellen Absicherung auch im britischen Gesundheitssystem. Diese sind jedoch als Zusatzversicherungen konzipiert, mit denen es den Bürgern ermöglicht wird, sich über die Leistungen des (rationierten) staatlichen Gesundheitssystems hinaus privat abzusichern. Daneben gibt es auch in Großbritannien private Leistungserbringer, die aber überwiegend von selbstzahlenden Patienten angenommen werden. Aufgrund der teilweise sehr langen Wartelisten bei den staatlichen Leistungserbringern werden diese allerdings zunehmend in Anspruch genommen.

Beim Vergleich der verschiedenen Gesundheitssysteme ist es interessant, einmal auf die Ausgabenseite zu schauen. Daten zum Ländervergleich liefert die »Organization for Economic Co-Operation and Development« (OECD), in der jedoch nicht alle Staaten organisiert sind (es fehlen z. B. afrikanische Nationen). Die Gesundheitsausgaben als prozentualer Anteil vom Bruttoinlandsprodukt (BIP) variieren erheblich und reichen im Jahr 2020 von 2,9 % des BIP in Indonesien bis zu 16,8 % in den USA. Die USA als klassisches Beispiel für ein privat organisiertes Gesundheitssystem des Markt-Typs haben also weltweit die höchsten Ausgaben. Der Abstand zu dem Staat mit dem zweithöchsten Anteil der Gesundheitsausgaben am Bruttoinlandsprodukt ist relativ hoch. Während dieser Anteil in den USA bei 16,8 % liegt (Platz 1), beträgt er in Großbritannien als Vertreter des Beveridge-Typs 12,8 % (Platz 2). Deutschland als typischer Vertreter des Bismarck-Typs rangiert mit einem Anteil von 12,5 % direkt danach auf Platz 3 ebenfalls ganz oben bei den Ausgaben. Allerdings sind Gesundheitsausgaben gemessen am BIP immer schwierig zu interpretieren, da sich das jeweilige BIP zwischen den Ländern teils erheblich unterscheidet. In der Folge ergeben sich dementsprechend noch größere Unterschiede mit Blick auf die Pro-Kopf-Ausgaben pro Jahr. Diese reichen von 257 US-Dollar in Indien bis zu 10.948 US-Dollar in den USA. Deutschland liegt hier mit 6.731 US-Dollar auf Platz 4, Großbritannien mit 5.268 nur noch auf Platz 14. Bei solchen Ländervergleichen muss allerdings zusätzlich berücksichtigt werden, dass sich auch die allgemeinen Preisniveaus und die **Kaufkraft** in den Ländern stark unterscheiden (übrigens ein leicht zu erlebendes Phänomen beim Städtetrip nach Paris oder London). Die Ausgaben müssen für den Vergleich daher kaufkraftbereinigt werden, was als »Purchasing Power Parity« (PPP) bezeichnet wird. Aber auch nach dieser Bereinigung divergiert die Höhe der Gesundheitsausgaben der OECD-Staaten stark.

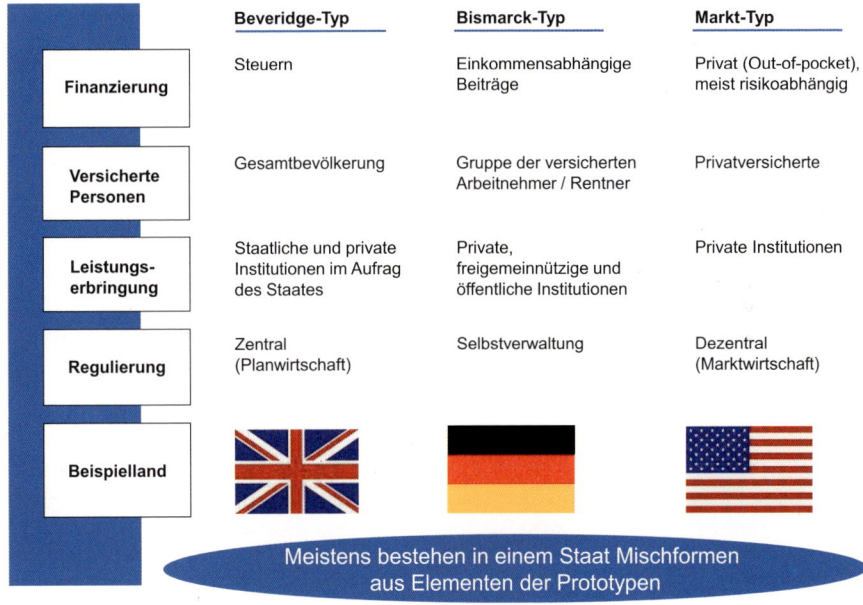

Abb. 2.1: Die Prototypen nationaler Gesundheitssysteme.

Aus der alleinigen Betrachtung der Ausgaben kann allerdings noch keine Schlussfolgerung über die Effizienz der unterschiedlichen Gesundheitssysteme gezogen werden. Bei der Betrachtung jener Ausgaben wird nämlich nur die Inputseite beachtet, und nicht, was an Gesundheitsleistungen produziert wird (Output). Ein Rückschluss auf die Effizienz wäre nur dann möglich, wenn die Outputs der

Gesundheitssysteme vollkommen identisch wären. Dann wäre gemäß dem ökonomischen Prinzip (▶[**P4**]) dasjenige Gesundheitssystem am effizientesten, das die geringsten Gesundheitsausgaben verursacht. Bis heute ist es aber nicht gelungen, geeignete Parameter zu finden, die einen umfassenden Vergleich des Outputs unterschiedlicher Gesundheitssysteme ermöglichen. Oftmals wird die Lebenserwartung als Parameter zum Vergleich herangezogen. Diese hängt aber neben der gesundheitlichen Versorgung von vielen weiteren Faktoren ab: Dazu gehören genetische Faktoren, Umweltbedingungen, soziokultureller Status und das individuelle Gesundheitsverhalten. ▶ Abb. 2.2 verdeutlicht anhand eines Beispiels die Fragwürdigkeit des Parameters Lebenserwartung als Indikator für den Output eines Gesundheitssystems. Das ist auch der Grund, weshalb neben der mittleren Lebenserwartung Parameter wie z. B. die Säuglingssterblichkeit Berücksichtigung finden. Mit der Säuglingssterblichkeit wird der Anteil der Kinder erfasst, die vor Erreichung des ersten Lebensjahres versterben. Zwar fließt auch diese Zahl in die Berechnung der Lebenserwartung einer Bevölkerung ein, dennoch kann sie, isoliert betrachtet, einen besseren Rückschluss auf die Qualität eines Gesundheitssystems bieten. Grund dafür ist, dass Faktoren wie der soziokulturelle Status oder das individuelle Gesundheitsverhalten innerhalb des ersten Lebensjahres weniger Einfluss auf die Sterblichkeit haben und die Leistungsfähigkeit eines Gesundheitssystems (z. B. durch Kindervorsorgeuntersuchungen) deutlicher wird.

Die numerische Lebenserwartung sagt auch nichts über die gesundheitsbezogene Qualität der verbrachten Lebenszeit aus. 75 Lebensjahre mit chronischen Schmerzen und Immobilität sind anders zu beurteilen als 75 Jahre Schmerzfreiheit und vollständige Mobilität. Eine rechtzeitige und adäquate Schmerzbehandlung, geringe Infektionsraten im Krankenhaus oder die Prävention von Erkrankungen sind wichtige Errungenschaften der modernen Medizin und daher ebenso wichtige Outputs von Gesundheitssystemen. Auch die Wahlfreiheit des Anbieters ist ein lieb gewonnener Servicefaktor bei einer so intimen Beziehung wie der zwischen Patienten und ihren Ärztinnen und Ärzten.

In den USA mit den weltweit höchsten Gesundheitsausgaben werden unbestritten qualitativ sehr hochwertige Leistungen angeboten. Ein großer Anteil der Bevölkerung kann sich diese aber nicht leisten. Für das Jahr 2019 gibt es Schätzungen, wonach 32,8 Mio. Personen in den USA über keine Krankenversicherung verfügen. In staatlichen Gesundheitssystemen mit oftmals nur durchschnittlichen Gesundheitsausgaben gibt es zwar für die gesamte Bevölkerung einen Zugang zu medizinischen Leistungen, jedoch ist die Versorgung weniger serviceorientiert, mit geringer technischer Ausstattung, langen Wartelisten und einer Rationierung von medizinisch notwendigen Leistungen.

Finanziell gut gestellte Menschen werden sich bei elektiven Leistungen immer eine schnelle und qualitativ hochwertige Versorgung privat leisten können. Diese Leistungen können zur Not auch im Ausland nachgefragt werden, wenn im Heimatland keine entsprechenden Leistungen angeboten werden oder dies eine zu lange Wartezeit bedeuten würde. Hierfür wurde der Begriff »**Medizintourismus**« oder auch **Cross-Border-Healthcare** geprägt. Medizintourismus erfolgt auch häufig im Bereich der Zahnheilkunde sowie im Lifestyle-Bereich (ästhetische Medizin).

2 Die Leistungsfinanzierung von Gesundheitsleistungen

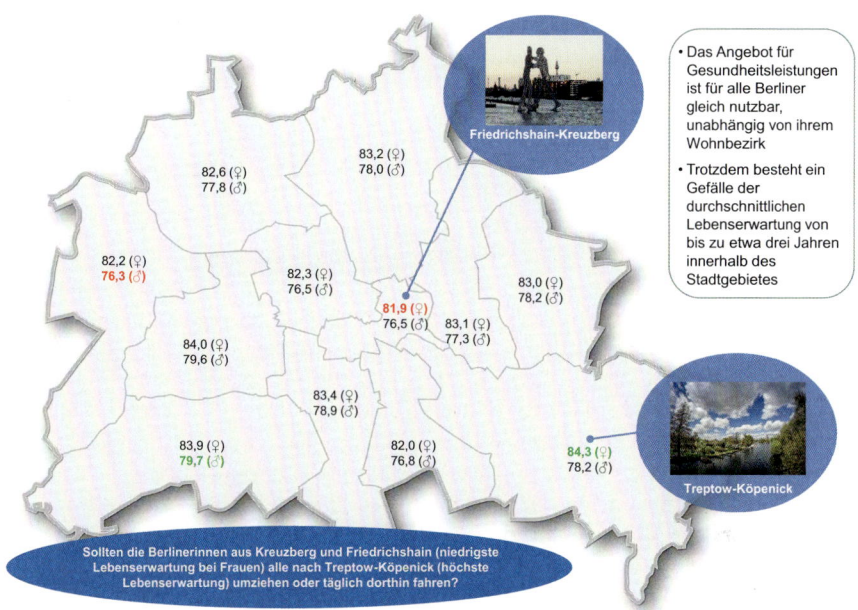

Abb. 2.2: Die durchschnittliche Lebenserwartung (in Jahren) in den Berliner Bezirken der Jahre 2013–2015. Trotz eines identischen Gesundheitssystems unterscheidet sich die durchschnittliche Lebenserwartung in den Berliner Bezirken um etwa drei Jahre (Quelle: nach Berliner Senatsverwaltung für Gesundheit, Pflege und Gleichstellung Berlin).

In Deutschland haben wir ein Gesundheitssystem, in dem jeder Mensch ohne Ansehen des Einkommens die medizinisch notwendigen Leistungen ohne lange Wartelisten erhält. Damit unterscheidet sich Deutschland von vielen anderen Staaten. In der Bevölkerung gibt es vergleichsweise gute Zufriedenheitswerte für das deutsche Gesundheitswesen (▶ Abb. 2.3), die teils im ersten Pandemiejahr 2020 zugenommen haben. So sind knapp 80 % der Bevölkerung der Ansicht, Deutschland verfüge im Vergleich zu anderen Ländern über ein gutes Gesundheitssystem. Diese Zufriedenheitswerte sind nicht zuletzt Ergebnis einer breiten Abdeckung mit Krankenversicherungsleistungen und der damit verbundenen Zugänglichkeit von Gesundheitsleistungen. So geht man davon aus, dass hierzulande nur etwa 0,1 % der Bevölkerung über keine ausreichende Absicherung im Krankheitsfall verfügen, eine Zahl, die seit Jahren weiter rückläufig ist.

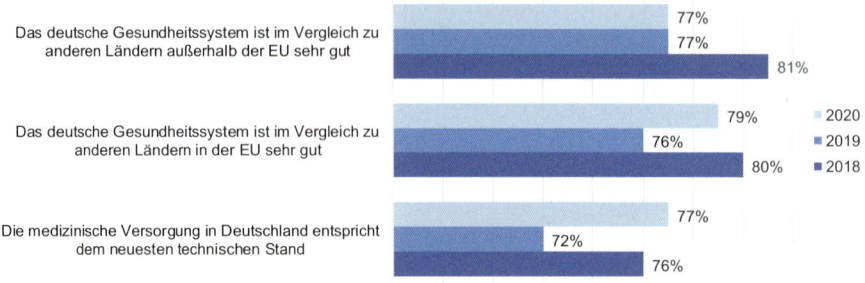

Abb. 2.3: Die Aussagen zum deutschen Gesundheitswesen zeigen hohe Zustimmungswerte der Bevölkerung (Quelle: nach BAH Gesundheitsmonitor 3. Welle, November 2020).

2.1 Das Versicherungswesen

Wir alle werden hoffentlich niemals den Brand unserer Wohnung oder den Totalschaden unseres Autos erleben, genauso wenig sollten unsere Angehörigen durch unser vorzeitiges Ableben in den finanziellen Ruin gestürzt werden. Dennoch sind dies reale Gefahren und sie gehören zum allgemeinen Lebensrisiko. Es ist für Einzelpersonen nicht vorhersehbar, ob ein solches Ereignis eintritt und der entstandene Schaden kann oftmals von einer Person allein nicht getragen werden, weshalb sich Menschen – verbunden durch ein Risiko – nach dem Grundsatz »geteiltes Leid ist halbes Leid« zu einer **Versichertengemeinschaft** zusammenschließen. Die **Versicherungsnehmer** zahlen alle in einen Pool ein, aus dem sie beim Eintritt des Schadensfalls die notwendige bzw. vereinbarte Zuwendung erhalten (▶[**P5**]). Das Verteilen von großen Risiken auf mehrere Schultern (»pooling of risks«) wird als **Versicherungsprinzip** bezeichnet. Es greift dabei das sog. **»Gesetz der großen Zahlen«.** Eine Krankenversicherung für eine einzelne Seminargruppe würde nicht funktionieren, da die Mitgliederzahl zu klein wäre. Nur ein einziger kostenintensiverer Fall würde sofort zur Zahlungsunfähigkeit führen (▶[**P6**]). Je mehr Menschen aber an einer Versicherung teilnehmen, desto mehr nähert sich die Häufigkeit der eintretenden Schäden der bekannten Häufigkeit einer großen Population an. Der Einfluss des Zufalls wird damit geringer und es lassen sich im Voraus adäquate Zahlbeiträge für alle Mitglieder der Versicherung berechnen. Damit wird das **versicherungstechnische Risiko** verringert, d. h. die Gefahr, dass die Summe der Versicherungsleistungen die Summe der geleisteten Zahlungen und des vorhandenen Kapitals der Versicherung übersteigt (versicherungstechnisches Kapital). Unvorhergesehene Ereignisse, wie z. B. Naturkatastrophen oder die Covid-19 Pandemie, mit erwarteten Ausgabenspitzen bleiben allerdings auch bei großer Mitgliederzahl schwer berechenbar. Private Versicherungen sind aus diesem Grund verpflichtet, einen Teil des von ihnen versicherten Risikos wiederum bei einer weiteren Versicherung abzusichern. Diese kapitalstarken Unternehmen bezeichnet man auch als **Rückversicherungen** (**Reassekuranz**). Dadurch wird der Risikopool weiter vergrößert. Dies war z. B. beispielsweise relevant bei der Schadensregulierung nach den Terroranschlägen vom 11. September 2001 oder der Flutkatastrophe in Rheinland-Pfalz und Nordrhein-Westfalen im Jahr 2021, bei der ein geschätzter Schaden von 29 Mrd. Euro entstanden ist.

Bestimmten Risiken kann man natürlich aus dem Weg gehen. Wer kein eigenes Auto besitzt, benötigt natürlich auch keine Kfz-Vollkaskoversicherung. Für einige Lebensbereiche ist die Absicherung durch eine Versicherung allerdings dringend geboten. Dies gilt z. B. für die Privathaftpflichtversicherung. Für andere Bereiche sind Versicherungen gesetzlich vorgeschrieben, dazu gehören z. B. die Berufshaftpflichtversicherung bei Ärztinnen und Ärzten oder die Kfz-Haftpflicht für die Halter eines PKW.

Für die Absicherung des Risikos Krankheit besteht seit dem Jahr 2007 eine **allgemeine Krankenversicherungspflicht** für alle Einwohner Deutschlands; jeder muss sich entweder in einer gesetzlichen oder einer privaten Krankenversicherung absichern. Diese Verpflichtung gewährleistet damit, dass alle Menschen in den Genuss notwendiger Gesundheitsleistungen kommen, unabhängig von Einkommen, sozialer Stellung oder Ansehen, und dass im Schadensfall eine Privatinsolvenz vermieden wird. So kostet der ressourcenaufwändigste Krankenhausfall im Jahr 2022 rund 244.000 Euro (DRG A18Z Beatmung > 999 Stunden und Transplantation von Leber, Lunge, Herz und Knochenmark oder Stammzelltransfusion). Eine solche Summe kann nur von den wenigsten Menschen selbst aus der eigenen Tasche aufgebracht werden.

Neben den Krankenversicherungen werden Gesundheitsleistungen auch durch die gesetzliche Unfallversicherung, die gesetzliche Rentenversicherung und die gesetzliche Pflegeversicherung finanziert.

2.1.1 Gesetzliche Krankenversicherung (GKV)

Über die gesetzliche Krankenversicherung werden 57 % der Gesundheitsleistungen (▶ Abb. 1.2) im deutschen Gesundheitswesen finanziert. Sie ist damit der bedeutsamste Leistungsfinanzierer. Im gleichen Jahr waren 88 % der Bevölkerung in der GKV versichert, entweder als beitragszahlende Mitglieder oder als kostenfrei mitversicherte Personen, wie z. B. Kinder (▶ Abb. 2.4).

Die gesetzliche Krankenversicherung hat in Deutschland eine sehr lange Tradition: Bereits im Mittelalter schlossen sich Angehörige derselben Berufsgruppe in **Zünften** zusammen, durch die sie auch im Krankheitsfall finanziell unterstützt wurden. Dabei stand zunächst die Kompensation des Lohnausfalls im Vordergrund. Institutionalisiert wurde die GKV durch die Gesetzgebung des damaligen deutschen Reichskanzlers Otto von Bismarck, insbesondere durch das »Gesetz betreffend die Krankenversicherung der Arbeiter« vom 15. Juni 1883. Damit ist die gesetzliche Krankenversicherung der älteste Teil der Sozialversicherungen in Deutschland. Neben **Geldleistungen** (z. B. Krankengeld, Sterbegeld, Wöchnerinnengeld) wurden **Sachleistungen** (z. B. ärztliche Behandlung, Arzneimittel) gewährt.

2 Die Leistungsfinanzierung von Gesundheitsleistungen

Heutzutage ist das Fünfte Sozialgesetzbuch (SGB V) das gesetzliche Grundlagenwerk für die GKV (dieses wird von vielen Praktikern auch als »Strafgesetzbuch« des Gesundheitswesens bezeichnet, weil dort auch enthalten ist, was alles *nicht* gemacht werden darf). Im SGB V sind alle grundlegenden Prinzipien der GKV geregelt.

Zurzeit umfasst der **Leistungskatalog** der GKV gemäß dem SGB V folgende Leistungsbereiche:

- Leistungen zur Verhütung von Krankheiten und von deren Verschlimmerung, zur Empfängnisverhütung, bei Sterilisation und bei Schwangerschaftsabbruch sowie bei Schwangerschaft und Mutterschaft, z. B. medizinische Vorsorgeleistungen, Leistungen zur Früherkennung von Krankheiten, Schwangerschaftsabbruch und Sterilisation, ärztliche Betreuung und Hebammenhilfe, Entbindung, Mutterschaftsgeld
- Leistungen bei Krankheit, z. B. Krankenbehandlung, Krankengeld
- Fahrkosten, z. B. für Krankentransporte, Rettungsdienste
- Leistungen zur medizinischen Rehabilitation, soweit diese dazu dienen, eine Behinderung oder Pflegebedürftigkeit abzuwenden, zu beseitigen oder zu mindern, z. B. Anschlussheilbehandlungen

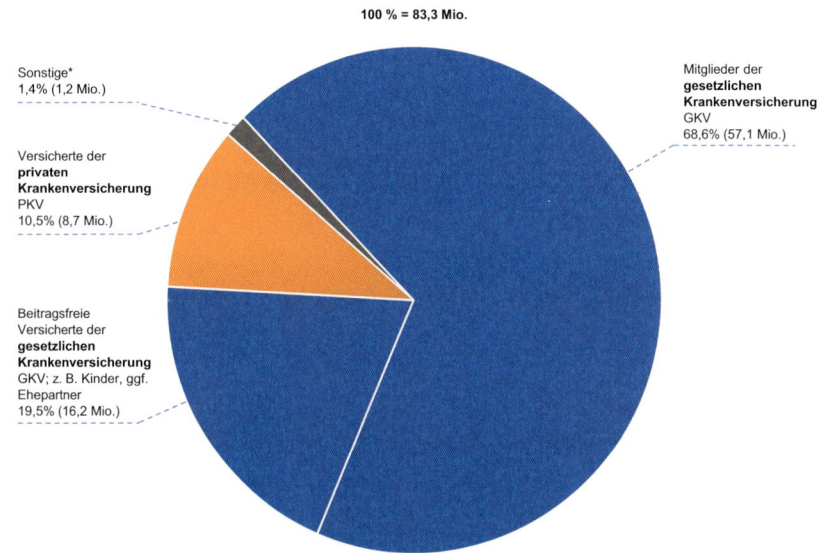

* z.B. Anspruch als Sozialhilfeempfänger, Absicherung über den Bund (z. B. militärische Beschäftigte der Bundeswehr), Personen ohne Krankenversicherung

Abb. 2.4: Die Absicherung der Bevölkerung im Krankheitsfall (Vollversicherung) im Jahr 2020. Die meisten Menschen in Deutschland sind in einer gesetzlichen Krankenkasse versichert (Quelle: nach Statistisches Bundesamt, BMG, PKV-Verband).

Der Leistungskatalog wird durch den **Gemeinsamen Bundesausschuss** (G-BA) näher konkretisiert. Dieser ist das höchste Verwaltungsgremium innerhalb des Systems der gesetzlichen Krankenversicherung. In ihm sitzen neben Vertretern der Krankenkassen auch Vertreter der Leistungsanbieter sowie Patientenvertreter. Er wird vom Bundesministerium für Gesundheit (BMG) überwacht. Dem BMG obliegt aber nur die **Rechtsaufsicht**, d. h., das BMG darf Beschlüsse nur dann beanstanden, wenn bei der Beschlussfassung formaljuristische Fehler vorgekommen sind. Das BMG hat keine **Fachaufsicht**, d. h., es kann die Beschlüsse inhaltlich nicht anfechten. Diese Regelung folgt dem **Selbstverwaltungsprinzip**. Es besagt vereinfacht, dass die Krankenkassen innerhalb eines vom BMG vorgegebenen rechtlichen Rahmens ihre Angelegenheiten selbst regeln können.

Bei vorsätzlichem Selbstverschulden (z. B. eine Verletzung im Rahmen einer Straftat) kann die Leistung partiell oder komplett verwehrt bleiben oder zurückgefordert werden. Seit 2007 können Versicherte auch an den Folgekosten für Komplikationen bei medizinisch nicht indizierten Maßnahmen (z. B. bei ästhetischen Operationen, Tätowierungen oder Piercings) beteiligt werden (**Leistungsbeschränkung bei Selbstverschulden**). Eine aktive Mitarbeit der Versicherten ist bei der Leistungserstellung notwendig und auch im SGB V (§ 1) gesetzlich vorgeschrieben: »Die Versicherten sind für ihre Gesundheit mitverantwortlich; sie sollen durch eine gesundheitsbewusste Lebensführung, durch frühzeitige Beteiligung an gesundheitlichen Vorsorgemaßnahmen sowie durch aktive Mitwirkung an Krankenbehandlungen und Rehabilitation dazu beitragen, den Eintritt von Krankheit und Behinderung zu vermeiden oder ihre Folgen zu überwinden.« Dieser Grundsatz wird als **Mitwirkungspflicht** bezeichnet. Sollten Patienten dieser nicht nachkommen, so kann die Krankenkasse die Leistungen verweigern. So hat beispielsweise ein Sozialgericht entschieden, dass eine Krankenkasse den Anspruch auf ein mobiles Flüssigsauerstoffgerät verwehren kann, wenn ein Patient nicht mit dem Rauchen aufhört.

Die Gemeinschaft der Versicherten bilden die Mitglieder und Mitversicherten (▶ Abb. 2.4). Als **Mitglieder** werden die Beitragszahler bezeichnet. Sie dürfen im Rahmen der Sozialwahlen alle sechs Jahre die Vertreterversammlung ihrer Krankenkasse wählen. In der GKV sind nichterwerbstätige Ehepartner und Kinder **Mitversicherte**. Sie müssen keine eigenen Beiträge zahlen und sind im Rahmen der **Familienversicherung** abgesichert. Im Jahr 2020 waren 77,9 % der GKV-versicherten Mitglieder und 22,1 % beitragsfrei Mitversicherte. Zurzeit müssen sich folgende Bevölkerungsgruppen in der GKV versichern:

- Arbeitnehmer (Arbeiter und Angestellte)
- Rentner mit bestimmten Vorversicherungszeiten
- Bezieher von Arbeitslosengeld
- Land- und forstwirtschaftliche Unternehmer und deren mitarbeitende Angehörige, Künstler und Publizisten
- Personen mit Leistungen zur Teilhabe am Arbeitsleben (z. B. berufliche Rehabilitation)
- Behinderte in Behindertenwerkstätten
- Studierende bis zum 14. Fachsemester oder bis zum 30. Lebensjahr
- Praktikanten im Rahmen ihrer Ausbildung
- Personen ohne anderweitigen Anspruch auf Absicherung im Krankheitsfall und die, die zuletzt gesetzlich oder bisher nicht versichert waren

Selbstständige, Freiberufler und Beamte können sich ebenfalls in der GKV absichern, sie gelten dann als freiwillig Versicherte. Angestellte, die mindestens ein Jahr lang ein Bruttojahresgehalt (also vor dem Abzug von Steuern) von mehr als 64.350 Euro (Stand 2022) verdient haben, können sich ebenfalls freiwillig in der GKV oder in der privaten Krankenversicherung versichern. Diese Gehaltsgrenze wird **Versicherungspflichtgrenze** genannt.

Nach dem sog. **Einkommensprinzip** bemessen sich die Beiträge zur GKV ausschließlich nach dem Bruttoeinkommen des Mitglieds. Bei Pflichtversicherten wird dabei das Lohneinkommen zugrunde gelegt, während bei freiwillig Versicherten auch andere Einkommensarten (wie z. B. Mieteinnahmen, Kapitalerträge) berücksichtigt werden. Durch das Einkommensprinzip haben die gesetzlichen Krankenkassen einen gewissen Anreiz, möglichst viele Gutverdiener in ihrer Kasse aufzunehmen (▶[**P8**]). Dazu müssen die Kassen aber wiederum Anreize (▶[**P8**]) für Gutverdiener setzen, damit sich diese in den Kassen versichern. Anreize (▶[**P8**]) sind beispielsweise das Anbieten von Leistungen außerhalb des durch Gesetz oder den Gemeinsamen Bundesausschuss vorgegebenen Leistungskatalogs, wie naturheilkundliche Leistungen oder bestimmte Impfungen. Alle Mitglieder zahlen bei allen Krankenkassen zunächst denselben prozentualen Beitragssatz, der zurzeit 14,6 % beträgt. Er wird von der Bundesregierung per Rechtsverordnung festgesetzt. Mitglieder mit einem höheren Einkommen zahlen also, in absoluten Zahlen ausgedrückt, höhere Beiträge als Mitglieder mit einem geringeren Einkommen – die Erhebung der Beiträge folgt dem sog. **Leistungsfähigkeitsprinzip**. Nach dem **Solidaritätsprinzip** finden in der GKV sozialpolitisch gewollte finanzielle Umverteilungen statt:

- **Risikoausgleich**: Von Gesunden zu Kranken
- **Altersausgleich**: Von jung zu alt
- **Einkommensausgleich**: Von reich zu arm
- **Familienausgleich**: Von Kinderlosen zu Familien, von Singles zu Eheleuten

Es gibt also **Nettozahler** und **Nettoempfänger**. Für die Berechnung der Beiträge wird jedoch nicht das gesamte Einkommen herangezogen. Es müssen nur prozentuale Beiträge für ein jährliches Einkommen bis 58.050 Euro (Stand 2022) gezahlt werden, das Einkommen darüber hinaus wird nicht berücksichtigt. Diese Grenze wird als **Beitragsbemessungsgrenze** bezeichnet und soll auch für Besserverdienende, die sich aufgrund ihrer Einkommenslage prinzipiell auch privat versichern könnten, einen Anreiz bieten, sich freiwillig in der GKV zu versichern (▶[**P8**]). Die Beitragsbemessungsgrenze wird entsprechend der Bruttolohnentwicklung der Mitglieder jährlich angepasst.

Bei Arbeitnehmern wird der Beitragssatz je zur Hälfte vom Arbeitnehmer und Arbeitgeber bezahlt, was als **paritätische Finanzierung** bezeichnet wird. Mitglieder zahlen also ebenso wie deren Arbeitgeber je 7,3 % des Einkommens. Da es sich bei diversen Zuzahlungen (Rezeptgebühren, Zuzahlungen zur stationären Behandlung) jedoch um eine Art versteckte Beitragszahlungen handelt, ist der Arbeitnehmeranteil tendenziell dennoch höher als der des Arbeitgebers. Bei Künstlern und Publizisten verhält es sich etwas anders – bei ihnen zahlen die Auftraggeber (z. B. Industrieunternehmen, die Werbebroschüren in Auftrag geben) den Arbeitgeberanteil. Außerdem gewährt der Bund der Künstlersozialkasse einen Zuschuss von 20 %. Durch dieses Konstrukt der Künstlersozialkasse, die erst seit 1983 existiert, werden selbstständige Künstler und Publizisten den Arbeitnehmern ähnlich gestellt. Studierende sind bis zum 25. Lebensjahr beitragsfrei in der **Familienversicherung** mitversichert. Empfänger des Arbeitslosengeldes II, Studierende, Praktikanten, Wehrdienstleistende und freiwillig Versicherte mit Verzicht auf Krankentagegeld zahlen einen ermäßigten Beitragssatz. Bei geringfügig Beschäftigten (»450 Euro Job« oder »Minijob«) werden die Beiträge ausschließlich vom Arbeitgeber bezahlt und an die Knappschaft-Bahn-See entrichtet.

Die durchschnittlichen monatlichen Ausgaben in der GKV betrugen im Jahr 2020 pro Versicherten etwa 283 Euro. Der durchschnittliche Beitrag eines Mitgliedes in der GKV mit Überschreiten der Beitragsbemessungsgrenze betrug im selben Jahr 736 Euro. Dies ist der sog. **GKV-Höchstbeitrag**, der bedeutet, dass ein Mitglied mit einem Einkommen entsprechend oder über der Beitragsbemessungsgrenze neben sich selbst fast zwei weitere Versicherte quersubventioniert (Solidaritätsprinzip).

Im SGB V ist auch festgelegt, dass die Beiträge in der GKV stabil gehalten werden sollen, was als »**Grundsatz der Beitragssatzstabilität**« bezeichnet wird. Die finanziellen Ressourcen sind damit begrenzt (▶ [**P1**]). Dennoch erhalten Versicherte nach dem sog. **Bedarfsdeckungsprinzip** alle medizinischen Leistungen, die ausreichend, zweckmäßig und wirtschaftlich sind und das Maß des Notwendigen nicht überstiegen. Ist dies nicht gegeben, dürfen Leistungen nach dem **Wirtschaftlichkeitsgebot** nicht von der gesetzlichen Krankenversicherung finanziert werden. Es ist allerdings sehr schwierig, genau zu definieren, wann das Wirtschaftlichkeitsgebot eingehalten wird und wann nicht. Dem prinzipiell unbegrenzten Bedarf nach Gesundheitsleistungen (▶ [**P2**]) ist damit dennoch ein gewisser Riegel vorgeschoben. Da der Beitragssatz durch das BMG per Rechtsverordnung festgelegt wird, können die Krankenkassen ihn nicht autonom bestimmen, weshalb es in ihrem Interesse ist, die Ausgaben zu minimieren. Sollten die Kassen mit den Einnahmen durch den allgemeinen Beitragssatz nicht auskommen, besteht die Möglichkeit, einen prozentualen **Zusatzbeitrag** zu erheben, der ebenfalls paritätisch durch den Arbeitnehmer und den Arbeitgeber zu tragen ist. Auf diesen Zusatzbeitrag sind heutzutage alle Krankenkassen angewiesen. Sie unterscheiden sich also nicht mehr durch die Frage, ob ein solcher Zusatzbeitrag erhoben wird, sondern nur noch durch dessen Höhe. Der durchschnittliche Zusatzbeitrag liegt heute etwa bei 1,3 % des Einkommens, schwankt aber zwischen 0,35 % bei der günstigsten Krankenkasse und 2,5 % bei der Krankenkasse mit dem höchsten Zusatzbeitrag. Für die Mitglieder stellt sich dann aber die Frage, warum sie in einer Krankenkasse bleiben sollten, die einen vergleichsweise hohen Zusatzbeitrag fordert, denn Krankenkassen unterscheiden sich bei den Leistungen im Prinzip nur über die freiwilligen Leistungsangebote, die jedoch nur einen sehr geringen Anteil ausmachen, sowie durch den Kundenservice (z. B. die Filiale vor Ort vs. Direktkrankenkassen im Internet). Ökonomisch rational wäre es also in den meisten Fällen, eine Kasse zu wählen, die nur einen geringen Zusatzbeitrag erhebt (▶ [**P4**]). Die Vergangenheit hat gezeigt, dass tatsächlich viele Mitglieder eine Krankenkasse verlassen haben, sobald Zusatzbeiträge erhoben oder erhöht wurden. Auch wenn Krankenkassen, anders als private Krankenversicherungen, keine klassischen Unternehmen sind, die eine Gewinnerzielungsabsicht haben, können sie langfristig nur überleben, wenn die Einnahmen die Ausgaben übersteigen (▶ [**P7**]). Im umgekehrten Fall droht ihnen die Insolvenz, denn seit 2010 unterliegen alle Krankenkassen in Deutschland dem Insolvenzrecht. Bislang betraf dies mit der City BKK und der BKK für Heilberufe nur kleine Kassen. Im Jahr 2021 konnte die BKK24 eine Insolvenz vorerst nur durch drastische Anhebung des Zusatzbeitrages abwenden. Aufgrund der zunehmenden Diskrepanz zwischen Einnahmen und Ausgaben auf der einen und dem Grundsatz der Beitragssatzstabilität auf der anderen Seite, konnte das Bedarfsdeckungsprinzip nicht aufrechterhalten werden. Durch folgende politische Maßnahmen wurde es daher eingeschränkt bzw. die Kosten auf die Verbraucher umgelagert:

- **Budgetierung**: Deckelung und Kopplung der Ausgaben für den stationären und den ambulanten Bereich an die Entwicklung der Einnahmen der GKV. Damit wurde ein Teil des Versicherungsrisikos von den Versicherungen auf die Leistungserbringer (z. B. Krankenhäuser, niedergelassene Ärztinnen und Ärzte) verlagert. Bei dieser Form der Budgetierung handelt es sich um **sektorale Budgets**. Die andere Form der Budgetierung sind die **Globalbudgets**. Bei diesen werden die gesamten Gesundheitsausgaben budgetiert; sie kommen in Deutschland aber noch nicht vor.
- **Rationierung**: Sukzessiver Ausschluss von Leistungen aus dem Leistungskatalog, z. B.:
    - Nicht-verschreibungspflichtige Arzneimittel: Diese werden auch als »Over the counter« (OTC)-Arzneimittel bezeichnet. Dass diese Arzneimittel nicht verschreibungspflichtig sind, heißt allerdings nicht, dass sie nicht medizinisch notwendig wären. Sie können die »State of the art«-Behandlung sein. Allerdings gibt es eine Ausnahmeliste für bestimmte Erkrankungen sowie eine Erstattung für Kinder unter 12 Jahren und Jugendliche mit Entwicklungsstörungen.
    - »Bagatellarzneimittel«: Dazu zählen beispielsweise Arzneimittel für Erkältungskrankheiten, Mund- und Rachentherapeutika.
    - Zahnersatz, sofern er über die medizinisch ausreichende Regelversorgung (Zahnersatz aus Metall) hinausgeht (z. B. Vollkeramikkronen) – ein Grund, weshalb vielen Versicherten geraten wird, bei einer privaten Krankenversicherung eine Zahnersatzzusatzversicherung abzuschließen.
- **Kostenverlagerung**: Überwälzung von Ausgaben auf die Versicherten durch Zuzahlungen (▶ Abb. 2.5)

Kinder und Jugendliche bis zur Vollendung des 18. Lebensjahrs sind von Zuzahlungen (mit Ausnahme von Zahnersatz und Fahrkosten) befreit. Um einkommensschwache Versicherte finanziell nicht zu überfordern (▶ [**P1, P3**]), wurde eine **Belastungsgrenze** bei den Zuzahlungen eingeführt. Durch diese **Härtefallregelung** dürfen maximal 2 % der Bruttoeinnahmen für Zuzahlungen verwendet werden. Die **Chronikerregelung** begrenzt die Zuzahlungen für Versicherte mit chronischen Erkrankungen auf 1 % der Bruttoeinnahmen, wenn sie an einem sog. Disease-Management-Programm teilnehmen. Jüngere Versicherte (nach dem 1. April 1987 geborene Frauen und nach dem 1. April 1962 geborene Männer) müssen sich einmalig ärztlich über die Vor- und Nachteile von Krebs-Vorsorgeuntersuchungen beraten lassen, um im Falle einer späteren chronischen Erkrankung nur Zuzahlungen bis zu 1 % leisten zu müssen (▶ [**P8**]). Mit der Einführung von Zuzahlungen ist häufig die

Hoffnung verbunden, zu einer Ausgabensenkung im Gesundheitswesen beizutragen, zum einen dadurch, dass Patienten einen Anteil der Kosten nun selbst tragen, zum anderen dadurch das man für Versicherte einen Anreiz schafft, sich auf die Inanspruchnahme wirklich notwendiger Leistungen zu beschränken (▶ [**P8**]). Dieser Ansatz impliziert allerdings nicht nur den indirekten Vorwurf, Patienten würden absichtlich Leistungen in unnötigem Ausmaß beanspruchen, sondern scheitert häufig auch an einer weiteren Besonderheit gesundheitlicher Leistungen. Diese werden nämlich häufig gar nicht von den Patienten selbst nachgefragt (mit Ausnahme des ersten Besuchs einer Arztpraxis), sondern durch die Leistungserbringer ihrerseits veranlasst. Man spricht in dem Zusammenhang auch von **angebotsinduzierter Nachfrage**. Die erhoffte Steuerungswirkung konnte auch bei der im Jahr 2004 eingeführten Praxisgebühr nicht beobachtet werden. Seinerzeit mussten Erkrankte für ihren Besuch in der Arztpraxis eine pauschale Gebühr von 10 Euro pro Quartal leisten, doch lediglich in einkommensschwachen Bevölkerungsgruppen wurden ärztliche Leistungen vermindert nachgefragt. Bei Zuzahlungen besteht außerdem grundsätzlich die Gefahr, dass Erkrankungen verschleppt werden und im Endeffekt dann sogar höhere Behandlungskosten verursachen, als wären sie gleich rechtzeitig behandelt worden. Für die Einholung der Praxisgebühr ist aufseiten der Arztpraxen zudem ein erheblicher Verwaltungsaufwand erforderlich gewesen, auch für das Inkasso von nicht geleisteten Zuzahlungen, da diese die Zuzahlungen erheben und an die Krankenkassen abführen mussten. Nicht zuletzt aus diesen Gründen wurde die Praxisgebühr im Jahr 2013 wieder abgeschafft.

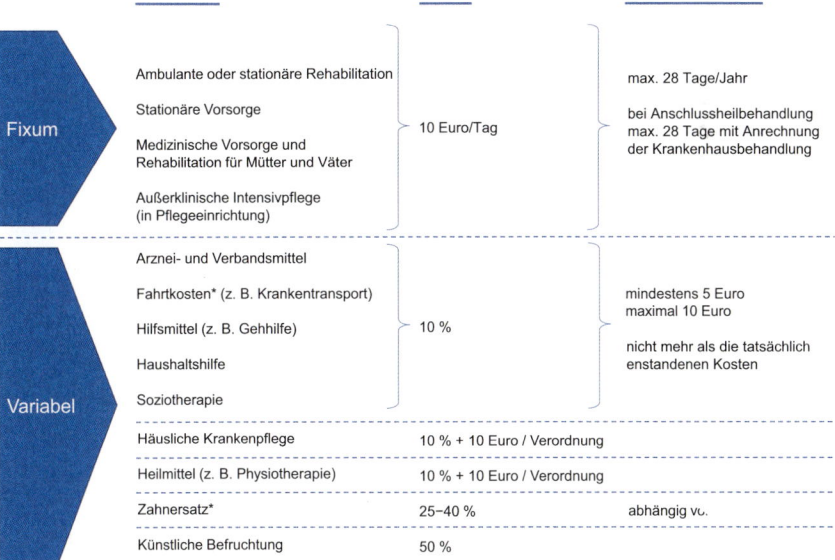

Abb. 2.5: Zuzahlungen zu Leistungen der gesetzlichen Krankenversicherung im Jahr 2022 (Quelle: nach vdek).

Trotz des Ausschlusses von Leistungen, Budgetierung und Zuzahlungen konnte das Ziel der Beitragssatzstabilität jedoch nicht erreicht werden. Die Beiträge sind von 8,2 % im Jahr 1970 auf derzeit 15,9 % angestiegen. Besonders als Folge der demografischen Entwicklung und des medizinischen Fortschritts wird von vielen Wissenschaftlern und Instituten ein weiteres Ansteigen der Beitragssätze erwartet.

Vielfach ist in den Medien von der »Kostenexplosion« im Gesundheitswesen die Rede. Dieser Begriff wurde in den 1970er Jahren von Heiner Geißler geprägt, dem damaligen Sozialminister von Rheinland-Pfalz. Eine Kostenexplosion im wörtlichen Sinne hat es aber nie gegeben. Der damals von Heiner Geißler beobachtete sprunghafte Anstieg der GKV-Ausgaben war darauf zurückzuführen, dass durch eine Erweiterung der Pflichtmitgliedschaft in der GKV für bestimmte Bevölkerungsgruppen mehr Menschen in die GKV eingeschlossen wurden, was zwangsläufig zu einem Anstieg der Ausgaben geführt hat. Dem stand aber auch ein Anstieg der Einnahmen gegenüber. Ein weiterer Grund für die steigenden Ausgaben war die Anhebung des Leistungsniveaus der Pflichtkassen der Arbeiter an das Leistungsniveau der Kassen für Angestellte.

Auch wenn der Begriff der Kostenexplosion nicht ganz treffend ist, wachsen die Ausgaben dennoch stärker als die Wirtschaftsleistung. Seit den 1990er Jahren sind die gesamten Gesundheitsausgaben jährlich um etwa 3,6 %, der Kostenanteil der GKV um 3,1 % gestiegen. Für das Bruttoinlandsprodukt war hingegen nur ein jährlicher Zuwachs von etwa 2,5 % zu verzeichnen (▶ Abb. 2.6). Das heißt nichts anderes, als dass diese Ausgabensteigerungen langfristig nicht durch Wachstum aufgefangen werden können und zur weiteren Finanzierung Mittel in anderen Bereichen des Lebens reduziert werden müssen (▶ [P3]). Der überproportionale Anstieg der Gesundheitsausgaben ist allerdings ein in allen Industrienationen beobachtetes Phänomen. Die Ursachen sind sowohl auf der Ausgaben- aber auch auf der Einnahmeseite zu finden.

Die Ausgaben in der GKV werden durch das sog. **Umlageverfahren** finanziert, d. h., die eingezahlten Beiträge werden unmittelbar für die Finanzierung der aktuell erbrachten Leistungen herangezogen. In Phasen einer konjunkturellen Schwäche, wie beispielsweise während der Finanzkrise nach dem Jahr 2008 oder nach dem Beginn der Covid-19 Pandemie im Jahr 2020, kommt es zu keinem oder nur geringem Anstieg der sog. **Grundlohnsumme**, also der Summe der beitragspflichtigen Einnahmen der Mitglieder der GKV aus abhängiger Beschäftigung, was ebenfalls zu Finanzierungsproblemen führen kann. So kann die Grundlohnsumme durch den Rückgang der **Lohnquote** und den Anstieg von geringfügig Beschäftigten sinken. Auch der Anteil der Löhne und Gehälter am Einkommen der Mitglieder der GKV kann in einer Phase geringen oder negativen Wirtschaftswachstums sinken, während der Anteil der Kapitalerträge (also zum Beispiel Erträge aus Aktienverkäufen und Dividenden) steigen kann. Bei Pflichtmitgliedern der GKV werden diese Kapitalerträge zur Beitragsbemessung aber überhaupt nicht berücksichtigt. Des Weiteren wird für geringfügig Beschäftigte (»Minijobs«) nur eine geringe Pauschale an die GKV gezahlt. Die finanzielle Situation ändert sich zudem auch durch Veränderungen in der Mitgliederstruktur der Krankenkassen, beispielsweise eine Zunahme von Rentnern oder eine geringere Zahl freiwillig Versicherter (▶ Abb. 2.7).

2.1 Das Versicherungswesen

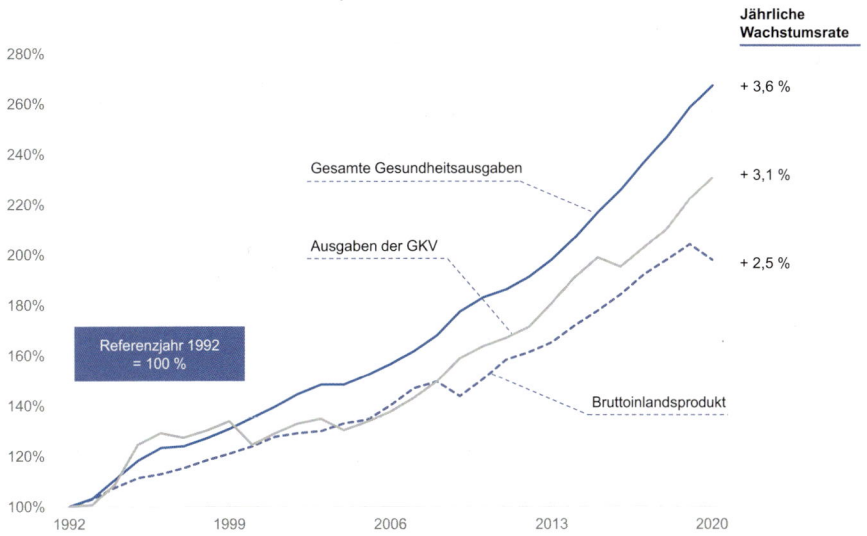

Abb. 2.6: Die »Kostenexplosion« im deutschen Gesundheitswesen 1992–2020. Die Gesundheitsausgaben sind in den letzten Jahren kontinuierlich stärker angestiegen als das Bruttoinlandsprodukt (Quelle: nach BMG, Statistisches Bundesamt).

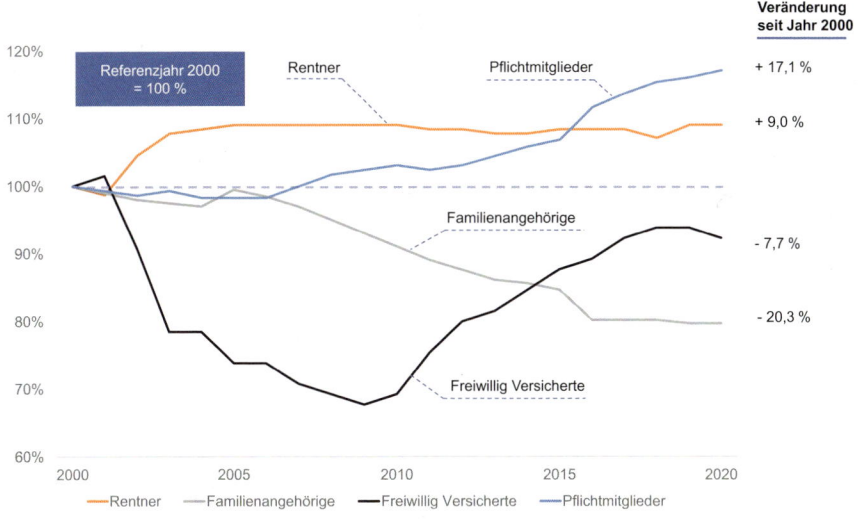

Abb. 2.7: Entwicklung der Versichertengruppen innerhalb der GKV. Auch die Mitgliederstruktur und deren Veränderung in der gesetzlichen Krankenversicherung hat Einfluss auf die Einnahmen und Ausgaben (Quelle: nach BMG).

2 Die Leistungsfinanzierung von Gesundheitsleistungen

Das chronische Finanzproblem der GKV ist also nicht nur ein Ausgabenproblem, sondern auch ein Einnahmeproblem. Die demografische Entwicklung mit einem Rückgang der Geburtenrate und einer älter werdenden Bevölkerung wird dieses Einnahmeproblem in den nächsten Jahren weiter verstärken. Durch das zunehmende Missverhältnis aus jungen, gesunden Erwerbstätigen als **Nettozahlern** und den Nettoempfängern wird der Finanzbedarf der GKV weiter steigen und es werden weitere Leistungen gestrichen werden müssen. Bei dem Einnahmeproblem muss außerdem berücksichtigt werden, dass Probleme aus anderen Sozialversicherungen oder gesamtgesellschaftliche Aufgaben in das System der Gesetzlichen Krankenversicherung transferiert wurden. Hierfür wurde der Begriff **Verschiebebahnhof** geprägt. Dazu ein Beispiel: Arbeitssuchende sind in der GKV pflichtversichert. Für sie zahlt die Bundesagentur für Arbeit die Beiträge, allerdings nur einen verminderten Beitragssatz, der nicht den tatsächlich auftretenden Kosten entspricht. Die finanziellen Folgen der Arbeitslosigkeit werden so teilweise dem GKV-System aufgebürdet, obwohl das Risiko Arbeitslosigkeit eigentlich nicht durch eine Krankenkasse abgesichert wird.

Die Beiträge der Mitglieder aller gesetzlichen Krankenkassen werden durch den **Gesundheitsfonds** gesammelt auf die einzelnen Kassen verteilt (▶ Abb. 2.9). Bei dem Gesundheitsfonds handelt es sich um ein Bankkonto bei der deutschen Bundesbank, auf das seit 2004 die Beiträge aller Mitglieder der Krankenkassen eingezahlt werden. Zusätzlich zahlt der Bund einen **Steuerzuschuss** (Bundeszuschuss) für die Finanzierung von versicherungsfremden Leistungen ein. Im Jahr 2022 sollte dieser Steuerzuschuss schon 21,5 Mrd. Euro betragen, wurde aber im Zuge der anhaltenden Covid-19 Pandemie und der dadurch ausgelösten Wirtschaftskrise auf 28,5 Mrd. Euro erhöht (▶ Abb. 2.8).

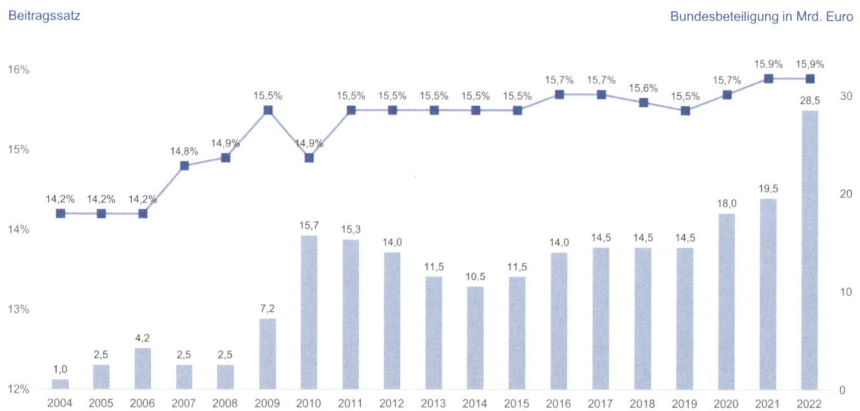

Abb. 2.8: Entwicklung des Beitragssatzes (inkl. der durchschnittlichen Zusatzbeiträge) der GKV und der Bundesbeteiligung seit Start des Gesundheitsfonds. Trotz einer steigenden Zusatzfinanzierung durch Steuermittel sind die Beitragssätze der GKV in den letzten Jahren weiter gestiegen (Quelle: nach GKV Spitzenverband, BMG)

Aus dem Gesundheitsfonds erhalten die Krankenkassen dann pro Versichertem eine alters-, geschlechts- und risikoadjustierte **Grundpauschale**. Wird bei Versicherten im

Rahmen von Arztkontakten oder Krankenhausaufenthalten eine Erkrankung diagnostiziert, erhält die Krankenkasse zusätzlich einen entsprechenden **Morbiditätszuschlag** (siehe auch »Morbi-RSA«), muss aber auch Abschläge hinnehmen, wenn es sich um besonders gesunde Versicherte handelt.

Auch wenn Krankenkassen keine klassischen gewinnorientierten Unternehmen sind, gelten auch für sie grundlegende Prinzipien von Wirtschaftsbetrieben. Sie können langfristig nur überleben, wenn die Einnahmen die Ausgaben übersteigen bzw. Einnahmen und Ausgaben zumindest ausgeglichen sind (▶[**P6**]). Wie bereits beschrieben, können die Krankenkassen einen **Zusatzbeitrag** erheben, wenn die Zahlungen aus dem Gesundheitsfonds nicht ausreichen, um die laufenden Ausgaben zu decken. Für Versicherte sind diese Zusatzbeiträge (nicht zu verwechseln mit den **Zuzahlungen** für Behandlungen) gesetzlich auf maximal 1 % des beitragspflichtigen Einkommens des Mitglieds begrenzt. Sollten die Kassen weniger ausgeben als sie aus dem Gesundheitsfonds erhalten haben, könnten sie sogar Gelder an die Mitglieder zurückerstatten. Dies soll einen Anreiz (▶[**P8**]) zum wirtschaftlichen Arbeiten der Krankenkassen setzen, die untereinander um die Mitglieder konkurrieren (▶[**P7**]). Die Menschen werden sich bei der Wahl (▶[**P3**]) der Krankenkasse eher für eine solche entscheiden, die keinen Zusatzbeitrag erhebt bzw. sogar Beiträge zurückerstattet (▶[**P3**]). Nach der Einführung des Gesundheitsfonds haben die Krankenkassen lange keinen Zusatzbeitrag erhoben. Die Gemeinsame Betriebskrankenkasse Köln war die erste, die anderen Krankenkassen haben bis Ende 2009 stillgehalten (Mikado-Effekt), da eine Wechselwelle zu Kassen ohne Zusatzbeitrag zu befürchten war. Seit 2010 wurden aber aufgrund der sinkenden Einnahmen infolge der Wirtschaftskrise bei zahlreichen Krankenkassen Zusatzbeiträge eingeführt (Domino-Effekt) und heute erheben faktisch alle Krankenkassen solche zusätzlichen Beiträge.

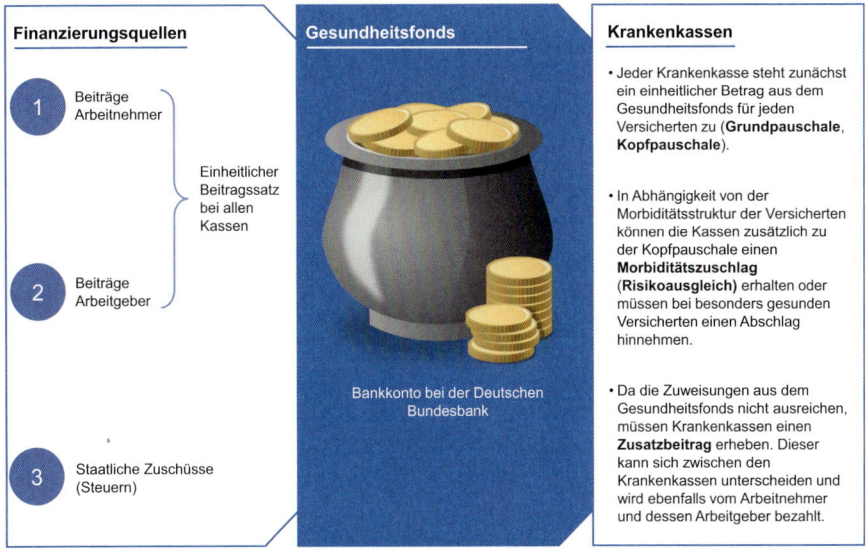

Abb. 2.9: Funktionsweise des Gesundheitsfonds (Quelle: nach BMG).

In der GKV gilt das **Sachleistungsprinzip**, d. h., die Leistungen werden in der Regel (abgesehen von Zuzahlungen) ohne direkte Bezahlung durch den Patienten erbracht. Die Krankenkassen schließen dazu Verträge mit den Leistungserbringern ab (z. B. der Kassenärztliche Vereinigungen oder der deutschen Krankenhausgesellschaft). Somit sind, anders als auf dem Wochenmarkt, die Versicherungen und die Leistungserbringer und nicht nur die Konsumenten (Patienten) direkte Vertragspartner. Patientinnen und Patienten werden nach dem Nachweis des Versicherungsschutzes von den Leistungserbringern ohne anschließende Bezahlung behandelt. Als Nachweis für den Leistungsanspruch dient die Versichertenkarte. Außer im Notfall, wo jede ärztliche Hilfe in Anspruch genommen werden darf, dürfen Versicherte der GKV im ambulanten Bereich nur Leistungen von **Vertragsärzten** in Anspruch nehmen. Vertragsärzte sind Mitglieder der Kassenärztlichen Vereinigungen oder Ärztinnen und Ärzte mit entsprechenden Direktverträgen mit den Kassen. Wettbewerb (▶ [**P7**]) zwischen den Leistungsanbietern besteht somit nur eingeschränkt.

Aufgrund des europäischen Grundsatzes eines freien Warenverkehrs können Leistungen prinzipiell auch in anderen Mitgliedsstaaten der Europäischen Union in Anspruch genommen werden. Der Gesundheitsmarkt wurde also geöffnet. Der Leistungsumfang und die Eigenbeteiligungen richten sich dann nach den gesetzlichen Bestimmungen des jeweiligen Landes. Bei einer elektiven Krankenhausbehandlung im Ausland bedarf es, ebenso wie bei einer inländischen Behandlung, der vorherigen Zustimmung der entsprechenden Krankenkasse. Diese muss die Kosten nicht übernehmen, wenn im Inland eine qualitativ gleichwertige Behandlung rechtzeitig erbracht werden kann. Bei einer Krankenhausbehandlung im Ausland muss der Patient die entstandenen Kosten zunächst selbst bezahlen und bekommt sie dann von der Krankenkasse erstattet (**Kostenerstattungsprinzip**). Bei einem Auslandsaufenthalt im Rahmen eines Urlaubes oder einer Dienstreise und einer dortigen Erkrankung können Leistungen auch nach dem Sachleistungsprinzip in Anspruch genommen werden. Die Basis für die Abrechnung ist die European Health Insurance Card (EHIC), die den früheren Auslandskrankenschein ersetzt hat.

Rund 97 % der Leistungen der GKV sind durch den Leistungskatalog für alle Krankenkassen verbindlich vorgegeben. Dies sind sog. **Pflichtleistungen.** Nur wenige Leistungen können auf freiwilliger Basis erbracht werden. Man spricht von **Satzungsleistungen.** Mit der gezielten Gestaltung der Satzungsleistungen haben die Krankenkassen eine Möglichkeit, sich von anderen Krankenkassen bezüglich des Leistungsangebotes zu differenzieren, indem sie für spezielle Zielgruppen bestimmte Leistungen anbieten. Zu typischen Satzungsleistungen gehören beispielsweise die Kostenübernahme bei bestimmten Impfungen, das Angebot von Gesundheitskursen oder alternativmedizinischer Verfahren (z. B. Akupunktur, Osteopathie, Homöopathie). Bei Letzterem steht weniger die (oft gar nicht nachgewiesene) Wirksamkeit dieser Verfahren im Fokus, als vielmehr die Möglichkeit, sich von einer Konkurrenzkasse abzugrenzen. Dadurch entsteht ein, wenn auch begrenzter, Wettbewerb zwischen den Krankenkassen (▶ [**P7**]). Eine weitere Möglichkeit dazu ergibt sich für die Krankenkassen durch wirtschaftliches Arbeiten (z. B. durch Verschlankung der internen Verwaltungsprozesse). Das kann einen Beitrag dazu leisten, möglichst niedrige Zusatzbeiträge zu erheben und somit für Versicherte interessant zu sein.

Auch durch gezielte Direktverträge mit Leistungserbringern (z. B. Hausarztversorgung) können Krankenkassen einen Beitrag leisten, um ihren Versicherten eine möglichst hochwertige Versorgung anzubieten. Seit der Gesundheitsreform 2004 dürfen gesetzliche Krankenkassen auch **Zusatzversicherungen** von den privaten Krankenversicherungen weitervermitteln. Seitdem werden Versicherte von ihrer Krankenkasse verstärkt mit zusätzlichen Leistungen im Krankenhaus und vielen weiteren Extras umworben. Es gibt Zusatzversicherungen für Pflege, Zahnbehandlung, akutstationäre Behandlung und für die ambulante ärztliche Behandlung. Es handelt sich meist um Gruppenversicherungen mit günstigeren Prämien als beim Einzelvertrag. Daneben bieten auch bestimmte Serviceleistungen Raum für Wettbewerb. So betreiben die AOK und die BARMER beispielsweise eine Außenstelle am Frankfurter Flughafen. Dort kann man auch noch »Last Minute« eine Auslandskrankenversicherung abschließen. Zu den Serviceleistungen kann aber auch eine Onlineberatung zu Gesundheitsthemen gehören, eine schnelle Abwicklung von administrativen Anliegen oder die Möglichkeit für Versicherte, ihre Krankenkassenangelegenheiten bequem und komfortabel mit dem Smartphone zu erledigen. So bietet die Techniker Krankenkasse ihren Versicherten beispielsweise eine App an, in der nicht nur die Korrespondenz mit der Kasse organisiert wird oder Verordnungsdaten eingesehen werden können. Die App bietet auch die Möglichkeit, Bewegungsdaten zu tracken (z. B. Schrittzahl) und für die Erreichung bestimmter Bewegungsziele an einem **Bonusprogramm** der Krankenkasse teilzunehmen. Bei solchen Bonusprogrammen können die Krankenkassen den Versicherten Geld zurückzahlen oder Sachprämien gewähren, wenn die Versicherten an Maßnahmen zur Prävention oder Früherkennungsmaßnahmen teilnehmen (▶ [**P8**]). Sie sind aus ökonomischer Sicht allerdings umstritten, da der Anreiz nicht notwendigerweise dazu führt, dass Versicherte vermehrt präventiv tätig werden. Stattdessen nehmen oft diejenigen Versicherten teil, die ohnehin schon viel für ihre Gesundheit tun. Es handelt sich also um eine Selektion besonders motivierter Menschen.

In Deutschland gibt es unter dem Dach der gesetzlichen Krankenversicherung derzeit 97 einzelne Krankenkassen. Für die Versicherten besteht grundsätzlich **Wahlfreiheit**, sie können und müssen sich also eine Krankenkasse aussuchen (▶ [**P3**]). Es werden folgende **Krankenkassenarten** unterschieden:

- **Allgemeine Ortskrankenkassen – AOK** (organisiert in Anlehnung an die Bundesländer; historisch auch für diejenigen Versicherten, die keine andere Versicherung gewählt haben)
- **Betriebskrankenkassen – BKK** (Betriebe mit mehr als 1.000 Beschäftigten können eine eigene gesetzliche Krankenkasse errichten)
- **Innungskrankenkassen – IKK** (von Handwerkerinnungen für die Versicherung der Beschäftigten der Mitgliedsunternehmen)
- **Ersatzkrankenkassen – EK** (unterschieden werden Arbeiter-Ersatzkassen und Angestellten-Ersatzkassen)
- **Deutsche Rentenversicherung Knappschaft-Bahn-See** (die Knappschaft war ursprünglich für Arbeiter und Angestellte in Bergwerksbetrieben zuständig, später Fusion mit der Bahn- und der Seekasse)

- **Sozialversicherung für Landwirtschaft, Forsten und Gartenbau** (für Unternehmer und mitarbeitende Familienangehörige der Land- und Forstwirtschaft, des Wein-, Obst-, Gemüse- und Gartenbaus, für Teichwirtschaft und Fischzucht)

Als Spezialfall gibt es dann noch die Künstlersozialversicherung, die, wie beschrieben, eine arbeitnehmerähnliche Absicherung für selbstständige Künstler und Publizisten gewährleistet. Die meisten Versicherten sind den Ersatzkassen zuzuordnen. Mit heute 10,8 Mio. Versicherten ist die Techniker Krankenkasse seit Anfang 2014 Deutschlands größte Krankenkasse. Die kleinste Krankenkasse mit derzeit knapp 5.000 Versicherten ist die regionale BKK Public.

Die Leistungsfinanzierer und Leistungserbringer sind institutionell strikt getrennt. Eine Ausnahme macht hier die die **Deutsche Rentenversicherung Knappschaft-Bahn-See**, die sowohl Leistungsfinanzierer ist, aber auch selbst Arztpraxen, Krankenhäusern und Rehabilitationseinrichtungen betreibt (sog. Eigeneinrichtungen). Sie hat damit die Eigenschaft einer sog. »Health Maintenance Organization« (HMO). Das Konzept der HMO stammt aus den USA, wo es weit verbreitet ist, dass die Versicherer auch gleichzeitig die Leistungen erbringen. Dieses Konstrukt setzt den Anreiz (▶[**P8**]), effiziente Leistungen zu erbringen (▶[**P4**]). Die Hebung von Effizienzreserven in der Leistungserbringung kann direkt an die Versicherten in Form von Beitragssenkungen zurückgegeben werden. Der Wettbewerb (▶[**P7**]) zwischen den Versicherern wird so erhöht.

Gesetzliche Krankenkassen sind von der Rechtsform sog. **Körperschaften öffentlichen Rechts**. Ihnen wurden hoheitlich Aufgaben übertragen, die der Staat nicht zentral durchführen kann oder möchte. Krankenkassen gehören damit zur mittelbaren Staatsverwaltung und es gilt das **Selbstverwaltungsprinzip**, d. h., die Kassen handeln autonom im Rahmen der gesetzlichen Vorgaben. Sie können ihre Satzung und damit einen Teil der Leistungen selbst bestimmen. Im Rahmen der Sozialwahlen wählen die Mitglieder alle sechs Jahre einen **Verwaltungsrat**, der einen **Vorstand** für die operativen Geschäfte bestellt.

Krankenkassen müssen jeden Anwärter auf eine Mitgliedschaft unabhängig von Alter, Geschlecht, Einkommen und Vorerkrankungen aufnehmen, es besteht also ein sog. **Kontrahierungszwang**. Unter anderem aufgrund unterschiedlicher Beitragssätze in der Vergangenheit, unterschiedlicher Satzungsleistungen oder Unterschieden beim Image der Krankenkassen und deren Serviceleistungen haben sich die Versicherten (und ihre Risiken) ungleich auf die Kassen verteilt (▶[**P3, P7**]). Es kam zur **Risikoselektion**. Einige Krankenkassen haben vermehrt junge Mitglieder mit gutem Einkommen und wenig Vorerkrankungen, sog. »gute Risiken«, umworben und aufgenommen (**cream skimming**) (▶[**P4**]). Bei anderen Kassen haben sich Versicherte mit geringem Einkommen oder mit »schlechten Risiken« gesammelt, also Versicherte mit z. B. kostenintensiven Grunderkrankungen. Damit diese Krankenkassen nicht finanziell benachteiligt werden (▶[**P6**]), hat man einen **Risikostrukturausgleich** (**RSA**) zwischen allen Kassen vorgesehen. Nur die Sozialversicherung für Landwirtschaft, Forsten und Gartenbau nimmt am RSA nicht teil. Durch den RSA müssen Krankenkassen mit vielen Mitgliedern mit hohem Einkommen und »guten Risiken« Ausgleichszahlungen an Krankenkassen mit vielen Mitgliedern mit geringem Einkommen und »schlechten Risiken« leisten. Dadurch sollte der Anreiz (▶[P8]) reduziert werden, dass Krankenkassen gezielt um Mitglieder werben, die ein hohes Einkommen und »gute Risiken« haben. Erst Jahre nach seiner Einführung in den 1990er Jahren wurde der RSA aber so weiterentwickelt, dass auch die tatsächlichen Unterschiede bei den Erkrankungen (Morbidität) der Versicherten berücksichtigt wurde. Seit 2009 bezeichnet man den RSA aus diesem Grund als **morbiditätsorientierten Risikostrukturausgleich** (**Morbi-RSA**). Im Morbi-RSA wurden zunächst nur rund 80 chronische und schwerwiegende Erkrankungen der Versicherten einbezogen, seit 2021 alle Krankheiten. Liegen also bei Versicherten Krankheiten vor, erhalten Krankenkassen neben der **Grundpauschale** den entsprechenden **Morbiditätszuschlag.** Dies hat für Krankenkassen den Anreiz gesetzt (▶[P8]), von den ärztlichen Leistungserbringern die Kodierung der Diagnosen ihrer Versicherten überprüfen zu lassen, um möglichst viele Zuschläge aus dem Morbi-RSA zu erhalten (▶[P4]).

Die Krankenkassen sind innerhalb ihrer Krankenkassenart auf Landesebene in **Landesverbänden** organisiert. Diese führen Verhandlungen mit den Leistungserbringern durch. Auf Bundesebene existieren **Bundesverbände,** die sich um bundesweite Verträge und die bundespolitische Interessenvertretung kümmern. Alle Krankenkassen zusammen sind im **GKV-Spitzenverband** organisiert. Dieser nimmt die Interessenvertretung der Krankenkassen und der Pflegekassen wahr, vereinbart Rahmenverträge mit den Leistungserbringern (Bundesmantelverträge) und bestimmt mittels der Sitze im Gemeinsamen Bundesausschuss über den Leistungskatalog in der GKV mit.

Für das System der gesetzlichen Kranken- und Pflegeversicherung existiert ein unabhängiger **Medizinischer Dienst** (**MD**). Dieser führt sozialmedizinische Einzelbegutachtungen bei Arbeitslosigkeit durch, überprüft die Notwendigkeit medizinischer Leistungserbringung (z. B. eines stationären Aufenthalts), berät die Krankenkassen in Fragen der Qualitätssicherung, bezüglich neuer Untersuchungs- und Behandlungsmethoden und bei der Krankenhausplanung. Für die Pflegekassen führt der MD die Begutachtung der Pflegebedürftigkeit durch. Die Pflegekassen agieren unter dem Dach der Krankenkassen.

Die Verwaltungsausgaben bei den gesetzlichen Krankenkassen betragen knapp über 4 %, werden aber in der allgemeinen Wahrnehmung sehr viel höher geschätzt. Die Zahl der Krankenkassen ist in den letzten Jahren stark gesunken, so existierten 1991 noch 1.209 Krankenkassen, heute sind es nur noch 97. Es kam zu vielen Fusionen von kleineren Betriebskrankenkassen, aber auch größere Krankenkassen haben sich zu Big-Playern zusammengeschlossen. Mit weiteren Fusionen wird gerechnet. Bei Krankenkassen mit geringer Mitgliederzahl sind die Verwaltungsausgaben relativ zu der Mitgliederzahl besonders hoch. Außerdem tragen kleine Kassen ein höheres wirtschaftliches Risiko (▶[P6]) bei kostenintensiven Fällen. Experten gehen davon aus, dass langfristig ungefähr 50 gesetzliche Krankenkassen bestehen bleiben. Neben der Einsparung von Verwaltungskosten durch Synergieeffekte (▶[P4]) und einer besseren Verteilung der Risiken erlangen die Krankenkassen auch aufgrund der Größe eine höhere Verhandlungsposition gegenüber den Leistungsanbietern (▶[P8]).

Der Zugang zum Markt zur Behandlung von GKV-Patienten ist eingeschränkt. Neben den berufsrechtlichen Voraussetzungen (z. B. Approbation bei Ärztinnen und Ärzten) setzt das eine Zulassung voraus, in der die Eignung zur Erbringung von

Leistungen zulasten der gesetzlichen Krankenversicherung festgestellt wird. Damit medizinische Leistungserbringer tatsächlich Leistungen zu Lasten der GKV erbringen dürfen (▶ [P5]), müssen folgende Voraussetzungen erfüllt sein:

- ambulante Ärzte, Zahnärzte und Medizinische Versorgungszentren (MVZs) müssen Mitglied in der Kassenärztlichen Vereinigung sein.
- Krankenhäuser müssen durch die Aufnahme in den Krankenhaus- oder Hochschulklinikplan staatlich autorisiert worden sein.

Sind diese Voraussetzungen nicht erfüllt, müssen die Leistungserbringer mit den Krankenkassen Versorgungsverträge abschließen, ansonsten dürfen sie keine Leistungen zu Lasten der GKV erbringen. Erbringer von Heilmittelleistungen (z. B. Physiotherapie) müssen für die Zulassung neben einer jeweiligen Berufsausbildung u. a. eine entsprechende zweckmäßige Praxisausstattung nachweisen.

Welche Leistungen zu Lasten der gesetzlichen Krankenversicherung erbracht werden, entscheidet der **Gemeinsame Bundesausschuss (G-BA)**, in dem insgesamt jeweils fünf Vertreter der Leistungsfinanzierer und fünf Vertreter der Leistungserbringer sitzen. Die Vertreter der Leistungsfinanzierer werden vom Spitzenverband Bund der Gesetzlichen Krankenversicherung (GKV-Spitzenverband) gestellt. Die Vertreter der Leistungserbringer setzen sich zusammen aus zwei Vertretern der Kassenärztlichen Bundesvereinigung (KBV), zwei Vertretern der Deutschen Krankenhausgesellschaft (DKG) und einem Vertreter der Kassenzahnärztlichen Bundesvereinigung (KZBV). Die Interessen beider Seiten sind höchst unterschiedlich. Die Vertreter der gesetzlichen Krankenversicherung möchten aufgrund der begrenzten Einnahmen (▶ [P1]) möglichst wenige Leistungen bezahlen (▶ [P4]). Die Leistungserbringer dagegen möchten zur Maximierung ihrer Einnahmen (▶ [P4]) möglichst viele Leistungen erbringen. Zur Erleichterung der Entscheidungsfindung gibt es daher noch zwei unparteiische Mitglieder und einen unparteiischen Vorsitzenden. Des Weiteren sitzen im G-BA sechs Vertreter von Patientenorganisationen, die zwar ein Anhörungsrecht, aber kein Stimmrecht besitzen. Neben diesem Plenum existieren Unterausschüsse, in denen die fachlichen Grundlagen für die Beschlussfassungen ausgearbeitet werden. Die Beschlüsse des G-BA werden in Form von Richtlinien herausgegeben und im Bundesgesetzblatt veröffentlicht. Sie haben untergesetzlichen Normcharakter und sind damit rechtsverbindlich. Gegen die Beschlüsse kann allerdings vor den Sozialgerichten geklagt werden. Der Gemeinsame Bundesausschuss ist ebenso wie die Krankenkassen eine Körperschaft öffentlichen Rechts und damit Teil der mittelbaren Staatsverwaltung. Im Rahmen der Selbstverwaltung wurden auch ihm hoheitliche Aufgaben übertragen.

Für den ambulanten Bereich gilt grundsätzlich, dass Leistungen, die zu Lasten der gesetzlichen Krankenversicherung erbracht werden sollen, vom G-BA in den **Leistungskatalog** im Sinne einer Positivliste aktiv aufgenommen werden müssen. Diese wird als **Erlaubnisvorbehalt** bezeichnet. Untersuchungs- und Behandlungsmethoden können demnach nur erstattet werden, wenn ein positives Votum durch den G-BA vorliegt. Grundlage für die Beurteilung durch den G-BA ist die Prüfung, ob bei den Verfahren eine ausreichende, zweckmäßige und wirtschaftliche Versorgung der Versicherten nach allgemein anerkannten Standards der medizinischen Erkenntnisse gegeben ist. Liegen für eine Beurteilung dazu noch nicht ausreichend viele Informationen vor, kann der G-BA entscheiden, dass eine Methode im Rahmen von wissenschaftlich begleiteten Modellvorhaben geprüft wird. Ein solches Modellvorhaben wurde z. B. für Akupunktur durchgeführt, mit dem Ergebnis, das Akupunkturbehandlungen für einige chronische Schmerzerkrankungen (z. B. Rückenschmerzen) eine erstattungsfähige Kassenleistung geworden ist. Da Modellvorhaben in der Regel auf einige wenige Krankenkassen begrenzt sind, hat der Gemeinsame Bundesausschuss zudem die Möglichkeit, neue Untersuchungs- und Behandlungsmethoden für den ambulanten Bereich, deren Nutzen durch Studien zwar noch nicht erwiesen, aber deren Potenzial absehbar ist, zur Erprobung in den Leistungskatalog aufzunehmen. Ein Beispiel hierfür ist die Anwendung einer aktiven Bewegungsschiene zur häuslichen Selbstanwendung bei Rupturen des vorderen Kreuzbands, die derzeit auf diesem Wege untersucht wird. Des Weiteren gibt es beim G-BA einen **Innovationsausschuss,** der Schwerpunkte und Kriterien zur Vergabe der Mittel aus dem sog. Innovationsfonds festlegt. Er entscheidet über die Förderung von Forschungsanträgen für die Untersuchung innovativer neuer Versorgungsformen, die über die bisherige Regelversorgung der gesetzlichen Krankenversicherung hinausgehen. Sollte sich eine solche Versorgungsform als sinnvoll und wirksam herausstellen, ist deren Überführung in die Regelversorgung vorgesehen. Da sich die privaten Krankenversicherungen bei den Beschlüssen des G-BA oftmals anschließen, haben seine Entscheidungen Auswirkungen auf den Großteil der deutschen Bevölkerung. Im akutstationären Bereich dagegen können die Leistungen so lange zu Lasten der GKV erbracht werden, bis sie vom G-BA ausgeschlossen werden. Dies wird als **Verbotsvorbehalt** bezeichnet. Ein solcher Leistungsausschluss kann z. B. entschieden werden, wenn sich der Nutzen, die medizinische Notwendigkeit und die nach Prüfung durch den G-BA nicht bestätigt. Solange das nicht vorliegt, darf die entsprechende Leistung im Krankenhaus erbracht werden. Grundlage für die Erstattung von neuen Untersuchungs- und Behandlungsmethoden im Krankenhaus sind gesonderte und zeitlich befristete Vergütungen zwischen den Krankenhäusern und den Krankenkassen. Zu berücksichtigen ist allerdings, dass der Verbotsvorbehalt auch den unerwünschten Anreiz setzt (▶ [**P8**]), dass Leistungen stationär erbracht werden, obwohl ein Krankenhausaufenthalt unter medizinischen Gesichtspunkten möglicherweise gar nicht notwendig wäre.

2.1.2 Private Krankenversicherung (PKV)

Die gesetzliche Krankenversicherung wurde ursprünglich zur Absicherung der Arbeiterschaft konzipiert. In den Anfängen war der Zugang zur GKV beschränkt. So kam es, dass nur rund 10 % der Bevölkerung im Krankheitsfall durch eine Versicherung abgesichert waren. Um auch dem Rest der Bevölkerung eine Absicherung im Krankheitsfall zu ermöglichen, wurde das System der privaten Krankenversicherung etabliert. Der Begriff »private Krankenversicherung« wurde erstmals 1903 durch das zuständige Aufsichtsamt geprägt. In der privaten Krankenversicherung versichern sich in erster Linie Personen, die nicht der Versicherungspflicht in der gesetzlichen Krankenversicherung unterliegen. Dazu gehören hauptsächlich:

- Beamte
- Pensionäre
- Selbstständige und Freiberufler

Arbeitnehmer, deren Jahreseinkommen mindestens 12 Monate die **Versicherungspflichtgrenze** (im Jahr 2022 sind das 64.350 Euro) übersteigt, können sich entweder freiwillig in der gesetzlichen Krankenversicherung versichern oder haben die Möglichkeit einer Vollversicherung in der privaten Krankenversicherung. Eine Rückkehr in die gesetzliche Krankenversicherung ist allerdings bewusst erschwert und in manchen Fällen gar nicht möglich, insbesondere, wenn das 55. Lebensjahr bereits erreicht ist (selbst wenn das Einkommen nun wieder unter der Versicherungspflichtgrenze liegen mag). Damit will der Gesetzgeber vermeiden, dass Versicherungsnehmer in jungen Jahren von den niedrigen Versicherungsprämien in der PKV profitieren und mit steigendem Alter (und dem damit verbundenen wachsenden Erkrankungsrisiko) in die nun preiswertere GKV ausweichen. Personen mit der Wahlmöglichkeit sollte die Tragweite einer Entscheidung für oder gegen die private Absicherung demnach bewusst sein.

Neben der **Krankheitskostenvollversicherung** werden durch die PKV **Zusatzversicherungen** angeboten. Diese sollen die Absicherungsmöglichkeiten für GKV-Versicherte erweitern. Es werden dabei **ambulante Tarife**, **Tarife für Wahlleistungen im Krankenhaus**, **Zahntarife** sowie besondere Versicherungsformen wie die Auslandskrankenversicherung oder die Restschuldversicherung, die im Krankheitsfall Kreditgeschäfte sichert, unterschieden. Zu den Leistungen der ambulanten Zusatzversicherungen zählen beispielsweise Zuschüsse zu Arzneimitteln, Erstattung der Kosten für Brillen, Hörgeräte oder Vorsorgeuntersuchungen. Durch Tarife für Wahlleistungen im Krankenhaus werden die Unterbringung im Ein- oder Zweibettzimmer und die Behandlung durch den Chefarzt abgesichert. Durch die Zahntarife (Vicco von Bülow alias »Loriot« meinte übrigens einmal, das Wort »Zahnersatzzusatzversicherung ist der linguistische Höhepunkt der deutschen Verwaltungslust«) werden prozentuale Zuschüsse bis zu einer festgelegten Höchstgrenze für Zahnersatz gewährt. 2020 gab es rund 8,72 Mio. Krankheitskostenvollversicherungen sowie 27,34 Mio. Zusatzversicherungen, wobei zu bedenken ist, dass ein Mensch mehrere Zusatzversicherungen haben kann. Unter den Zusatzversicherungen dominieren mengenmäßig die Zahntarife. Männer haben häufiger eine Krankheitsvollversicherung und Frauen häufiger als Männer eine Zusatzversicherung. Obwohl die Anzahl von Zusatzversicherungen in den vergangenen Jahren stetig zugenommen hat, erzielen private Krankenversicherungen einen Großteil ihrer Einnahmen allein über Vollversicherungsverträge.

Die Prämien in der PKV werden auf der Basis des **Äquivalenzprinzips** und **morbiditätsorientiert** kalkuliert. Morbiditätsorientierte Kalkulation bedeutet, dass ältere Menschen und jene mit Vorerkrankungen eine höhere Prämie zahlen als jüngere und Personen ohne Vorerkrankungen. Bei Abschluss einer Vollversicherung findet vor Vertragsabschluss eine Gesundheitsprüfung statt. Meist müssen dafür Fragen zur Gesundheit und zur Krankenvorgeschichte beantwortet werden. Der Vertragsabschluss kann vom Versicherer verweigert werden und es kann für Vorerkrankungen ein **Risikoaufschlag** erhoben werden. Die Prämien sind damit äquivalent zum individuellen Risiko. Im Rahmen der Gesundheitsprüfung besteht für die Versicherten damit prinzipiell ein Anreiz, ihr tatsächliches Risiko zu verschleiern, indem z. B. Vorerkrankungen verschwiegen werden (▶[P8]). Dazu gehören auch Suchterkrankungen wie das Rauchen. Im Falle nicht wahrheitsgemäßer Angaben kann die Versicherung Verträge jedoch rückwirkend beenden, was mit einem erheblichen finanziellen Risiko für Versicherte einhergehen kann. Das Äquivalenzprinzip besagt auch, dass sich die Höhe der Prämien nach den gewünschten Leistungen richtet. Je mehr Leistungen ein Versicherungsnehmer im Krankheitsfall erhalten möchte, desto höhere Prämien muss er bezahlen. Sollte wieder eine Pflichtmitgliedschaft in der GKV entstehen, kann während der Zeit der Pflichtversicherung in der GKV eine **Anwartschaft** in der PKV erhalten bleiben (Optionstarif). Bei dieser wird der Gesundheitszustand versicherungsrechtlich »eingefroren«. Bei zwischenzeitlichem Auftreten von Neuerkrankungen werden die Prämien dann nicht erhöht und die Zeit wird auch für die **Vorversicherungszeit** bei der Pflegeversicherung berücksichtigt. Das kann zum Beispiel für privatversicherte Studierende interessant sein, die das Berufsziel haben, später eine selbständige oder freiberufliche Tätigkeit mit PKV-Schutz aufzunehmen (z. B. eine eigene Arztpraxis). Der Versicherungsumfang ist also individuell gestaltbar, was als **Individualprinzip** bezeichnet wird. Daneben gibt es einen **Standardtarif**, der mit dem Leistungsumfang der GKV vergleichbar ist. Der Standardtarif ist ein brancheneinheitlicher Tarif der PKV und richtet sich insbesondere an ältere Versicherte, die aus finanziellen Gründen einen günstigeren Tarif benötigen. Ein Wechsel in den Standardtarif ist nur innerhalb des gleichen Versicherungsunternehmens möglich.

Durch die Vielzahl der Tarife bestehen deutliche Unterschiede im Leistungsumfang. Arbeitnehmer mit einer privaten Krankheitskostenvollversicherung erhalten in Analogie zur paritätischen Finanzierung in der GKV von ihrem Arbeitgeber einen Zuschuss, der in der Höhe dem Arbeitgeberanteil in der GKV entspricht. Im Gegensatz zur GKV müssen für Kinder und erwerbslose Ehepartner separate Prämien entrichtet werden. Die PKV ist daher besonders für doppelverdienende Paare und Alleinstehende attraktiv (▶[P4]). Im System der PKV werden auch **Tarife mit Selbstbehalt** und **Tarife mit Rückerstattung bei Nichtinanspruchnahme** angeboten (sog. Prämienrückerstattung). Bei Tarifen mit Selbstbehalt werden z. B. Arztkosten bis zu einem vereinbarten Betrag vom Versicherungsnehmer selbst getragen, was darüber hinausgeht, wird von der Versicherung erstattet. Beide Tarife sollen Anreize für den Versicherten sein (▶[P8]), die Inanspruchnahme der Gesundheitsleistungen zu minimieren (▶[P4]). Durch den Selbstbehalt werden die Prämien etwas günstiger kalkuliert als die Prämien für Tarife ohne Selbstbehalt. Beide Tarife bergen jedoch die Gefahr, dass Krankheiten verschleppt werden und dann bei Fortschreiten der Erkrankung letztlich höhere Kosten entstehen, als wenn die Erkrankung rechtzeitig behandelt worden wäre. Die PKV-Versicherungsunternehmen bieten auch spezielle Prämien für bestimmte Berufsgruppen an, z. B. für Ärztinnen und Ärzte. Diese können ja ihr eigenes Rezept direkt in der Apotheke einreichen und sparen dadurch Arztkosten.

Die Versicherungsunternehmen konkurrieren um Neukunden (▶[P7]). Anders als im System der GKV können private Krankenversicherungsunternehmen ihr Preis-Leistungs-Profil selbst gestalten und sich dadurch von anderen Unternehmen im Wettbewerb abgrenzen.

Die Finanzierung der Leistungen basiert in der PKV auf dem **Kapitaldeckungsverfahren**. In jungen Jahren, wo noch wenig für Krankheit ausgegeben wird, werden **Altersrückstellungen** gebildet, die die steigenden Ausgaben in höherem Alter mit höherer Erkrankungswahrscheinlichkeit abdecken sollen. Etwa ein Drittel der jährlichen Prämieneinnahmen fließt in diese Altersrückstellungen, die in der Zwischenzeit am Kapitalmarkt angelegt werden. Damit ist die Kalkulation der PKV auch von dessen Entwicklungen (z. B. Zinsentwicklung) abhängig. Im Jahr 2020 betrugen die Altersrückstellungen etwa 288 Mrd. Euro, was etwa 33.000 Euro pro Person entspricht. Um diese Zahl besser zu verstehen, seien sie einmal in Relation zu den Ausgaben der GKV gestellt, in der keine Altersrückstellungen gebildet werden und in der 8-mal mehr Menschen versichert sind. Die PKV-Altersrückstellungen im Jahr 2020 betrugen 68 % der gesamten GKV-Ausgaben des Jahres 2020. Seit dem 01.01.2009 können diese Altersrückstellungen auch bei einem Wechsel der Versicherung mitgenommen werden, um den Wettbewerb um Bestandskunden zwischen den Versicherungsunternehmen zu erhöhen (▶ [**P7**]). Diese Möglichkeit zur Mitnahme wird als **Portabilität** bezeichnet. Vor dem Jahr 2009 wäre ein Wechsel mit dem Verlust des angesparten Kapitals einhergegangen, was eine sehr viel höhere Prämie bei der neuen Versicherung bedeutet hätte. Es bestand daher kein Anreiz für privat Versicherte (▶ [**P8**]) das Versicherungsunternehmen zu wechseln. Anders als im System der GKV sind die Patientinnen und Patienten in der PKV die direkten Vertragspartner der Leistungserbringer. Sie müssen die Rechnung für eine Behandlung erst einmal selbst bezahlen, können dafür aber den Leistungserbringer frei wählen und auch zu solchen gehen, die für die GKV gar keine Zulassung haben. Die Ausgaben werden dann von dem Versicherungsunternehmen rückerstattet, was als **Kostenerstattungsprinzip** bezeichnet wird. Die Verwaltungskosten sind mit 2,3 % der Ausgaben deutlich niedriger als in der GKV mit etwa 4 %. Die privaten Krankenversicherungen profitieren aber zum Teil von der GKV, da sie sich einigen Vertragsverhandlungen mit den Leistungserbringern einfach anschließen. Nicht berücksichtigt bei den Verwaltungskosten der PKV sind die Kosten für den Versicherungsabschluss, d. h. die Provision für Versicherungsmakler. Berücksichtigt man diese Abschlussaufwendungen mit, so betragen die Verwaltungskosten insgesamt 8,8 % und damit deutlich mehr als in der GKV.

Anders als gesetzliche Krankenkassen agieren private Krankenversicherungen entweder in der Rechtsform der **Aktiengesellschaft** oder als **Versicherungsverein auf Gegenseitigkeit**. Bei der letzten Form handelt es sich um etwas Ähnliches wie die Genossenschaft, bei der man quasi Mitglied des Unternehmens wird und auch an den erwirtschafteten Überschüssen partizipiert. Aktiengesellschaften schütten die Gewinne an die Aktionäre aus (▶ [**P6**]). Die erwarten auch die Ausschüttung einer Dividende, andernfalls hätten sie ihr Kapital ja auch einfach auf dem Bankkonto mit einer garantierten Verzinsung liegen lassen können (▶ [**P3**]). Für notleidende Versicherungsunternehmen wurde die Auffanggesellschaft Medicator AG gegründet, die die Absicherung der Versicherten im Falle finanzieller Schwierigkeiten des Versicherungsunternehmens gewährleisten soll. Im Verband der Privaten Krankenversicherungen sind derzeit 42 private Versicherungsunternehmen organisiert sowie 10 weitere Unternehmen, die Krankenversicherung neben anderen Geschäftszweigen betreiben. Verglichen mit Schadens-, Unfall- und Lebensversicherungen sind nur wenige Unternehmen im Bereich privater Krankenversicherung aktiv und auch der Umsatz ist relativ gering.

Indirekt nehmen auch Versicherte im System der privaten Krankenversicherung am Solidaritätsausgleich mit den gesetzlich Krankenversicherten teil. Durch höhere Sätze in der Gebührenordnung für Ärzte und durch die Inanspruchnahme von Wahlleistungen (z. B. Einzelzimmer) wird die Infrastruktur in Arztpraxen und Krankenhäusern quersubventioniert. Auch Steuerzahlungen von privat Versicherten fließen über den Gesundheitsfonds an die gesetzlichen Krankenkassen. Das wissenschaftliche Institut der PKV (WIP) schätzt das Volumen für die Umverteilung im Jahr 2016 auf einen Betrag von 12 Mrd. Euro. Allerdings sind diese Berechnungen nicht unumstritten. Kritiker argumentieren, dass die GKV mit ihrem viel größeren Beitragsaufkommen die Infrastruktur des deutschen Gesundheitssystems überhaupt erst ermöglicht und für alle nutzbar macht. Egal wer recht haben mag, der **Solidaritätsausgleich** im deutschen Gesundheitssystem findet nicht nur innerhalb der gesetzlichen Krankenkasse statt, sondern auch zwischen privater und gesetzlicher Krankenversicherung. Auch außerhalb des Gesundheitswesens finden Solidaritätsausgleiche statt. Ein Beispiel aus dem Sport verdeutlicht dies (▶ Abb. 2.10).

EXKURS

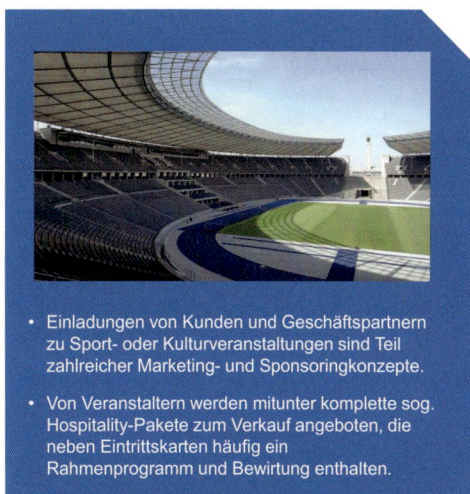
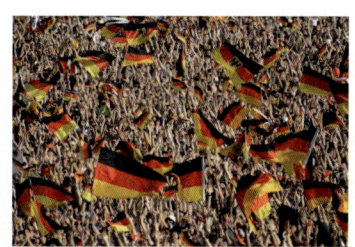

- Einladungen von Kunden und Geschäftspartnern zu Sport- oder Kulturveranstaltungen sind Teil zahlreicher Marketing- und Sponsoringkonzepte.
- Von Veranstaltern werden mitunter komplette sog. Hospitality-Pakete zum Verkauf angeboten, die neben Eintrittskarten häufig ein Rahmenprogramm und Bewirtung enthalten.
- Die teuerste Business-Loge im deutschen Fußball kostet mehr als 300.000 Euro pro Spielzeit.

Die Einnahmen aus der Bereitstellung dieser Logen und Business-Seats ermöglichen eine „Quersubventionierung" von Tickets in anderen Bereichen und damit günstigere Preise für alle anderen Besucher eines Stadions. So können Fußballfans von der Vermarktung von Logen und Business-Seats profitieren.

Abb. 2.10: Solidarische Umverteilungen am Beispiel des Sports. Ebenso wie im Gesundheitswesen existieren auch in der freien Wirtschaft Formen der solidarischen Umverteilung.

Eine Angleichung der Systeme von GKV und PKV ist seit vielen Jahren politisch beabsichtigt. Ein direkter Wettbewerb um Versicherte zwischen GKV und PKV (▶ [**P7**]) besteht im Grunde bei allen Personengruppen, die die Wahlfreiheit zwischen beiden Systemen haben. So können sich auch Beamte freiwillig in der GKV versichern, was aber in den meisten Fällen finanziell nicht attraktiv ist. Das liegt daran, das bei Beamten über die **Beihilfe** schon ein Teil der Krankheitskosten getragen wird. Somit muss sich diese Personengruppe nur noch für das Restrisiko versichern, was bei risikoabhängigen Prämien in der PKV vergleichsweise günstig ist. Somit fokussiert sich der Wettbewerb beider Versicherungssysteme besonders auf Angestellte, die die Versicherungspflichtgrenze überschreiten. Um die GKV für diese gutverdienende Zielgruppe attraktiver zu gestalten, wurden auch im GKV-System **Wahltarife** eingeführt, die den Verträgen in der PKV ähneln. Verpflichtende Tarife müssen alle Krankenkassen anbieten, freiwillige Tarife können die Krankenkassen im eigenen Ermessen einführen.

- Verpflichtende Tarife für die Teilnahme an besonderen Versorgungsformen
    - Strukturierte Behandlungsprogramme (Disease-Management-Programme)
    - Hausarzttarif (hausarztzentrierte Versorgung)
    - Integrierte Versorgung
    - Krankengeldtarif für Selbstständige
- Freiwillige Tarife
    - Selbstbehalttarif: Versicherte bezahlen einen Teil der Behandlungskosten selbst, im Gegenzug zahlen sie geringere Beiträge.
    - Kostenerstattungstarif: Versicherte bezahlen die Leistungsfinanzierer direkt und bekommt das Geld von der Krankenkasse zurückerstattet.
    - Beitragsrückerstattungstarif: Versicherte erhalten eine Rückerstattung bei Nichtinanspruchnahme von Leistungen.

Die PKV wurde im Gegenzug verpflichtet, einen **Basistarif** anzubieten. Für diesen Tarif existiert eine **Beitragskappung:** Die Prämien dürfen nicht höher als in der GKV sein. Die Leistungen entsprechen in der Art, dem Umfang und der Höhe denen der GKV. Die Prämienkalkulation erfolgt unabhängig vom Gesundheitszustand. Alle Anwärter müssen aufgenommen werden und es besteht wie in der GKV ein Kontrahierungszwang. Damit unterscheidet sich dieser Tarif geringfügig vom Standardtarif der PKV und richtet sich an Personen ohne Krankenversicherungsschutz, die nicht der Versicherungspflicht in der GKV unterliegen oder die ehemals privat krankenversichert waren. Der Basistarif ist für Versicherer wenig lukrativ (▶ [**P4, P6**]) und auch für die Versicherten mit einem hohen bürokratischen Aufwand verbunden. Die Versorgung der Versicherten im Basistarif wird wie in der GKV durch die Kassenärztlichen und die Kassenzahnärztlichen Vereinigungen sichergestellt.

GKV und PKV können heute auch durch die Vermittlung von privaten Zusatzversicherungen durch die GKV miteinander kooperieren. Ein Beispiel dafür ist die R+V Versicherung: Als privates Versicherungsunternehmen hat sie eine eigene gesetzliche Betriebskrankenkasse (BKK R+V) und kann die Kooperation so unter einem Dach durchführen. Dies hat auch Vorteile für die Versicherten, die einen einzigen Ansprechpartner für alle Belange haben.

Nachdem es seit dem Jahr 2012 mehr Nettoabgänge von der PKV zur GKV gegeben hat, verzeichnet die PKV seit 2019 wieder einen leichten Nettozugang bei den Versicherten. Im Jahr 2020 sind 145.000 Menschen von der GKV in die PKV gewechselt, im selben Jahr aber nur 124.800 Personen von der PKV in die GKV. Anders als bei der GKV, bei der im Rahmen des Umlageverfahrens u. a. jüngere Generationen ältere Versicherte finanzieren, ist das Finanzierungsmodell der PKV durch das Prinzip der Kapitaldeckung mit Altersrückstellungen weniger abhängig von der demografischen Entwicklung. Das betrifft aber nur die Einnahmeseite. Auch Versicherte der PKV werden älter, so dass auf der Ausgabenseite eine ähnliche Steigerung verzeichnet werden kann wie in der GKV. ▶ Abb. 2.11 fasst die wesentlichen Merkmale und damit die Unterschiede zwischen gesetzlicher und privater Krankenversicherung noch einmal übersichtsartig zusammen.

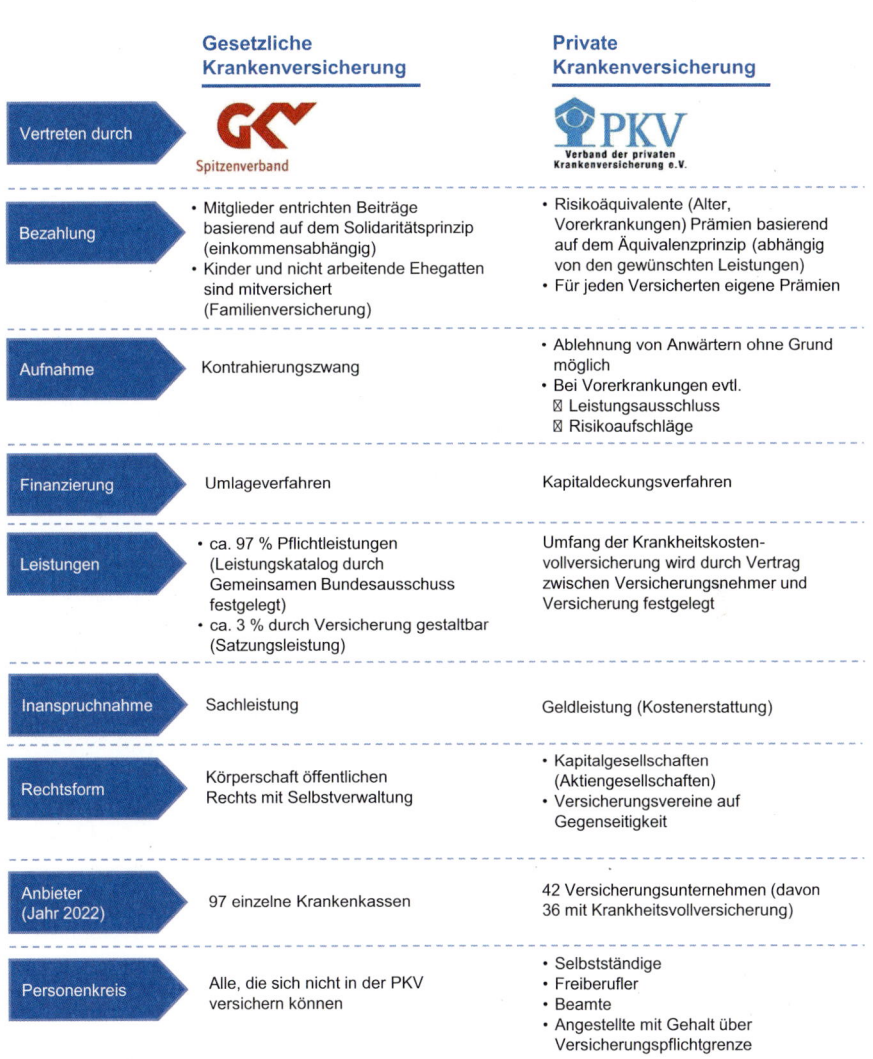

Abb. 2.11: Unterschiede zwischen gesetzlicher und privater Krankenversicherung.

2.1.3 Gesetzliche Unfallversicherung (GUV)

Einige Ausgaben im Gesundheitswesen werden weder von der gesetzlichen noch von der privaten Krankenversicherung getragen, dazu gehören u. a. Unfälle und Krankheiten, die im kausalen Zusammenhang mit der Berufsausübung stehen. Für diese Bereiche hat der Gesetzgeber die gesetzliche Unfallversicherung (GUV) vorgesehen. Die GUV wurde im Rahmen der Bismarckschen Gesetzgebung im Jahr 1884 eingeführt und ist im Deutschen Gesetzlichen Unfallversicherung Spitzenverband organisiert, der auch hoheitliche Aufgaben wahrnimmt. Es gibt neun gewerbliche Berufsgenossenschaften (nach Branchen gegliedert) sowie Unfallversicherungsträger der öffentlichen Hand. Letztere gliedern sich in 19 Unfallkassen und Gemeindeunfallversicherungsverbände, vier Feuerwehr-Unfallkassen sowie die Unfallversicherung Bund und Bahn. Zu den gesetzlichen Aufgaben der GUV gehört die Absicherung von Arbeits- und Wegeunfällen sowie anerkannte Berufskrankheiten über folgende Leistungen:

- Heilbehandlungsmaßnahmen
- Medizinische Rehabilitation
- Leistungen zur Teilhabe am Arbeitsleben (z. B. Umschulung)
- Geldleistungen an Versicherte (z. B. Lohnersatzleistungen und Rentenleistungen)
- Hinterbliebenenleistungen (z. B. Witwen-/Witwer- und Waisenrenten)

Damit eine Berufskrankheit anerkannt wird, muss ein kausaler Zusammenhang mit der Berufsausübung vorliegen, was durch die Unfallversicherungsträger geprüft wird. Das ist oft schwierig nachweisbar. So gab es in der Vergangenheit beispielsweise eine Häufung von Krebsfällen unter Soldaten der Bundeswehr, die als Radarmechaniker Röntgenstrahlung und radioaktiver Leuchtfarbe ausgesetzt gewesen waren. Erst nach langjährigen Gerichtsprozessen wurden die Erkrankungsfälle durch ein Sozialgericht als Berufserkrankung anerkannt. Auch im Rahmen der Covid-19 Pandemie musste die Frage geklärt werden, ob eine Covid-19 Erkrankung eine anerkannte Berufskrankheit sein kann – für erkrankte Personen im Gesundheitsdienst, der Wohlfahrtspflege oder in Laboratorien konnte dies mittlerweile bestätigt werden. Derzeit gibt es in Deutschland über 80 anerkannte Berufskrankheiten, zu dem Top 3 gehören (1) Infektionskrankheiten (allerdings erst seit der Covid-19 Pandemie), (2) Lärmschwerhörigkeit und (3) heller Hautkrebs.

Neben der Absicherung ist die GUV auch für die Prävention von Arbeits- und Wegeunfällen und Berufskrankheiten zuständig. Den Trägern der GUV ist es daher auch erlaubt, den betrieblichen Arbeitsschutz zu überprüfen und Verbesserungsvorschläge zu unterbreiten. Dies ist eine Möglichkeit, um die Beiträge zu minimieren (▶[**P4**]), denn anders als bei der gesetzlichen Krankenversicherung werden die Prämien ausschließlich vom Arbeitgeber bezahlt. Sie richten sich nach dem Industriezweig und der Unfall- bzw. der Erkrankungshäufigkeit. Durch die Kopplung der Prämie an die Unfallhäufigkeit entsteht ein Anreiz für den Arbeitgeber, durch betrieblichen Unfallschutz und betriebliche Gesundheitsvorsorge die Leistungsinanspruchnahme der GUV zu verringern (▶[**P8**]). Dies folgt dem Grundsatz der GUV »Prävention vor Entschädigung« (▶[**P4**]).

Durch die Verpflichtung zu Geldleistungen bei Berufsunfähigkeit und zu Pflegeleistungen bei Pflegebedürftigkeit haben die Träger einen starken Anreiz (▶ [P8]), die medizinische Versorgung zu optimieren, um so die Folgekosten zu reduzieren. In diesem Kontext ist auch der Grundsatz »**Reha vor Rente**« zu sehen (▶ [P4]). Im Rahmen des **D-Arzt-Verfahrens**, das nur von speziell autorisierten Ärztinnen und Ärzten (sog. D-Ärzten oder Durchgangsärzten) durchgeführt werden darf, sollen die Behandlungsabläufe des Patienten im Sinne eines Einzelfallmanagements optimiert werden (▶ [P4]). D-Ärzte sind Ärztinnen und Ärzte, die als Vertreter der gesetzlichen Unfallversicherung das gesamte Heilverfahren steuern, von der Erstversorgung bis zur Rehabilitation. Dieses **Case Management** ist eine in den USA weit verbreitete Versorgungsform des **Managed Care**.

Die Berufsgenossenschaften sind sowohl Leistungsfinanzier als auch Leistungserbringer. Sie verfügen über eigene Krankenhäuser, eigene Rehabilitationskliniken und auch ein Universitätsklinikum gehört in das Portfolio einer Berufsgenossenschaft (Berufsgenossenschaftliches Universitätsklinikum Bergmannsheil). Dieses Prinzip »Alles aus einer Hand« ist aus den USA von den »Health Maintenance Organization« (HMOs) bekannt und setzt Anreize (▶ [P8]) für eine qualitativ hochwertige und wirtschaftliche Versorgung (▶ [P4]). Die Anzahl an Arbeitsunfällen ist in den letzten Jahren kontinuierlich gesunken. Die gesetzliche Unfallversicherung ist die einzige Säule im Gesundheitswesen, in der die Beitragssätze in den letzten Jahren vorübergehend gesenkt werden konnten, allerdings zeichnet sich derzeit wieder eine Zunahme ab.

2.1.4 Gesetzliche Rentenversicherung (GRV)

Die gesetzliche Rentenversicherung wurde 1889 ebenfalls im Rahmen der Bismarckschen Sozialgesetzgebung implementiert. Versicherungspflichtig sind Angestellte, Auszubildende, pflegende Angehörige, Kindererziehende, Wehr- und Zivildienstleistende und Arbeitslose. Hebammen und Entbindungspfleger sind ebenfalls pflichtversichert, alle anderen Selbstständigen können in den ersten Jahren der Selbstständigkeit der gesetzlichen Rentenversicherung freiwillig beitreten. Bestimmte Berufsgruppen, z. B. Ärztinnen und Ärzte, können sich von der GRV befreien lassen, wenn sie in einem berufsständischen Versorgungswerk versichert sind.

Die Beiträge werden wie in der Krankenversicherung paritätisch vom Arbeitgeber und Arbeitnehmer finanziert. Dabei bemisst sich die Höhe der Zahlungen, ähnlich wie in der gesetzlichen Krankenversicherung, an einem prozentualen Anteil des Bruttolohns. Dieser Beitragssatz liegt im Jahr 2022 bei 18,6 %. Ebenso wie in der GKV existiert aber eine **Beitragsbemessungsgrenze**; es wird also nicht das gesamte Einkommen für die Beitragszahlung berücksichtigt. Diese Grenze im Jahr 2022 beträgt 84.600 Euro für die alten und 81.000 Euro für die neuen Bundesländer. Die GRV im Rahmen der Deutschen Rentenversicherung basiert ebenfalls auf dem **Umlageverfahren.** Im ärztlichen Versorgungswerk hingegen werden die Leistungen zu 2/3 kapitalgedeckt und zu 1/3 durch das Umlageverfahren finanziert. Neben den Beiträgen der Mitglieder bilden Bundeszuschüsse hier die Finanzierungsgrundlage.

Durch die Rentenversicherung werden das Risiko Alter und Erwerbsminderung in Folge von Krankheit über Rentenzahlungen abgesichert. **Erwerbsminderung** liegt vor, wenn die Leistungsfähigkeit auf dem Arbeitsmarkt eingeschränkt oder aufgehoben ist. Eine **teilweise Erwerbsminderung** liegt vor, wenn die mögliche tägliche Arbeitsleistung zwei bis fünf Stunden beträgt. Ist sie noch geringer, liegt eine volle Erwerbsminderung vor. Die Leistungsfähigkeit wird dabei unabhängig vom erlernten Beruf gemessen. Für die Gewährung von Renten ist eine **Mindestversicherungszeit** erforderlich, wobei bestimmte Zeiten ohne Arbeitstätigkeit anerkannt werden. Hierzu zählen Arbeitsunfähigkeit wegen Krankheit, Schwangerschaft, Mutterschutz und Arbeitslosigkeit. Nach dem **Äquivalenzprinzip** ist die Höhe der gezahlten Rente abhängig von der Höhe der gezahlten Beiträge.

Um Rentenzahlungen durch Erwerbsminderung in Folge von Krankheit zu vermeiden oder zu verringern, gilt auch bei der Rentenversicherung der Grundsatz »**Reha vor Rente**« (▶ [**P4**]). Aus diesem Grund finanziert die gesetzliche Rentenversicherung bei Personen im erwerbstätigen Alter sowohl Maßnahmen zur **beruflichen Rehabilitation** als auch der **medizinischen Rehabilitation**. Zur beruflichen Rehabilitation zählen Maßnahmen zur Wiedereingliederung in das Arbeitsleben, z. B. Umschulungen oder spezielle Arbeitsplatzverbesserungen. Eine medizinische Rehabilitation in Anschluss an einen akutstationären Aufenthalt wird **Anschlussheilbehandlung (AHB)** genannt. **Onkologische Rehabilitationen** und **Entwöhnungsbehandlungen** sind spezielle Formen der medizinischen Rehabilitation.

Die Deutsche Rentenversicherung Knappschaft-Bahn-See ist auch Träger von Kliniken, ambulanten medizinischen Einrichtungen und Rehabilitationskliniken und hat so einen hohen Anreiz (▶ [**P8**]), die medizinische Versorgung ihrer Versicherten so zu optimieren, dass die Rentenleistungen minimiert werden (▶ [**P4**]). Sie ist damit wie die Berufsgenossenschaften sowohl Leistungsfinanzierer als auch Leistungserbringer und erfüllt damit die Eigenschaften einer »Health Maintenance Organization« (HMO).

2.1.5 Gesetzliche Pflegeversicherung (GPV)

Ein weiteres Risiko, für welches der Gesetzgeber ein versicherungsbasiertes Absicherungssystem etabliert hat, ist das Risiko der Pflegebedürftigkeit. Die Wahrscheinlichkeit für Pflegebedürftigkeit beträgt heute im Alter zwischen 75 bis 80 Jahren 11,5 %, steigt zwischen 80 und 85 Jahren auf 23,3 % und sogar auf 44,5 % in der Altersgruppe 85 bis 90 Jahre.

Die gesetzliche Pflegeversicherung wurde 1994 als weitere Säule im System der sozialen Sicherung eingeführt. Es ist damit der jüngste Zweig der Sozialversicherungen in Deutschland. Mit der Einführung sollte dem wachsenden Finanzbedarf für pflegerische Leistungen im Alter Rechnung getragen werden. Die Gründe dafür sind vielfältig. So führte z. B. die zunehmende Berufstätigkeit von Frauen, die in der Vergangenheit häufig die Pflege von Familienangehörigen übernommen haben, zu einem erhöhten Bedarf an kostenintensiver formeller Pflege durch professionelle Berufspflegekräfte. Auch der Trend zum Singlehaushalt und sinkende Geburtenraten tragen zu dieser Entwicklung bei. Problematisch war, dass seinerzeit viele Betroffene in finanzielle Schwierigkeiten kamen und Pflegebedürftige regelmäßig auf Sozialhilfe angewiesen waren. Sozialhilfe ist aber für regelhafte Leistungen nicht konzipiert. Nach dem **Subsidiaritätsprinzip** ist die Sozialhilfe nur dann zuständig, wenn alle anderen Leistungsfinanzierer nicht in Frage kommen. Am 01.01.1995 wurde mit der Erhebung der Beiträge zur Pflegeversicherung begonnen. Die Leistungen wurden jedoch erst seit dem 01.04.1995 im ambulanten und seit dem 01.07.1996 im stationären Bereich gewährt. Durch den versetzten Beginn der Leistungsgewährung konnte eine anfängliche finanzielle Rücklage gebildet werden.

Zur Reduzierung des Verwaltungsaufwandes (▶ [P4]) ist die Pflegeversicherung unter dem Dach der Krankenkassen organisiert. Die Pflegeversicherung der gesetzlichen Krankenversicherung wird als **soziale Pflegeversicherung** (**SPV**) bezeichnet, das Pendant bildet die **private Pflegeversicherung** (**PPV**). Beide zusammen werden als **gesetzliche Pflegeversicherung** (**GPV**) bezeichnet. In der privaten Pflegeversicherung werden diejenigen versichert, die über eine private Krankheitskostenvollversicherung verfügen, also Selbstständige, Beamte, Freiberufler und Angestellte mit Überschreiten der Versicherungspflichtgrenze. Freiwillig gesetzlich Krankenversicherte können zwischen der sozialen und der privaten Pflegeversicherung wählen.

Die Pflegeversicherung finanziert Leistungen zur **Grundpflege** und **hauswirtschaftlichen Versorgung**. Zur Grundpflege gehören Körperpflege, Ernährung und Mobilität. Zur hauswirtschaftlichen Versorgung zählen Wohnungspflege, Einkaufen und Kochen. Medizinische Behandlungspflege, wie z. B. Verbandswechsel oder das Verabreichen von subkutanen Injektionen, ist keine Leistung der Pflegeversicherung, sondern der gesetzlichen Krankenversicherung. Vor der Leistungsgewährung ist eine **Vorversicherungszeit** von mindestens zwei Jahren erforderlich. In der sozialen Pflegeversicherung werden die Leistungen nach der Feststellung der Pflegebedürftigkeit durch den Medizinischen Dienst (MD) gewährt. Bei der privaten Pflegeversicherung gibt es als Pendant zum MD das Unternehmen MEDICPROOF.

Pflegebedürftigkeit ist definiert als Hilfebedürftigkeit in erheblichem Maße für die gewöhnlich und regelmäßig wiederkehrenden Verrichtungen des täglichen Lebens für die Dauer von voraussichtlich mindestens sechs Monaten aufgrund einer Krankheit oder Behinderung. Nach Feststellung der Pflegebedürftigkeit ordnet der MD dem Pflegebedürftigen in Abhängigkeit vom Pflegebedarf einen **Pflegegrad** zu, von der die Höhe der Leistungsgewährung abhängig ist:

- **Pflegegrad 1**: geringe Beeinträchtigung der Selbständigkeit
- **Pflegegrad 2**: erhebliche Beeinträchtigung der Selbständigkeit
- **Pflegegrad 3**: schwere Beeinträchtigung der Selbständigkeit
- **Pflegegrad 4**: schwerste Beeinträchtigung der Selbständigkeit
- **Pflegegrad 5**: schwerste Beeinträchtigung der Selbstständigkeit mit besonderen Anforderungen für die pflegerische Versorgung

Die Zuordnung eines Pflegegrades erfolgt im Rahmen einer **Pflegebegutachtung** durch Gutachter (Pflegefachkräfte oder ärztliches Personal) bei einem angekündigten Besuch in der Wohnung oder der Pflegeeinrichtung der antragstellenden Person. Dafür werden folgende sechs Bereiche über ein Punktesystem bewertet:

1. Mobilität
2. Geistige und kommunikative Fähigkeiten

3. Verhaltensweisen und psychische Problemlagen
4. Selbstversorgung
5. Selbstständiger Umgang mit krankheits- oder therapiebedingten Anforderungen und Belastungen sowie deren Bewältigung
6. Gestaltung des Alltagslebens und sozialer Kontakte

In der Vergangenheit hat die Begutachtung durch den MD nach Antragsstellung oft sehr lange Zeit in Anspruch genommen, da die Pflegekassen keinen Anreiz (▶ [P8]) zur schnellen Bearbeitung hatten. Es wurde daher eine gesetzliche Regelung geschaffen, nach der die Begutachtung nun innerhalb von fünf Wochen nach Antragsstellung erfolgen muss. Gegen die Festsetzung kann Widerspruch eingelegt und ggf. auch vor den Sozialgerichten geklagt werden. Die Einstufung erfolgt dynamisch, d. h., bei einer Verschlechterung des Zustandes kann eine **Höherstufung** beantragt werden, die eine **Folgebegutachtung** nach sich zieht.

Als Leistungen werden in der SPV gewährt:

- **Geldleistungen**: Für pflegende Angehörige, zur Bezahlung von selbst organisierten Einzelpflegekräften
- **Sachleistungen**: Betreuung über einem ambulanten Pflegedienst, stationäre Pflege, alternative Wohnformen (z. B. Pflege-Wohngemeinschaften)
- **Kombinationsleistungen**: Wenn die Pflegesachleistung nicht in vollem Umfang ausgeschöpft wird, kann die Differenz in Geld ausgezahlt werden.

Der **Sicherstellungsauftrag** für ein qualitatives und wirtschaftliches Angebot an Pflegesachleistungen liegt bei den Pflegekassen. Zur Erfüllung dieses Auftrags schließen die sozialen Pflegekassen Versorgungsverträge mit den Leistungserbringern ab (z. B. Pflegeheimen). In der privaten Pflegeversicherung werden ausschließlich Geldleistungen gewährt. ▶ Abb. 2.12 fasst die Leistungen der sozialen Pflegeversicherung zusammen und zeigt die diesbezügliche aktuelle Verteilung der Pflegebedürftigen.

In regelmäßigen Abständen wird überprüft, ob eine Anpassung der Leistungen an die Preisentwicklung erforderlich ist. Zusätzlich zu den oben genannten Leistungen haben Pflegebedürftige auch Anspruch auf Wohnungsumbauten, technische Hilfen und Pflegehilfsmittel, wie z. B. Lagerungsmittel und Rollstühle. Bei pflegenden Angehörigen wird bei Urlaub oder Krankheit für bis zu sechs Wochen pro Jahr eine sog. **Verhinderungspflege** bezahlt. Außerdem haben die Betroffenen und Angehörige einen gesetzlichen Anspruch auf eine individuelle und umfassende Pflegeberatung im Sinne eines Fallmanagements.

Die Pflegeversicherung ist von Anfang an als Teilkaskoversicherung (oder auch Teilleistungsversicherung oder Kernsicherungssystem) konzipiert worden, d. h., es werden nicht alle Kosten durch die Pflegeversicherung erstattet. Hintergrund ist, dass bestimmte Kostenfaktoren in einem Pflegeheim, wie Unterkunft und Ernährung, auch im häuslichen Umfeld ohne Vorliegen einer Pflegebedürftigkeit entstehen würden. Die Investitionskosten für die Gebäude und die Einrichtung in der stationären Pflege sind anteilig durch den Pflegebedürftigen zu tragen. Sollte das Einkommen und das Vermögen des Pflegebedürftigen nicht ausreichen, um den

Eigenanteil abzudecken, haften die unmittelbaren Angehörigen der ersten Linien. Dazu gehören Eltern und Kinder. Diese können sich aber durch private Zusatzversicherungen vor dem Risiko absichern. Auch für die Pflegebedürftigen gibt es private Zusatzversicherungen für die Abdeckung der »**Pflegelücke**«. Je nach Vertrag übernimmt diese sog. **Pflegekostenversicherung** dabei die Differenz zwischen den tatsächlichen Kosten und der Erstattung durch die gesetzliche Pflegeversicherung. Bei der **Pflegetagegeldversicherung** bzw. der **Pflegerentenversicherung** werden vorab definierte Sätze ausgezahlt. Mit dem Pflege-Neuausrichtungs-Gesetz wurde im Jahr 2013 die Möglichkeit geschaffen, für eine zusätzliche private Pflegetagegeldversicherung eine staatliche Förderung zu erhalten. Da die zugrundeliegende Gesetzesinitiative vom damaligen Bundesgesundheitsminister Daniel Bahr initiiert wurde, bezeichnet man diese Möglichkeit heute den »**Pflege-Bahr**«. Beim Pflege-Bahr unterstützt der Staat den Abschluss einer solchen Zusatzversicherung unabhängig vom Einkommen der Versicherten und unabhängig davon, ob sie privat oder gesetzlich pflegeversichert sind, mit 60 Euro im Jahr. Wenn die Pflegelücke weder durch den Pflegebedürftigen noch durch die Angehörigen aufgebracht werden kann, springt gemäß dem Subsidiaritätsprinzip die Sozialhilfe mit der »Hilfe zur Pflege« ein.

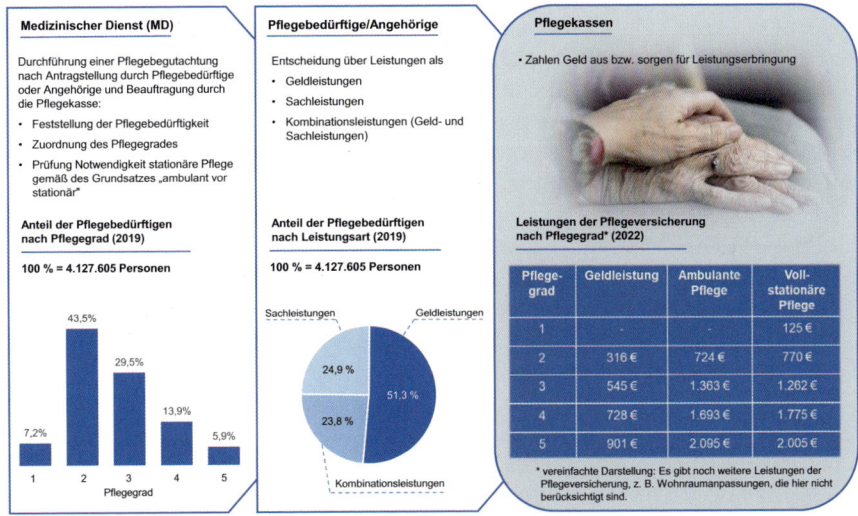

Abb. 2.12: Leistungsflow in der sozialen Pflegeversicherung (Quelle: nach BMG, Statistisches Bundesamt).

Der Beitragssatz beträgt in der SPV aktuell 3,05 % vom Bruttoeinkommen und wird wie die Krankenversicherung und die Rentenversicherung paritätisch, also jeweils hälftig, vom Arbeitgeber und Arbeitnehmer finanziert. Analog zur GKV wird nur das Einkommen bis zur Beitragsbemessungsgrenze berücksichtigt. Da durch die Einführung der Pflegeversicherung für die Arbeitgeber eine zusätzliche Belastung entstanden ist, wurde zur Finanzierung der Buß- und Bettag als arbeitsfreier Feiertag abgeschafft (außer in Sachsen, wo dafür der Arbeitnehmeranteil höher ist). Kinderlose zahlen heute einen Zuschlag von 0,35 Prozentpunkten, d. h. also insgesamt 3,4 %. Seit Einführung der gesetzlichen Pflegeversicherung ist der Beitragssatz, insbesondere in den vergangenen 15 Jahren, weiter angestiegen. Aufgrund der demografischen Entwicklung ist jedoch mit weiteren Beitragserhöhungen zu rechnen.

Auch in der SPV existiert wie in der GKV eine **Familienversicherung**, also eine Mitversicherung von Kindern und erwerbslosen Ehepartnern.

In der PPV wird die Prämie risikoabhängig nach dem **Äquivalenzprinzip**, d. h. unter Berücksichtigung des Alters und der Vorerkrankungen kalkuliert. Anders als bei der privaten Krankenversicherung besteht bei der privaten Pflegeversicherung ein **Kontrahierungszwang**, d. h. es müssen alle Anwärter aufgenommen werden, und Kinder sind analog zur SPV kostenlos mitversichert. Auch eine Aufkündigung des Vertrages durch die Versicherung darf nicht erfolgen, solange eine Versicherungspflicht besteht. Der Versicherte erhält vom Arbeitgeber einen Zuschuss, der in der Höhe dem Arbeitgeberanteil in der SPV entspricht.

Wie auch die gesetzliche Krankenversicherung, finanziert sich die soziale Pflegeversicherung über das **Umlageverfahren**. Dem lag die Idee zugrunde, dass nach Einführung der Pflegeversicherung alle Versicherten in der GKV bei Bedarf in den Genuss von Leistungen der Pflegeversicherung kommen sollten. Dadurch konnten auch Menschen Leistungen erhalten, die erst kürzlich in die Versicherung eingezahlt haben. Die private Pflegeversicherung dagegen basiert, ähnlich der privaten Krankenversicherung, auf dem **Kapitaldeckungsverfahren**. Bei der privaten Pflegeversicherung wird der kapitalgedeckte Anteil allerdings um einen unternehmensübergreifenden umlagefinanzierten Anteil ergänzt. Bei dieser Form des Umlageverfahren in der privaten Pflegeversicherung werden alle Unternehmen einbezogen. Zur Erhöhung des Wettbewerbs können beim Wechsel des Anbieters zwischen den privaten Pflegekassen (▶[P7]) die Altersrückstellungen mitgenommen werden. Die **Portabilität** der Altersrückstellungen ist demnach gegeben.

Zwischen den Pflegekassen in der SPV existiert ein **allgemeiner Finanzausgleich**, d. h., alle Leistungs- und Verwaltungsausgaben werden von allen Pflegekassen gemeinsam getragen. Das hat zur Folge, dass die Pflegekassen faktisch als eine Einzelversicherung agieren, mit den Nachteilen, die solchen monopolistischen Strukturen eigen sind. Anreize (▶[P8]) für ökonomisches Wirtschaften und zum Erbringen qualitativ hochwertiger Leistungen bestehen somit nicht. Auch der gesetzlich vorgeschriebene einheitliche Beitragssatz in der sozialen Pflegeversicherung ist kein Anreiz (▶[P8]) zum wirtschaftlichen Verhalten der Pflegekassen. Aktuell sind knapp 4,6 Mio. Menschen in Deutschland pflegebedürftig, der Großteil davon ist der sozialen Pflegeversicherung zuzuordnen. Bis zum Jahr 2050 wird eine Verdopplung dieser Zahlen prognostiziert. Somit muss ähnlich wie in der Krankenversicherung von einer weiteren Steigerung der Beitragssätze oder von Leistungskürzungen ausgegangen werden.

2.1.6 Ökonomische Effekte bei Versicherungen

Bei der Verpflichtung zur Versicherung und bei der Freiwilligkeit zum Abschluss einer Versicherung ergeben sich unterschiedliche Anreize für potenzielle Versicherungsnehmer (▶ [**P8**]). Grundsätzlich haben die beiden Vertragsparteien beim Abschluss eines Versicherungsvertrages unterschiedliche Informationen. Man spricht deshalb auch von **asymmetrischer Informationsverteilung**. Trotz einer Gesundheitsprüfung weiß eine private Krankenversicherung bei Vertragsabschluss nicht genau um den Gesundheitszustand ihrer Versicherten und ist bei der Prämienerhebung auf eine Art Mischkalkulation angewiesen. Als Folge gibt es zunächst durchschnittliche Prämien, die unterschiedliche Risiken abdecken. Dies ist besonders für Menschen vorteilhaft, die über ein hohes Risiko verfügen, da die Prämien günstiger sind als es ihrem persönlichen Risiko entspricht. Für diese Personen ist die Versicherung attraktiv. Menschen mit niedrigem Risiko werden dagegen abgeschreckt, denn die berechnete durchschnittliche Prämie ist höher, als es ihrem niedrigen Risiko entsprechen würde. In der Folge werden sich immer weniger Personen mit niedrigem Risiko versichern und immer mehr mit schlechtem Risiko. Auf Dauer nötigt das die Versicherung, ihre Prämien anzuheben, womit sie für Personen mit niedrigem Risiko noch unattraktiver wird. In der Versicherung sammeln sich dann bestimmte Risiken, es kommt zur **adversen Selektion**. Bei Freiwilligkeit von Versicherungen ist zu befürchten, dass gerade diejenigen eine Versicherung abschließen, die diese besonders nötig haben. Daher wird es auch keine reine Versicherung für Sehhilfen geben. Diese würde nur von Trägern von Brillen oder Kontaktlinsen nachgefragt werden. Das Versicherungsprinzip würde durchbrochen. Unternehmen bieten zwar sog. »**spezielle Ausschnittsversicherungen**« für diesen Bereich an. Es handelt sich aber de facto nicht um eine Versicherung, sondern um einen individuellen Sparplan. Aufgrund der Verwaltungs- und Transaktionskosten (Prämie für den Versicherungsmakler) beim Versicherungsgeber, die auf die Prämie umgeschlagen werden, wäre das Geld alternativ auf dem Kapitalmarkt eventuell besser angelegt (▶ [**P3, P4**]).

Bei Versicherungen ist zudem das Phänomen des **Moral Hazard** zu beobachten. Es besagt, dass Menschen mit Versicherungsschutz keine monetären Anreize haben, ihr persönlichen Risiko zu senken – es besteht sogar der Anreiz, höhere Risiken einzugehen –, da im Schadensfall ja die Versicherung die Kosten übernimmt (▶ [**P8**]). So ist es für übergewichtige Personen (zumindest aus monetärer Sicht) wenig attraktiv, ihr Gewicht zu reduzieren, da die Kosten der Folgekrankheiten wie Herzinfarkt oder Schlaganfall ja von der Versichertengemeinschaft getragen werden. Private Krankenversicherungen haben durch risikoäquivalente Prämiengestaltung oder Selbstbehalte einige Möglichkeiten, die Auswirkungen dieses Phänomens zu verringern. Bei der gesetzlichen Krankenversicherung gibt es dafür weniger Spielraum, da die Idee des Solidaritätsprinzips keine risikogestaffelten Beiträge vorsieht.

Bei einer Versicherungspflicht entstehen außerdem sog. **Mitnahmeeffekte**. Die Versicherung wurde ja bezahlt, also können Leistungen uneingeschränkt in Anspruch genommen werden (▶ [**P4**]). Dieses Phänomen ist uns allen von »All-inclusive«-Hotels und »All-you-can-eat«-Buffets bekannt. Die dahinter steckende Eigenschaft des Individuums wird oftmals als **Vollkaskomentalität** abgetan. Im

Endeffekt handelt es sich aber um die Anwendung des ökonomischen Prinzips (▶ [**P4**]), indem der Versicherte für seinen Versicherungsbeitrag ein Maximum an Nutzen erzielen möchte. Neben der Kontrolle der ärztlich abgerechneten Leistungen durch die Krankenkassen sollen auch Patientenquittungen dazu dienen, dem Patienten die von ihm in Anspruch genommenen Leistungen widerzuspiegeln. Durch die Auflistung der abgerechneten Positionen und der entstandenen Kosten sollen sie an das moralische Verhalten des Patienten appellieren, so wenige Leistungen wie möglich in Anspruch zu nehmen. Dies steht allerdings im völligen Widerspruch zum ökonomischen Verhalten. Für Patienten ist es vollkommen rational, so viele Leistungen wie möglich in Anspruch zu nehmen (▶ [**P4**]). Zudem besteht auch zwischen den Patienten und den medizinischen Leistungserbringern eine Informationsasymmetrie, die dazu führt, dass medizinische Laien nicht sachgerecht beurteilen können, ob die erbrachten Leistungen medizinisch erforderlich gewesen sind. Hinzu kommt ein hoher administrativer Aufwand. Empirische Untersuchungen haben gezeigt, dass sich durch Patientenquittungen keine Kosten sparen lassen.

2.2 Das staatliche Sicherungssystem

Neben den Versicherungen, bei denen das Zahlen von Beiträgen bzw. Prämien zu einem Leistungsanspruch im Bedarfsfall führt, existieren in Deutschland staatliche Systeme. Ein Anspruch auf Leistung entsteht nicht durch Zahlung eines Beitrags, sondern durch die Zugehörigkeit zum Staat bzw. durch das Wohnen im deutschen Staatsgebiet. Die Mittel dafür werden aus Steuern aufgebracht.

2.2.1 Versorgungsprinzip

Nach dem Versorgungsprinzip sollen Personen entschädigt werden, die bei der Erledigung von Aufgaben in staatlichem Interesse Schaden erleiden. Dazu gehören z. B. Kriegsopfer, Vertriebene oder Geschädigte infolge offiziell empfohlener Impfungen. Auch Opfer von Gewalttaten und politische Gefangene werden durch das Versorgungsprinzip entschädigt. Träger sind die Versorgungsämter der Bundesländer. Das Versorgungsprinzip greift allerdings nicht nur im Falle eines Schadens, sondern begleicht auch dann, wenn Personen Leistungen in staatlichem Interesse erbringen. Dazu gehört auch die Beamtenversorgung oder Kindergeldzahlungen.

2.2.2 Fürsorgeprinzip

In Deutschland ist das **Sozialstaatsprinzip** in der Verfassung verankert. Es besagt, dass Not leidenden Menschen durch den Staat geholfen werden muss. Der Staat hat also eine Fürsorgepflicht für seine Bewohner, was als **Fürsorgeprinzip** bezeichnet wird. Dem kommt er durch **Sozialhilfe** nach. Um Personen ein menschenwürdiges

Dasein zu ermöglichen, wird Unterhalt gewährt. Bezüglich des Gesundheitswesens werden »**Hilfe zur Gesundheit**«, »**Hilfe zur Pflege**« und »**Hilfe in besonderen Lebenslagen**« zugestanden. Hilfe zur Gesundheit wird beispielsweise Menschen in Not ohne Krankenversicherungsschutz gewährt, Hilfe zur Pflege wird zur Deckung der Pflegelücke bewilligt und Hilfe in besonderen Lebenslagen beispielsweise im Rahmen der Blindenhilfe. Es gilt dabei das **Subsidiaritätsprinzip**, d. h., es müssen erst alle anderen Möglichkeiten, wie Versicherungen, Vermögen oder Hilfe durch Angehörige, ausgeschöpft worden sein, ehe Sozialhilfe gewährt wird. Die Leistungsgewährung ist damit von einer **Einzelfallprüfung** abhängig.

2.3 Vergütungsformen

Nachdem die verdienten Gelder durch die Versicherungen und den Staat eingesammelt wurden, müssen sie nach der Leistungserbringung dem Leistungserbringer zugeführt werden (▶ [**P5**]). In Deutschland existieren zurzeit folgende wesentliche Vergütungsformen:

- Einzelleistungsvergütung (»fee for service«)
- Konsultationskomplex
- Fallpauschale
- Tagespauschale
- Zusatzentgelt
- Tagesgleicher Pflegesatz
- Festes Budget
- Gehalt
- Zuschlag

Durch die Art der Vergütungsform werden jeweils unterschiedliche Anreize gesetzt (▶ [**P8**]), die teilweise erwünscht, teilweise nicht erwünscht sind. Es existiert leider keine Form der Vergütung, die allein erwünschte Anreize setzt.

2.3.1 Einzelleistungsvergütung

Bei der Einzelleistungsvergütung wird jede einzeln erbrachte Leistung separat vergütet, also jede Blutdruckmessung, jeder Verbandswechsel, jedes EKG etc. Der Vorteil dabei ist, dass der tatsächliche Ressourcenverbrauch relativ genau vergütet werden kann. Zur Einkommensmaximierung (▶ [**P4**]) besteht allerdings ein Anreiz für die Leistungserbringer, die Leistungen auszuweiten und ggf. auch medizinisch nicht notwendige Leistungen zu erbringen (▶ [**P8**]). Patienten werden so Leistungen angeboten, die sie andernfalls nicht nachgefragt hätten (**angebotsinduzierte Nachfrage**). Dies wird begünstigt durch den Wissensvorsprung der ärztlichen Leistungserbringer (Informationsasymmetrie) gegenüber ihren Patienten und die Tatsache, dass Patienten in der GKV keine Rechnung begleichen müssen (Sachleistungsprinzip). Die Einzelleistungsvergütung findet Anwendung im ambulanten ärztlichen und zahnärztlichen Bereich und bei nichtärztlichen Leistungserbringern.

2.3.2 Konsultationskomplex

In sog. Konsultationskomplexen werden medizinische Basisleistungen wie einfache körperliche Untersuchungen, Beratungen, Ausstellen eines Rezeptes etc. zusammengefasst und pauschal vergütet, was den Abrechnungsaufwand reduziert (▶ [**P4**]). Sie nehmen damit eine Zwischenstellung zwischen der Einzelleistungsvergütung und den Fallpauschalen ein. Der Konsultationskomplex ist eine Vergütungsform im ambulanten ärztlichen und zahnärztlichen Bereich. Ein ähnliches Konstrukt ist der **Leistungskomplex** im Rahmen der häuslichen Krankenpflege und der ambulanten Pflege, wo mehrere einzelne Positionen zusammengefasst sind.

2.3.3 Fallpauschale

Bei Fallpauschalen erhalten die Leistungserbringer für die gesamte Behandlung eine einzige Pauschale. Heute kennt man sie im Krankenhaus hauptsächlich als diagnosebezogene Fallpauschalen, sog. »diagnosis related groups« (kurz DRGs), bei der die Schwere eines Behandlungsfalls berücksichtigt wird. Im Gegensatz zu der Einzelleistungsvergütung wird dadurch der Anreiz (▶ [**P8**]) zur Leistungsausweitung genommen. Gemäß dem ökonomischen Prinzip (▶ [**P4**]), besteht bei dieser Vergütungsform allerdings der Anreiz (▶ [**P8**]), zu wenige Leistungen zu erbringen und den Patienten im Falle der stationären Aufnahme zu früh zu entlassen. Für die Versorgung über die Grenzen einzelner Sektoren hinaus werden sog. **Komplexpauschalen** gezahlt. Eine intersektorale Versorgung wäre beispielsweise die Akutbehandlung in einem Krankenhaus mit anschließender ambulanter oder stationärer Rehabilitation. Ein Nachteil bei den Fallpauschalen ist, dass ihre Bildung einschließlich einer möglichst genauen Abbildung des tatsächlichen Ressourcenaufwandes mit einem hohen administrativen Aufwand verbunden ist. Mit Fallpauschalen wird in Deutschland heute der Großteil der akutstationären Leistungen in abgebildet. Für die Kalkulation der Fallpauschalen wurde ein eigenes Institut gegründet, das Institut für das Entgeltsystem im Krankenhaus (InEK). In der ambulanten Versorgung können die Leistungserbringer mit den Krankenkassen **Vergütungspauschalen** vereinbaren. Mit der Vergütungspauschale sind dann alle Leistungen für den Patienten abgegolten.

2.3.4 Tagespauschale

In psychiatrischen und psychosomatischen Kliniken wird seit einigen Jahren eine abgewandelte Form der DRG-Fallpauschalen implementiert, bei der über diagnosebezogene Pauschalen der Behandlungsaufwand pro Tag vergütet wird. Vergütungsgegenstand ist also hier, anders als in somatischen Krankenhäusern, nicht der Fall, sondern der Behandlungstag. Dem liegt die Einsicht zugrunde, dass es gerade im psychiatrischen Bereich große individuelle Unterschiede im Behandlungsbedarf und bei der Behandlungsdauer gibt, die als reine Fälle nicht sachgerecht abbildbar sind. Diese Art der Vergütung bezeichnet man als pauschalierendes Entgelt für die Psychiatrie und Psychosomatik, kurz PEPP. An den Tagespauschalen im PEPP-System, was sich gegenwärtig noch in einer Anpassungsphase befindet, wird häufig kritisiert, dass sie Anreize dazu setzen, schwer psychisch kranke Menschen schneller zu entlassen und Patientinnen und Patienten mit geringeren psychosozialen Beeinträchtigungen länger stationär zu behalten (▶ [**P8**]).

2.3.5 Zusatzentgelt

Durch Zusatzentgelte wird die Kalkulation von Fall- und Tagespauschalen erleichtert. Sie werden für besonders kostenintensive Maßnahmen, die nur bei wenigen Patienten zur Anwendung kommen, zusätzlich zu einer Pauschale gezahlt, wie z. B. bei der intermittierenden Hämodialyse. Aber auch viele höherpreisige Arzneimittel werden durch Zusatzentgelte vergütet. Die Zusatzentgelte finden ebenso wie die DRG-Fallpauschalen Anwendung zur Vergütung der akutstationären Leistungen sowie von Leistungen in psychiatrischen und psychosomatischen Kliniken im Rahmen der diagnosebezogenen Tagespauschalen.

2.3.6 Tagesgleicher Pflegesatz

Bei tagesgleichen Pflegesätzen wird die Vergütung, unabhängig vom Schweregrad der Behandlung, exakt an die tatsächliche Verweildauer der Patienten angepasst. Es wird pro Tag ein zwischen den Leistungserbringern und den Leistungsfinanzierern ausgehandelter Tagessatz bezahlt. Dadurch besteht der Anreiz (▶ [**P8**]), den Patienten länger als medizinisch notwendig im Krankenhaus zu behalten. Tagesgleiche Pflegesätze sind daher eher geeignet für die vor- und nachstationäre Versorgung und werden heute im Bereich der stationären Rehabilitation gezahlt. Tagesgleiche Pflegesätze bestehen aus einem Abteilungspflegesatz, als Entgelt für ärztliche und pflegerische Leistungen, und einem Basispflegesatz, über den Leistungen außerhalb der medizinischen und pflegerischen Versorgung abgegolten werden.

2.3.7 Festes Budget

Beim festen Budget überweist der Leistungsfinanzierer dem Leistungserbringer einen festen Betrag, mit dem alle Leistungen unabhängig von der erbrachten Menge abgegolten sind. Damit wird das Morbiditätsrisiko und dadurch das Versicherungsrisiko vom Versicherungsträger auf den Leistungserbringer übertragen. Ein festes Budget kann ebenso wie Pauschalen den Anreiz setzen (▶ [**P8**]), dass medizinisch notwendige Leistungen nicht erbracht werden. Das feste Budget findet Anwendung bei Projekten zur integrierten Versorgung, z. B. dem Projekt »Gesundes

Kinzigtal«. Das dortige Netz aus Leistungsanbietern übernimmt für alle eingeschriebenen AOK-Patienten die komplette medizinische Versorgung. Nimmt ein Patient einen Leistungserbringer außerhalb des Gesundheitsnetzes in Anspruch, müssen auch diese Kosten aus dem Budget finanziert werden. Es bestehen so Anreize (▶ [**P8**]), die Patienten durch eine qualitativ hochwertige Versorgung an die Anbieter des Netzes zu binden. Diese Form der Vergütung ist darüber hinaus insofern besonders, weil es für die Anbieter in dem Versorgungsnetz eine hohe Motivation gibt, ihre Patienten durch Präventionsangebote gesund zu erhalten. Nur dann muss von den Budgetzahlungen möglichst wenig für Krankenbehandlung aufgewendet werden. Anders als bei vielen alternativen Vergütungsformen, bei denen Leistungserbringer von der Krankheit der Patienten durch Leistungserbringung ökonomisch profitieren, maximieren die Leistungserbringer bei einem festen Budget ihr Einkommen durch möglichst gesunde Patienten, tragen aber auch das Risiko, falls das nicht gelingt

2.3.8 Gehalt

Die Leistungserbringer sind angestellt und erhalten ein festes Gehalt unabhängig von der erbrachten Leistung. Dies ist eine Vergütungsform, z. B. für angestellte Ärztinnen und Ärzte im Krankenhaus, Arztpraxen, medizinischen Versorgungszentren oder als Gehaltszuschuss für die ambulante Versorgung in Regionen mit Unterversorgung. Durch Letzteres sollen Anreize (▶ [**P8**]) für Ärzte geschaffen werden, in diesen Regionen tätig zu werden. Durch das Gehalt werden die Einnahmeausfälle durch die geringe Inanspruchnahme in den dünn besiedelten Gebieten kompensiert.

2.3.9 Zuschlag

Zuschläge werden im Rahmen von Sicherstellungen und für ausbildende Institutionen gezahlt. Letztere erhalten die Zuschläge für die Kompensation der Kosten ihrer Ausbildungsleistungen, zu denen beispielsweise die Ausbildung von Gesundheits- und Krankenpflegern gehört. Zu den Sicherstellungen zählt die Teilnahme von Krankenhäusern an der Notfallversorgung.

2.3.10 Weitere Vergütungsformen

Neben den genannten, gibt es noch weitere denkbare Vergütungsformen, die teilweise in anderen Gesundheitssystemen Anwendung finden:

- »Pay for Performance« (P4P): Hierbei handelt es sich um ein Konzept, bei dem ein Teil der Erstattung an die Qualität der Ergebnisse geknüpft wird. Dadurch wird ein Anreiz zum Erbringen qualitativ hochwertiger Leistungen gesetzt (▶ [**P8**]). Im Jahr 2016 wurden in Deutschland die Voraussetzungen für eine flächendeckende Einführung von qualitätsorientierten Vergütungsbestandteilen geschaffen, je-

doch spielt diese Form der Vergütung derzeit nur eine untergeordnete Rolle. Grund dafür ist nicht zuletzt die Schwierigkeit, die Qualität einer erbrachten Leistung zu messen, und der damit verbundene Verwaltungsaufwand.
- Kopfpauschale (capitation): Bei der Kopfpauschale wird dem Leistungserbringer eine Pauschale für jeden Patienten gezahlt, der in einem bestimmten Zeitraum eine Leistung in Anspruch genommen hat. Diese wird unabhängig von der Frequenz und der Art der Inanspruchnahme gezahlt.
- Pauschale für eingeschriebene Patienten: In manchen Gesundheitssystemen werden auch Pauschalen an die Leistungserbringer gezahlt, wenn sich Patienten bei ihnen für die Behandlung eingeschrieben haben. Die Pauschale wird dann unabhängig davon gezahlt, ob die Patienten Leistungen tatsächlich in Anspruch genommen hat oder nicht.
- Pauschale für potenzielle Patienten: Pauschalen für potenzielle Patienten werden den Leistungserbringern für die Anzahl der Bewohner in ihrem Umkreis gezahlt, die im Krankheitsfall den Leistungserbringer in Anspruch nehmen könnten. Diese Vergütungsform wäre beispielsweise eine Alternative zum festen Gehalt in Regionen mit Unterversorgung.
- Erstattung der Selbstkosten: Die Erstattung der Selbstkosten hat es bis 1993 noch in deutschen Akutkrankenhäusern gegeben. Es wurden die tatsächlich entstandenen Kosten im darauffolgenden Jahr kompensiert. Bei diesem **Selbstkostendeckungsprinzip** war allerdings kein Anreiz (▶ [**P8**]) zum wirtschaftlichen Verhalten der Krankenhäuser vorhanden.

Die Vergütungsformen beschreiben den Modus, über den die Gesundheitsleistung monetär abgegolten wird. Eine andere Frage ist, ob die Vergütung direkt durch den Leistungsempfänger oder über den Versicherungsträger erfolgt. Beim **Sachleistungsprinzip** erfolgt die Finanzierung durch den Versicherungsträger. Ein Versicherungsnachweis (Krankenschein, Chipkarte) legitimiert den Patienten zur Inanspruchnahme der Leistung. Beim **Kostenerstattungsprinzip** leistet der Patient die Zahlung direkt an den Leistungserbringer und bekommt anschließend das Geld vom Versicherungsträger zurückerstattet. Beide Prinzipien haben Vor- und Nachteile (▶ Abb. 2.13).

2 Die Leistungsfinanzierung von Gesundheitsleistungen

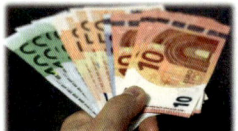
Kostenerstattungsprinzip

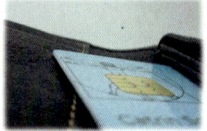
Sachleistungsprinzip

	Kostenerstattungsprinzip	Sachleistungsprinzip
Vorteile	• Erhöhung der Kostentransparenz • Vermeidung unnötiger Doppeluntersuchungen und „Doktorhopping" • Freier Dienstleistungsverkehr innerhalb der EU erleichtert • Vorheriges Gespräch über Leistungen fördert mündige Patienten • Keine Beschränkungen bei der freien Arztwahl	• Bequem für Patienten • Einfache Inanspruchnahme • Administrierte Preise
Nachteile	• Gefahr des Unterlassens notwendiger Behandlungen mit Gefahr der Verschlimmerung und Erhöhung der Kosten • Arzt muss Solvenz des Patienten prüfen und trägt das Ausfallrisiko • Evtl. Vorschuss hoher Rechnungsbeträge mit hohen Opportunitätskosten • Mehraufwand für Patienten	• Freifahrer-Mentalität durch die Illusion, die Leistungen seien kostenlos • Moral Hazard • Beschränkung auf Vertragsärzte • Angebotsinduzierte Nachfrage • Kürzungs- und Regressgefahr • Missbrauchsgefahr der Chipkarte

Abb. 2.13: Vor- und Nachteile des Kostenerstattungs- und des Sachleistungsprinzips.

Fragen zur Selbstkontrolle

1. Welche drei Prototypen der Gesundheitssysteme gibt es?
2. Was besagt das Versicherungsprinzip?
3. Was ist die Versicherungspflichtgrenze und wie unterscheidet sie sich von der Beitragsbemessungsgrenze?
4. Was besagt das Solidaritätsprinzip?
5. Was leitet sich aus dem Bedarfsdeckungsprinzip ab?
6. Was wird durch die Chronikerregelung begrenzt?
7. Worin unterscheiden sich Sachleistungs- und Kostenerstattungsprinzip und in welchen Versicherungen kommen diese jeweils hauptsächlich vor?
8. Worin unterscheiden sich Pflicht- von Satzungsleistungen?
9. Was bedeutet der Kontrahierungszwang?
10. Wozu dient der morbiditätsorientierte Risikostrukturausgleich?
11. Was besagt der Verbotsvorbehalt und was der Erlaubnisvorbehalt?
12. Was versteht man unter Portabilität?
13. Was bedeutet die allgemeine Versicherungspflicht?
14. Aus welchen Teilen setzt sich die gesetzliche Pflegeversicherung zusammen?
15. Welche Leistungen werden in der sozialen Pflegeversicherung gewährt?

16. Was besagen die Begriffe »Moral Hazard« und »Adverse Selektion«?
17. Was ist das Subsidiaritätsprinzip?
18. Wann greift das Versorgungsprinzip und wann das Fürsorgeprinzip?
19. Welche ökonomischen Anreize ergeben sich jeweils durch Einzelleistungsvergütung, tagesgleiche Pflegesätze und Fallpauschalen?

3 Die Leistungserbringung von Gesundheitsleistungen oder warum am Wochenende in Berlin mehr rosafarbene Autos auf den Straßen unterwegs sind und man nicht mehr so oft montags aus dem Krankenhaus entlassen wird

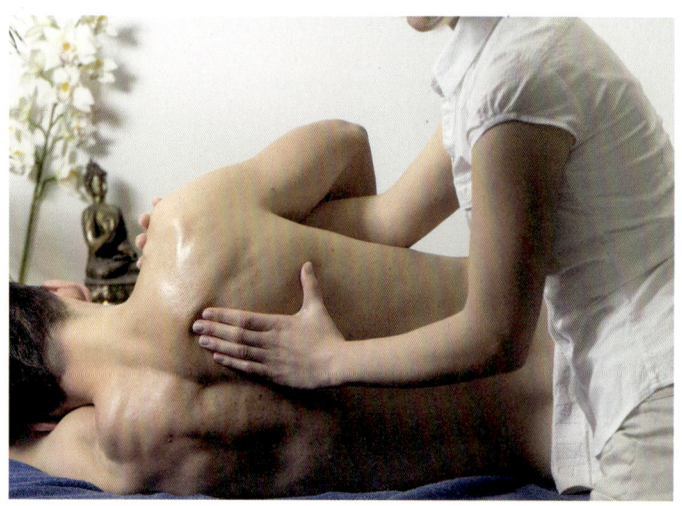

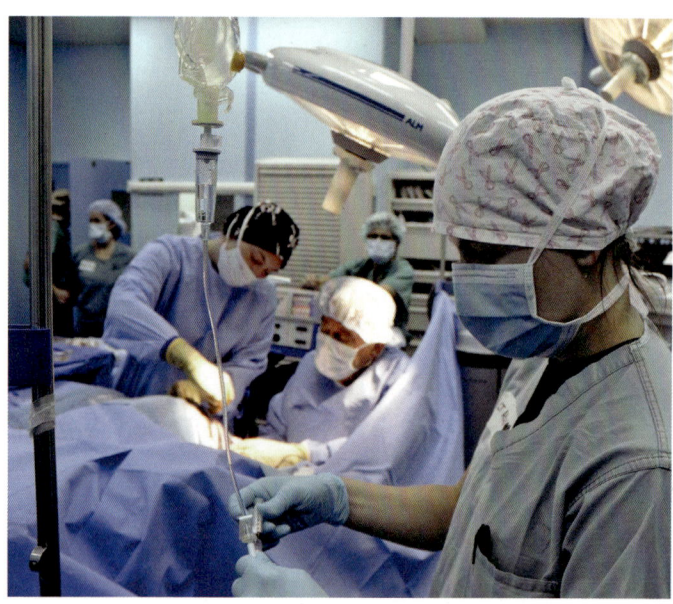

3.1	Ambulante Versorgung		84
	3.1.1	Ärztliche Versorgung	84
	3.1.2	Zahnärztliche Versorgung	101
	3.1.3	Psychotherapeutische Versorgung	102
	3.1.4	Ambulante Versorgung durch nicht-ärztliche Institutionen	103
3.2	Stationäre Versorgung		109
	3.2.1	Akutkrankenhäuser	109
	3.2.2	Rehabilitationskliniken	123
	3.2.3	Pflegeheime	125
	3.2.4	Hospize	127
3.3	Integrierte Versorgung (IV)		127
Fragen zur Selbstkontrolle			128

Gesundheitsleistungen umfassen Maßnahmen zur **Prävention, Kuration, Rehabilitation** und **Pflege**. Prävention bedeutet die Verhütung einer Erkrankung (Primärprävention) oder die Verhinderung der Verschlimmerung einer Krankheit (Sekundärprävention). Die Kuration beinhaltet Maßnahmen zur Diagnostik und Therapie von Erkrankungen. Im Rahmen der Rehabilitation (auch Tertiärprävention genannt) wird eine Behinderung verbessert, verhindert oder deren Verschlimmerung verhindert. Bei der Pflege wird der Mensch bei seinen Grundbedürfnissen unterstützt. Die Ausübung der schulmedizinischen Heilkunde ist in Deutschland Ärztinnen und Ärzten vorbehalten. Diese können ausgewählte Tätigkeiten an speziell geschultes medizinisches Personal delegieren. Die Versorgung mit Gesundheitsleistungen ist in Deutschland relativ strikt in einen ambulanten und einen stationären Teil getrennt. Es existiert jeweils eine Vielzahl von Leistungsarten (▶ Abb. 3.1).

3 Die Leistungserbringung von Gesundheitsleistungen

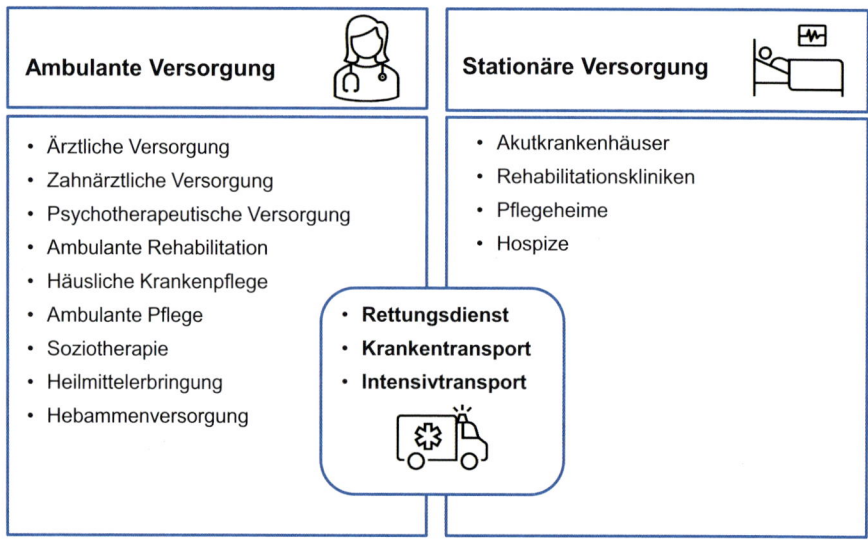

Abb. 3.1: Die Vielfalt der Leistungserbringung im deutschen Gesundheitswesen.

3.1 Ambulante Versorgung

Die ambulante Versorgung mit Gesundheitsleistungen umfasst die ärztliche und zahnärztliche Versorgung sowie diejenige durch nicht-ärztliche Einrichtungen.

3.1.1 Ärztliche Versorgung

Die ambulante ärztliche Versorgung erfolgt in freien ärztlichen Praxen, Medizinischen Versorgungszentren (MVZ) und teilweise auch im Krankenhaus.

Freie ärztliche Praxen

Die in einer freien Praxis tätigen selbstständigen Ärztinnen und Ärzte führen ihre Tätigkeit freiberuflich aus. Damit unterscheidet sich diese ambulante ärztliche Tätigkeit von einem Gewerbe, was steuerrechtliche Konsequenzen hat. Die Tätigkeit kann dabei allein oder mit Kollegen erfolgen. Es werden folgende Organisationsformen der Praxis unterschieden:

- **Einzelpraxis**: Ärztinnen und Ärzte sind allein in ihrer Praxis tätig.
- **Praxisgemeinschaft**: Es sind mehrere Ärztinnen und Ärzte in einer Praxis tätig, die getrennt abrechnen.

- **Berufsausübungsgemeinschaft**: Bei örtlichen und überörtlichen Berufsausübungsgemeinschaften sind mehrere Ärzte in einer oder mehreren Praxen beschäftigt, die gemeinsam abrechnen. Ärztinnen und Ärzte können auch über die Grenzen von KV-Gebieten hinaus in anderen Praxen der Berufsausübungsgemeinschaft tätig werden. Die »alte« Gemeinschaftspraxis ist in dieser Organisationsform subsummiert.
- **Praxisnetz**: Eine große Zahl an Haus- und Fachärzten (20–100 Praxen) aus einer Region schließt sich zusammen, um eine interdisziplinäre, wohnortnahe Versorgung in der Region zu organisieren. Dem Praxisnetz können sich auch andere Leistungserbringer aus dem Gesundheitswesen anschließen, wie z. B. Logopäden oder Physiotherapeuten. Ziel der Zusammenarbeit ist es, die Qualität sowie die Effizienz der medizinischen Versorgung zu verbessern. Die einzelnen Netzpraxen bleiben selbständig und rechnen die erbrachten Leistungen getrennt ab.
- **Laborgemeinschaft**: Mehrere Ärztinnen und Ärzte unterhalten gemeinsam ein Laboratorium und teilen sich die Kosten für die Apparate, Materialien und das Assistenzpersonal. Die Leistungen werden getrennt abgerechnet.
- **Apparategemeinschaft**: Mehrere Ärztinnen und Ärzte nutzen Geräte gemeinsam für Diagnostik und Therapie, vor allem bei kostenintensiven Geräten wie z. B. in der Radiologie.
- **Praxisklinik**: Mehrere Ärztinnen und Ärzte versorgen Patienten sowohl ambulant als auch stationär. Häufig handelt es sich hierbei um ambulante OP-Zentren. Neben ihrer ambulanten Praxis können Ärzte hier als Belegarzt Operationen durchführen.

Aus ökonomischer Sicht kann eine Kollaboration sinnvoll sein, wenn bei Erhalt des Umsatzes die Kosten für gemeinsames Personal, Räumlichkeiten und Geräte aufgeteilt werden können (▶ [P4]). Es entstehen Synergieeffekte durch die Aufteilung der fixen Kosten (feststehende Ausgaben wie zum Beispiel Raummiete) auf mehrere Schultern. Allerdings erfordert eine Kollaboration einen erhöhten Abstimmungsbedarf und eine kollegiale Zusammenarbeit.

Ärzte können als reine **Privatärzte** arbeiten. Dann können sie nur selbstzahlende Privatpatienten behandeln. Als **Vertragsärzte** sind sie für die Behandlung von GKV-Patienten autorisiert, dürfen zusätzlich aber auch privat versicherte Patienten und Selbstzahler behandeln. Im Notfall dürfen Privatärzte GKV-Patienten auch zu Lasten der gesetzlichen Krankenversicherungen behandeln. Die meisten der 161.400 (Stand 2020) im ambulanten Bereich tätigen Ärzte sind Vertragsärzte, wofür einige Voraussetzungen erfüllt sein müssen:

- Approbation als Arzt
- Eine erfolgreich abgeschlossene Weiterbildung in einem Fachgebiet
- Persönliche Eignung
  - Keine geistigen oder sonstigen in der Person begründet liegenden schwerwiegenden Mängel, insbesondere keine Alkohol- oder Drogensucht in den letzten fünf Jahren

– Keine Interessen- oder Pflichtenkollision durch andere Beschäftigungsverhältnisse oder nicht ehrenamtliche Tätigkeiten

Sind die Voraussetzungen erfüllt, kann das **Zulassungsverfahren** zum Vertragsarzt beginnen. Es läuft in zwei Stufen ab:

1. Beantragung der Eintragung in das **Arztregister** der zuständigen Kassenärztlichen Vereinigung (KV). Alle Ärztinnen und Ärzte werden mit der Eintragung außerordentliche Mitglieder.
2. Nach der Eintragung entscheidet der **Zulassungsausschuss** der Kassenärztlichen Vereinigung in Abhängigkeit von der Versorgungslage. In den meisten Fachdisziplinen und Regionen ist eine Zulassung allerdings nur durch Übernahme einer freiwerdenden Praxis oder Bildung von Gemeinschaftspraxen mit bereits zugelassenen Ärzten möglich. Allerdings gibt es gerade in ländlichen und strukturschwachen Regionen einen sich abzeichnenden Ärztemangel, hier wäre eine Zulassung möglich.

Die Angebotsseite für den ambulanten GKV-Markt ist also streng reguliert und zentral geplant. Zum einen dürfen nur bestimmte Ärztinnen und Ärzte an der Versorgung teilnehmen und zum anderen ist deren Anzahl zentral begrenzt. Die Tätigkeiten von Vertragsärzten umfassen:

- Behandlung der Patienten
- Verordnung von Heil- und Hilfsmitteln inkl. Arzneimitteln
- Überweisung zu Ärzten anderer Fachdisziplinen
- Einweisung in Krankenhäuser
- Ausstellung von Arbeitsunfähigkeitsbescheinigungen

Für Vertragsärzte besteht eine **Behandlungspflicht** von GKV-Patienten. Umgekehrt haben diese bei einem Vertragsarzt einen **Behandlungsanspruch**. Es besteht außerdem die Pflicht zur persönlichen Leistungserbringung, d. h., ein Vertragsarzt kann sich bei Urlaub, Krankheit und Fortbildung nur für die Dauer von maximal drei Monaten im Jahr durch einen anderen Arzt vertreten lassen. Die Leistungserbringung in Form von persönlichen Sprechstunden beträgt mindestens 25 Stunden pro Woche. Fachärzte, die der grundversorgenden und wohnortnahen Patientenversorgung angehören, müssen zudem mindestens fünf offene Sprechstunden pro Woche anbieten, die jedoch auf den Mindestsprechstundenumfang anrechenbar sind. Vertragsärzte haben die Verpflichtung zur Teilnahme an Fortbildungen, die von den jeweiligen Ärztekammern zertifiziert wurden. Sollte dieser Verpflichtung nicht nachgekommen werden, drohen Honorarkürzungen und bei bestehender Weigerung der Entzug der Zulassung. Auch bei Verstoß gegen andere vertragliche oder gesetzliche Pflichten kann der **Disziplinarausschuss** der KV Verwarnungen, Verweise und Geldbußen verhängen und sogar die Zulassung entziehen. GKV-Versicherte haben zwischen den Vertragsärzten freie Arztwahl. Dies gilt allerdings nicht für Hausbesuche. Wird ohne zwingenden Grund ein anderer als der nächstgelegene Vertragsarzt gewählt, muss der Patient die evtl. entstehenden Mehrkosten tragen. Bei der Tätigkeit als Vertragsarzt werden die **haus-** und die **fachärztliche Versorgung** unterschieden. Für beide existieren unterschiedliche Budgets. An der hausärztlichen Versorgung nehmen teil:

- Fachärzte für
  - Allgemeinmedizin
  - Pädiatrie
  - Innere Medizin
- Praktische Ärzte

Fachärzte für Innere Medizin können zwischen der hausärztlichen und der fachärztlichen Versorgung wählen. Ärzte ohne Gebietsbezeichnung werden nicht mehr zur vertragsärztlichen Tätigkeit zugelassen – mit Ausnahme der praktischen Ärzte. Sie haben noch Bestandsschutz. Etwa ein Drittel der Vertragsärzte ist in der hausärztlichen Versorgung tätig, die restlichen zwei Drittel decken den Bereich der fachärztlichen Versorgung ab. Fachärzte arbeiten in ihrem entsprechenden Fachgebiet. Jene mit einer Subspezialisierung werden in der Regel vor allem in diesem Bereich tätig. Im Vergleich zu anderen Ländern, wie z. B. dem Vereinigten Königreich oder den Niederlanden, ist in Deutschland die ambulante Versorgung durch Fachärzte sehr ausgeprägt. In anderen europäischen Ländern wird sie hauptsächlich an Krankenhäusern durchgeführt. Diese »doppelte Facharztschiene« in Deutschland wird oftmals kritisiert (▶ [**P4**]). Andererseits existieren in Deutschland keine langen Wartelisten und auch die Möglichkeit zur Einholung einer Zweitmeinung innerhalb einer relativ kurzen Zeit hat zu einer hohen Patientenzufriedenheit mit dem System geführt (siehe auch ▶ Abb. 2.3).

Die **Kassenärztlichen Vereinigungen** (KVen) haben bei der ambulanten Versorgung von GKV-Patienten eine herausragende Rolle. Sie haben drei Aufgaben:

1. **Sicherstellungsauftrag**: Die Kassenärztlichen Vereinigungen müssen jederzeit die ärztliche Versorgung der Versicherten sicherstellen. Dazu muss ein qualitativ angemessenes, örtlich und jederzeit bedarfsdeckendes und wirtschaftliches Versorgungsangebot bestehen. Dies schließt auch das Bereithalten eines Notdienstes außerhalb der üblichen Sprechzeiten ein. Hierzu haben ausgewählte Praxen am Wochenende geöffnet und die KVen halten Erste-Hilfe-Stellen vor. Außerdem ist ein mobiler KV-Notdienst im Einsatz. Vertragsärzte müssen sich an diesem mobilen Bereitschaftsdienst beteiligen. In Berlin sind die rosafarbenen PKW der KV neben dem Bereitschaftsarzt mit einem Erste-Hilfe-Koffer und einem Fahrer ausgestattet. Dieser Notdienst darf nicht mit dem qualifizierten Rettungsdienst verwechselt werden, der für Notfälle eingerichtet ist, bei denen die Vitalfunktionen gestört sind oder ihre Störung zu erwarten ist.
2. **Gewährleistungsauftrag**: Die Kassenärztlichen Vereinigungen müssen gewährleisten, dass die gesetzlichen und vertraglichen Anforderungen in der ambulanten vertragsärztlichen Versorgung erfüllt werden. Dazu gehört auch eine ausreichende zweckmäßige, qualitative und wirtschaftliche Versorgung mit medizinisch Notwendigem.

3. **Interessenvertretung**: Die KVen vertreten die gesundheitspolitischen Interessen der ambulanten Vertragsärzte.

Im ambulanten Bereich haben die KVen also ein Monopol für die Behandlung von GKV-Patienten. Ein Wettbewerb (▶ [**P7**]) findet nicht statt. In Deutschland gibt es 17 KVen, für jedes Bundesland eine, bis auf Nordrhein-Westfalen, wo die KV Nordrhein und die KV Westfalen-Lippe existieren. Die KVen sind von der Rechtsform ebenso wie die gesetzlichen Versicherungen und wie der Gemeinsame Bundesausschuss eine Körperschaft öffentlichen Rechts. Damit gehören sie zur mittelbaren Staatsverwaltung und ihnen wurden hoheitliche Aufgaben übertragen. Insofern wird auch die Aufgabe der Interessenvertretung der Vertragsärzte durchaus kritisch betrachtet. Organ der KVen ist die **Vertreterversammlung** der Mitglieder. Diese wählt einen **Vorstand**, der eine hauptamtliche **Geschäftsführung** bestellt.

Die **Kassenärztliche Bundesvereinigung** (**KBV**) ist für die Sicherstellung der vertragsärztlichen Versorgung auf Bundesebene zuständig und schließt hierfür unter anderem Bundesmantelverträge ab. Auch die KBV ist als Körperschaft öffentlichen Rechts mittelbare Staatsverwaltung. Im Rahmen der **Selbstverwaltung** ist die KBV als Mitglied des Gemeinsamen Bundesausschusses (G-BA) an der Festlegung des Leistungskatalogs für GKV-Patienten beteiligt. Sie stellt zwei der insgesamt fünf Vertreter der Leistungserbringer im Gemeinsamen Bundesausschuss.

Im Rahmen des Gewährleistungsauftrags führen die Kassenärztlichen Vereinigungen **Bedarfsplanungen** für eine ausreichende und flächendeckende ambulante Versorgung durch. Dabei werden **Verhältniszahlen** aus den Einwohnern einer Region und den tätigen Ärztinnen und Ärzten gebildet. Ein Demografiefaktor berücksichtigt des Weiteren die Altersstruktur in den Planungsbereichen (bei mehr älteren Einwohnern werden mehr Ärzte benötigt). Freie **Vertragsarztsitze** werden im Rahmen des Zulassungsverfahrens durch den Zulassungsausschuss vergeben. Eine **Überversorgung** einer Arztgruppe liegt bei Überschreiten der geplanten Arztdichte von ≥ 10 % vor. Der Zulassungsausschuss kann dann eine **Zulassungsbeschränkung** anordnen, es besteht also eine **Niederlassungssperre**. In gesperrten Zulassungsbezirken können Ärzte trotzdem von Vertragsärzten angestellt werden, es darf dadurch allerdings nicht zur Leistungsausweitung kommen, d. h., die Vertragsarztpraxis darf dadurch nicht mehr Leistungen erbringen. Assistenzärzte zur Weiterbildung dürfen unabhängig von der Versorgungssituation also immer eingestellt werden.

Bei einer Unterversorgung setzen die KVen Anreize zur vermehrten Niederlassung (▶ [**P8**]), z. B. durch eine Mindestumsatzgarantie, Finanzierung und Organisation von Weiterbildungen oder Vergabe von zinsgünstigen Krediten für die Praxisfinanzierung. Solche Anreize werden zurzeit für das Fach Allgemeinmedizin in Brandenburg und Mecklenburg-Vorpommern gesetzt (▶ [**P8**]). Durch das Vertragsarztrechtsänderungsgesetz soll bestehende Unterversorgung behoben und die ambulante ärztliche Tätigkeit flexibler gestaltet werden. Durch das Gesetz wurden örtliche und überörtliche **Berufsausübungsgemeinschaften** auch über die Grenzen von KV-Gebieten hinaus ermöglicht. So können Vertragsärzte untereinander und in Kooperation mit sog. Medizinischen Versorgungszentren (MVZ) gegenseitig die Räumlichkeiten nutzen. Außerdem kann ein Vertragsarzt beispielsweise morgens in seiner eigenen Praxis arbeiten und nachmittags in einer Praxis in einer Region mit Unterversorgung. Ärzte können auch sowohl im Krankenhaus als auch als Vertragsarzt arbeiten, was z. B. für Oberärzte attraktiv sein kann. Es handelt sich dann um **Teilzulassungen**. Vertragsärzte dürfen auch über das Gebiet einer KV hinaus tätig sein und eine unbegrenzte Anzahl von Ärzten auch fachübergreifend anstellen. Die Altersbegrenzung von 68 Jahren für die Tätigkeit als Vertragsarzt wurde aufgehoben. Eine tatsächliche Unterversorgung ist in Deutschland nach wie vor aber eine Rarität.

Ärztinnen und Ärzte in einer eigenen Praxis sind als Unternehmer tätig. Die Praxis kann nur bestehen, wenn die Einnahmen die Ausgaben langfristig übersteigen (▶ [**P6**]). Die Ressourcen in der Arztpraxis sind begrenzt (▶ [**P1**]). Zu ihnen gehören die Räumlichkeiten, die personelle und die apparative Ausstattung. Gemäß dem ökonomischen Prinzip (▶ [**P4**]) gilt es, mit den begrenzten zur Verfügung stehenden Ressourcen die Einnahmen der Praxis zu maximieren. Es existieren folgende Einnahmequellen:

1. GKV-Vergütungen im Rahmen der Gesamtvergütung
2. GKV-Vergütungen außerhalb der Gesamtvergütung (freie Leistungen)
3. Privatliquidation und individuelle Gesundheitsleistungen (IGeL)
4. Behandlung von Versicherten der gesetzlichen Unfallversicherung und Beziehern von Sozialhilfe
5. Zweiter Gesundheitsmarkt

Dem aktiven Bewerben dieser ärztlichen Leistungen sind allerdings durch das ärztliche Berufsrecht und das Heilmittelwerbegesetz enge Grenzen gesetzt.

1. Einnahmen von GKV-Patienten im Rahmen der Gesamtvergütung

Die Krankenkassen zahlen an die jeweilige Kassenärztliche Vereinigung die sog. **Morbiditätsbedingte Gesamtvergütung** (**MGV**). Die MGV ist das Ausgabenvolumen für die Gesamtheit der zu vergütenden regulären vertragsärztlichen Leistungen. Mit der Zahlung der Gesamtvergütung an die KV (▶ [**P5**]) sind die meisten vertragsärztlichen Leistungen abgegolten. Die Krankenkassen zahlen für ihre Versicherten einen Betrag an die KVen, der den vorhersehbaren Bedarf decken soll. Dieser wird auf der Basis der Abrechnungsdaten des vorletzten Kalenderjahrs ermittelt. Nicht vorhersehbarer Bedarf (z. B. im Rahmen der Covid-19 Pandemie) kann mit den KVen nachverhandelt werden. Zwischen den Krankenkassen und den Vertragsärzten besteht also über die KVen ein **Kollektivvertrag**. Von der **Nettogesamtvergütung** der Krankenkassen werden die Verwaltungskosten für die KVen sowie die Sicherstellungskosten für die Behebung der Unterversorgung und für die Organisation des Bereitschaftsdienstes abgezogen. Diese **Bruttogesamtvergütung** wird dann durch den sog. **Trennungsfaktor** für die hausärztliche und die fachärztliche Vergütung aufgeteilt. Durch Schlüsselung wird das Budget dann auf die verschiedenen Fachrichtungen getrennt aufgeteilt. Dies geschieht durch den sog. **Honorarverteilungsmaßstab**. Die einzelnen Ärzte rechnen dann quartalsweise mit den Kassenärztlichen Vereinigungen basierend auf dem **Einheitlichen Bewertungsmaßstab (EBM)** jede einzelne erbrachte Leistung ab; die Basis der Abrechnung ist also im Wesentlichen eine Einzelleistungsvergütung.

Bei dem EBM handelt es sich um einen Katalog, in dem alle zu Lasten der GKV erbringbaren ärztlichen Leistungen enthalten sind. Jede Leistung enthält eine detaillierte **Beschreibung**, eine **Positionsnummer** und eine **Punktzahl**. Nicht jede Leistung darf von jedem Arzt erbracht werden, es gibt spezifische Leistungen, die einer entsprechenden Weiterbildung bedürfen, um abrechnungsfähig zu sein. Im EBM existieren einige allgemeine Positionen für alle Arztgruppen, wie z. B. die Abrechnung für das Versenden eines Arztbriefes. Die Punktzahl gibt den relativen Wert der Leistung an. Das heißt, für eine Leistung A mit einem Punktwert von 200 erhält der Arzt doppelt so viel Geld wie für eine Leistung B, die mit einen Punktwert von 100 bewertet ist. Die Bewertung einer Leistung richtet sich vorwiegend nach dem zeitlichen, personellen und technischen Aufwand, der mit der Erbringung der Leistung durchschnittliche in Verbindung steht.

Die Vergütungshöhe in Euro ergibt sich durch Multiplikation der Punktzahl mit dem **Punktwert**. Die Abrechnung mit der KV erfolgt quartalsweise. Zur Sicherung der finanziellen Basis des Vertragsarztes erfolgen monatliche Abschlagszahlungen. Am Ende des Quartals werden alle Leistungen summiert. Moderne **Praxissoftware** hat die Abrechnung erheblich erleichtert.

Alle innerhalb eines Quartals erbrachten Leistungen an demselben Patienten heißen **Behandlungsfall**. Bei einem **Krankheitsfall** werden alle Leistungen der zugrundeliegenden Erkrankung zugeordnet. Der Krankheitsfall kann sich über verschieden Quartale erstrecken. Bei dem **Arztfall** werden alle Leistungen des Versicherten einem Arzt zugeordnet. Dies ist relevant, wenn der Arzt an mehreren Stätten tätig ist. Die Fallunterscheidung ist für die Überprüfung der Abrechnungen durch die KVen wichtig.

Bis 2009 hing der **Auszahlungspunktwert**, also der monetäre Wert des einzelnen Abrechnungspunkts, vom Gesamtvolumen und der Menge der erbrachten Leistungen ab. Dem gegenüber stand das Budget der Krankenkassen für die ambulante Versorgung, dass zu dieser Zeit einerseits aufgrund des Grundsatzes der Beitragsstabilität gedeckelt und andererseits an die Entwicklung der Grundlohnsumme der Mitglieder gekoppelt war. Der zu verteilende Kuchen war also immer etwa gleich groß. Die Zahl der Vertragsärzte und damit der erbrachten Leistungen ist jedoch kontinuierlich gestiegen. Die einzelnen Ärzte haben daher versucht (▶ [**P4, P8**]), den Einnahmeverlust durch eine weitere Leistungsausweitung zu kompensieren. Dies haben aber nicht nur einzelne Ärzte getan, denn die Leistungsausweitung ist ein weit verbreitetes Phänomen. Es wurden also insgesamt immer mehr Leistungen abgerechnet, das Budget ist aber nicht weiter gestiegen. Die Folge war, dass der Punktwert gesunken ist und sich damit für die Ärzte kein positiver Nettoeffekt ergeben hat. Dies wird als **Hamsterradeffekt** bezeichnet. Letztlich war der Punktwert für das jeweilige Quartal vollkommen ungewiss und wechselte ständig, d. h., er »floatierte«. Die Einnahmebasis der einzelnen Praxis war nicht vorherzusehen, für die Ärztinnen und Ärzte bestand also eine geringe Planungssicherheit. Zur Behebung dieses Problems wurden zum 01.01.2009 die sog. **arztgruppenspezifischen Regelleistungsvolumina** eingeführt. Diese geben pro Arzt in einer bestimmten Fachrichtung die Leistungsmenge vor, für die ein fester Punktwert garantiert wird, der als **Regelleistungspunktwert** bezeichnet wird. So wurde die Planungssicherheit für die Leistungserbringer erhöht. Werden mehr Leistungen erbracht als durch die Regelleistungsvolumina vorgegeben, ist der Punktwert für die Mehrleistungen (also die Leistungen, die das Regelleistungsvolumen übersteigen) wieder floatierend.

Neben den Einzelleistungen werden im EBM auch Komplexpauschalen in Form von **Versichertenpauschalen** bezahlt. Mit diesen Pauschalen ist ein großer Anteil an einzelnen Leistungen für einen Versicherten bereits abgegolten. Dies dient der Vereinfachung der Abrechnung (▶ [P4]).

Nachdem die erbrachten Leistungen bei der KV zur Abrechnung eingereicht wurden, führt diese **Plausibilitätsprüfungen, Auffälligkeitsprüfungen** und **Wirtschaftlichkeitsprüfungen** durch. Bei den Plausibilitätsprüfungen wird überprüft, ob der Umfang der je Tag abgerechneten Leistungen und der damit verbundene Zeitaufwand realistisch ist; bei den Auffälligkeitsprüfungen wird geschaut, ob bestimmte Leistungen besonders häufig erbracht wurden. Auch das Verordnungsverhalten bezüglich der Arzneimittel wird von den KVen überprüft. Die monetäre Höhe der Verordnungen ist durch die **Arzneimittelrichtgrößen** begrenzt (▶ [P1]). Sollte die Praxis durch besonders hohe Arzneimittelverordnungen im Rahmen der Wirtschaftlichkeitsprüfungen auffallen, können seitens des Vertragsarztes **Praxisbesonderheiten** geltend gemacht werden. Dazu zählen eine besondere Lage der Praxis (z. B. Landarztpraxis), ein besonderer Patientenkreis (z. B. viele multimorbide Patienten) oder eine von dem Arzt bevorzugt angewandte Behandlungsmethode. Bei Fehlern in der Abrechnung wird die **Honorarforderung** des Vertragsarztes durch die KV berichtigt. Bei der Feststellung von bewussten Täuschungen im Rahmen der Abrechnungsprüfung werden disziplinarische Maßnahmen eingeleitet und Strafanzeige wegen **Abrechnungsbetrug** gestellt. Am Ende des Abrechnungsverfahrens steht der **Honorarbescheid**. Interessanterweise sind viele Ärzte nicht in der Lage, den Honorarbescheid zu lesen und zu verstehen. Die KVen bieten daher extra Seminare zum Erlernen der Interpretation des eigenen »Einkommensbescheids« an. **Fremdärzte**, d. h., Vertragsärzte, die Patienten mit einem Wohnsitz außerhalb der KV des Arztes behandelt haben (z. B. weil der Patient im Urlaub krank geworden ist oder innerhalb seiner KV nicht schnell genug einen Termin bekommen hat), stellen der nach dem Wohnsitz des Patienten zuständigen KV die entstandenen Kosten in Rechnung.

2. Einnahmen von GKV-Patienten außerhalb der Gesamtvergütung (freie Leistungen)

Einige besonders förderungswürdige Leistungen werden außerhalb der Gesamtvergütung und ohne Mengenbegrenzung von den KVen vergütet. Hierfür stellen die Krankenkassen außerhalb der Gesamtvergütung zusätzliches Geld zur Verfügung. Die Vergütung beruht meist auf festen Preisen. Zu den freien Leistungen gehört insbesondere:

- Ambulante spezialfachärztliche Versorgung (ASV)
- Ambulantes Operieren und belegärztliche Leistungen

- Drogensubstitutionsbehandlung
- Prävention
  - Früherkennungsmaßnahmen
  - Impfungen
  - Mutterschaftsvorsorgeleistungen
- Selektivverträge
  - Hausarztzentrierte Versorgung
  - Integrierte Versorgung
  - Modellvorhaben
- Strukturierte Behandlungsprogramme (Disease-Management-Programme)

Durch eine aktive Bereitschaft zur Teilnahme an diesen Versorgungsformen kann die Einnahmesituation der Arztpraxis verbessert werden. Bei der besonderen ambulanten ärztlichen Versorgung, der hausarztzentrierten Versorgung, der integrierten Versorgung und den Modellvorhaben schließen die Leistungserbringer direkt mit den gesetzlichen Krankenkassen Verträge ab. Das Monopol der KVen soll so abgeschwächt werden und der Wettbewerb (▶ [**P7**]) zwischen den Leistungserbringern und auch zwischen den Leistungsfinanzierern erhöht werden.

Die **ambulante spezialfachärztliche Behandlung** (ASV) wurde eingeführt, um schwere Verlaufsformen von Erkrankungen mit besonderen Krankheitsverläufen, seltene Erkrankungen und Erkrankungszustände mit entsprechend geringen Fallzahlen sowie hochspezialisierten Leistungen besser zu versorgen. Derzeit (Stand 2022) gibt es 16 Krankheitsbilder, die im Rahmen der ASV versorgt werden können. Hierzu gehören insbesondere Tumorerkrankungen, aber auch seltene Erkrankungen wie Mukoviszidose, Hämophilie oder Tuberkulose. Nach dem Willen des Gesetzgebers wurde die ASV neben der hausärztlichen und fachärztlichen Versorgung als »dritte Säule«, die für eine interdisziplinäre und sektorenverbindende Versorgung steht, implementiert.

Zur Vermeidung von Krankenhausaufenthalten hat sich das **Ambulante Operieren** etabliert. Vor allem Vertragsärzte der chirurgischen Fachgebiete können ihre Patienten in der eigenen Praxis operieren, wenn dies die Erkrankung und der Zustand des Patienten zulassen. Falls der Vertragsarzt nicht über die entsprechende Ausstattung verfügt, kann er die Eingriffe auch als Belegarzt in Krankenhäusern oder in ambulanten OP-Zentren durchführen. **Belegärzte** sind niedergelassene Ärztinnen und Ärzte, die nicht vertraglich in einem Krankenhaus angestellt sind, aber die Berechtigung haben, eigene Patienten in Betten dieses Krankenhauses (in sog. Belegbetten) stationär oder auch teilstationär zu behandeln. Der Belegarzt nutzt dafür die Ausstattung und Infrastruktur des Krankenhauses. Zwischen dem Belegarzt und dem Krankenhaus wird ein **Belegarztvertrag** geschlossen. Der Belegarzt rechnet seine Leistungen nach dem Einheitlichen Bewertungsmaßstab (EBM) ab. Das Krankenhaus bekommt von der Krankenkasse eine DRG-Fallpauschale, die speziell für Belegabteilungen kalkuliert ist. Das Belegarztwesen findet sich vor allem in den Bereichen HNO, Gynäkologie, Urologie, Augenheilkunde und Orthopädie. Es existieren auch reine **Belegkliniken**, die sich auf diese Versorgungsform spezialisiert haben. Diese Belegkliniken und die oben erwähnten Praxiskliniken unterscheiden sich kaum in der Art der Versorgung, die sie anbieten, allerdings werden Belegkliniken meist von einem Krankenhausträger betrieben.

Die **Drogensubstitutionsbehandlung** ist eine weitere Leistung, die zusätzliche Vergütung nach sich zieht. Voraussetzung ist die suchttherapeutische Qualifikation der behandelnden Ärztinnen und Ärzte. Es existiert eine spezielle Fachkunde »Suchtmedizinische Grundversorgung«. Für die Durchführung müssen dem Bundesinstitut für Arzneimittel (BfArM) der Beginn und die Art der Substitution angezeigt werden. Durch Urintests muss der Beigebrauch von weiteren Drogen kontrolliert werden und würde bei Nachweis zum Abbruch der Substitution führen. Die Abrechnung für diese Leistungen erfolgt über die KVen, die auch für diesen Bereich den Sicherstellungsauftrag haben.

Bezüglich Prävention haben gesetzlich Krankenversicherte ab dem 35. Lebensjahr alle drei Jahre das Recht auf einen **Gesundheits-Check-up** zur Erkennung von häufigen Zivilisationskrankheiten. Der Check-up beinhaltet neben einer gründlichen Anamnese von Vorerkrankungen und Lebensstil eine körperliche Untersuchung sowie Blut- und Urinanalyse und wird umgangssprachlich als Check-up 35 bezeichnet. Gesetzlich krankenversicherte Frauen haben außerdem ab dem 20. Lebensjahr und Männer ab dem 45. Lebensjahr Anspruch auf eine jährliche **Krebsfrüherkennungsuntersuchung**. Ab dem 50. Lebensjahr wird eine jährliche Untersuchung des Stuhls auf okkultes Blut und mit 55 Jahren und dann alle weiteren zehn Jahre eine Darmspiegelung erstattet. Für Kinder gibt es die Kindervorsorgeuntersuchungen U1–U11 und für Jugendliche zwei weitere im 12.–14. Lebensjahr und im 16./17. Lebensjahr. Auch Impfungen werden als Präventionsleistungen extrabudgetär vergütet, so es sich um eine von der Ständigen Impfkommission (STIKO) empfohlene Schutzimpfungen handelt, wie zum Beispiel die Masernschutzimpfung bei Kindern.

Im Gegensatz zum Kollektivvertrag, den alle Krankenkassen mit den KVen für alle Vertragsärzte abschließen und an dem die Vertragsärzte verpflichtend teilnehmen müssen, können Ärzte auf freiwilliger Basis auch Direktverträge mit den Krankenkassen unter Umgehung der KVen eingehen. Der Sicherstellungsauftrag der KV für den vertraglich vereinbarten Versorgungsauftrag wird im Gegenzug aufgehoben. Diese Direktverträge werden als **Selektivverträge** bezeichnet. Sie bieten die Möglichkeit, neue und optimierte Versorgungskonzepte zu erproben. Der Gesetzgeber unterscheidet verschiedene Arten von Selektivverträgen: Verträge zur hausarztzentrierten Versorgung (§ 73b SGB V), zur integrierten Versorgung (§§ 140a ff. SGB V) und zu Modellvorhaben (§ 63 SGB V).

Vorreiter bei der hausarztzentrierten Versorgung war das **Hausarzt-Modell** der Barmer Ersatzkasse. Teilnehmende Patienten verpflichten sich, im Krankheitsfall immer zuerst ihren Hausarzt aufzusuchen, der die Grundversorgung übernimmt und über eine Überweisung zum Facharzt entscheidet. Dieses Modell wird als **Gatekeeping** bezeichnet. Die Patienten sind ein Jahr an den Hausarzt gebunden und dürfen nur aus wichtigem Grund wechseln. Im Gegenzug erhalten sie von ihrer Krankenkasse einen Bonus, wie z. B. reduzierte Zuzahlungen (▶ [P8]). Die Versicherten können auch einen eigenständigen Versicherungstarif für diese Versorgungsform wählen, den sog. **Hausarzttarif**. In mehreren Bundesländern hat die AOK landesweit in Zusammenarbeit mit dem Deutschen Hausärzteverband ein

Hausarztprogramm eingerichtet. Durch die Stärkung der Hausärzteverbände sind Parallelorganisationen zu den Kassenärztlichen Vereinigungen entstanden, was die Monopolstellung der KVen abschwächen und den Wettbewerb zwischen den Leistungserbringern erhöhen soll (▶ [P7]). Politisches Ziel der hausarztzentrierten Versorgung ist es, die Besuche beim Facharzt zu reduzieren, indem die Hausärzte eine Art Lotsenfunktion übernehmen. Die häufige Inanspruchnahme von unterschiedlichen Fachärzten durch den Patienten wird als »**Ärztehopping**« bezeichnet. Facharztbesuche sind mit durchschnittlich höheren Kosten verbunden als Besuche beim Hausarzt. Allerdings ist empirisch nicht nachgewiesen, dass sich durch die hausarztzentrierte Versorgung insgesamt tatsächlich Kosten einsparen lassen, da sich Erkrankungen durch zeitlichen Verzug verschlimmern können oder durch falsche Therapie sogar unnötige Kosten entstehen. Außerdem hat eine Reduktion der Besuchsfrequenz im deutschen Gesundheitssystem sowieso keine unmittelbare kostensparende Wirkung, da die Ausgabenvolumina für den ambulanten Bereich budgetiert sind. Die hausarztzentrierte Versorgung müsste mit einer Reduktion der fachärztlichen Vertragsarztsitze und des fachärztlichen Budgets einhergehen, um Einsparungseffekte zu erzielen.

Die **integrierte Versorgung** (IV) ist eine interdisziplinäre Behandlung, die über die verschiedenen Sektoren des Gesundheitswesens greift. Die Leistungserbringer aus der haus- und fachärztlichen ambulanten Versorgung, der akutstationären Versorgung und aus dem Bereich der Rehabilitation arbeiten eng verzahnt zusammen. Es können auch Leistungserbringer für die ambulante oder stationäre Pflege involviert werden. Mehr Informationen zum Wesen dieser sekorübergreifenden Versorgungsform sind in Kapitel 3.3 zu finden.

Modellvorhaben können mit einzelnen Kassen oder kassenübergreifend durchgeführt werden. Es werden **Strukturmodelle** und **Leistungsmodelle** unterschieden. Bei den Strukturmodellen geht es um neue Vergütungsformen, Organisations- und Verfahrensabläufe. Beispielsweise können die Kassen im Rahmen von Strukturverträgen mit den Leistungserbringern Vergütungspauschalen vereinbaren. Die Leistungserbringer tragen dann die Verantwortung für die Wirtschaftlichkeit der Leistungen. Die Teilnahme der Ärzte und Patienten an diesen Verträgen ist freiwillig. Bei den Leistungsmodellen können innovative Leistungen zur Früherkennung und zur Therapie, also neue Untersuchungs- und Behandlungsmethoden, angewendet werden, die noch nicht im Leistungskatalog der GKV enthalten sind. Die Leistungsmodelle müssen dann aber durch eine wissenschaftliche Evaluation begleitet werden. Als Ergebnis eines solchen Modellvorhabens sind z. B. Akupunktur bei chronischen Schmerzen der Lendenwirbelsäule oder im Knie in den Regelleistungskatalog der Krankenkassen aufgenommen worden. Für neue Untersuchungs- und Behandlungsmethoden besteht im ambulanten Bereich für die Versorgung von GKV-Patienten ein **Erlaubnisvorbehalt**. Die neuen Verfahren müssen erst durch den Gemeinsamen Bundesausschuss (G-BA) in den Leistungskatalog aufgenommen werden, ehe sie regulär zu Lasten der GKV erbracht werden dürfen. Durch die Modellvorhaben gibt es somit einen Weg, auch GKV-Patienten ohne vorherigen Beschluss des Gemeinsamen Bundesausschusses schnell Innovationen zugänglich zu machen.

In den Medien hört man oftmals Begriffe wie Über-, Unter- oder Fehlversorgung im Gesundheitswesen. Diese Begriffe wurden vom sog. Sachverständigenrat geprägt.

Er begutachtet das Gesundheitswesen im Auftrag des Bundesgesundheitsministeriums (BMG) in der Regel alle zwei Jahre. Eine **bedarfsgerechte Versorgung** besteht bei medizinisch adäquater und den Bedürfnissen des Patienten entsprechender Versorgung. Für **nicht bedarfsgerechte Versorgung** verwendet der Sachverständigenrat folgende Unterformen:

- **Unterversorgung**: Verweigerung oder nicht zuzumutende erreichbare Versorgung mit individuellen, professionellen und wissenschaftlich anerkannten Leistungen bei bestehendem Bedarf.
- **Fehlversorgung**: Bei der Fehlversorgung entsteht ein vermeidbarer Schaden bzw. der Schaden oder das Schadenpotenzial übersteigen den Nutzen der Intervention deutlich.
- **Überversorgung**: Die Versorgung geht über den Bedarf hinaus oder es werden Leistungen ohne Nutzennachweis erbracht.

In einem Gutachten aus dem Jahr 2000/2001 hat der Sachverständigenrat das gleichzeitige Bestehen von Über-, Unter- und Fehlversorgung bei chronischen Erkrankungen in Deutschland festgestellt. Als Reaktion darauf wurden sog. »**strukturierte Behandlungsprogramme**«, auch »**Disease-Management-Programme**« (**DMP**) genannt, für häufige chronische Erkrankungen eingeführt. Das Konzept der DMPs stammt von dem US-amerikanischen Konzept der »**Managed Care**«-Versorgung ab und dient einer koordinierten, evidenzbasierten Behandlung von Patienten mit chronischen Erkrankungen (▶ [**P4**]). Hintergrund ist, dass Patienten mit chronischen Erkrankungen hohe Kosten im Gesundheitswesen verursachen und die Vielfalt der Leistungserbringer eine Kontinuität der Versorgung erschwert. Durch DMPs sollen Folgekosten durch die Verhinderung von Folgeerkrankungen verhindert werden (▶ [**P4**]). Zurzeit existieren in Deutschland Disease-Management-Programme für folgende sehr häufig vorkommende chronische Erkrankungen:

- Asthma bronchiale
- Brustkrebs
- Chronische Herzinsuffizienz
- Chronischer Rückenschmerz
- COPD
- Depressionen
- Osteoporose
- Rheumatoide Arthritis
- Diabetes mellitus Typ 1 und 2
- Koronare Herzerkrankung (KHK)

Die Behandlung der an den DMPs teilnehmenden Patienten soll durch besonders qualifizierte und routinierte Ärztinnen und Ärzte erfolgen. Die Teilnahme ist für die Patienten freiwillig. Die Krankenkassen müssen den Teilnehmern einen speziellen Wahltarif anbieten, der eine Prämienzahlung oder eine Zuzahlungsermäßigung vorsehen kann. Der »Disease-Manager« koordiniert auch die Behandlung des Patienten bei den anderen Leistungserbringern, wie z. B. Physiotherapeuten, Akutkrankenhäusern und Rehabilitationseinrichtungen. Im angloamerikanischen Sprachraum wird hierfür der Begriff **Case Management** verwendet. Teilnehmende Ärzte erhalten dafür konkrete Behandlungsempfehlungen. Die wissenschaftliche Grundlage dafür liefern Experten und Arbeitsgruppen. Das Institut für Qualität und Wirtschaftlichkeit im Gesundheitswesen (IQWiG) bewertet die Behandlungsempfehlungen. Die teilnehmenden Patienten werden schematisiert und regelmäßig untersucht. Die Untersuchungsergebnisse werden standardisiert dokumentiert. Bis Ende 2008 haben die Krankenkassen für jeden in ein DMP eingeschriebenen Patienten einen Ausgleich aus dem Risikostrukturausgleich erhalten. Dies war ein Anreiz (▶[P8]) für die Krankenkassen, dass so viele Patienten wie möglich in die Programme eingeschrieben werden. Von den Ärzten wird vielfach der mit den DMPs verbundene hohe administrative Aufwand beklagt. Der empirische Nachweis für die Wirksamkeit von DMPs muss allerdings noch erbracht werden. Diesen Nachweis zu erbringen, ist nicht trivial, denn bei der Evaluation besteht die Gefahr der systematischen Verzerrung durch einen sog. »Selection-Bias«, also einem Fehler durch Patientenselektion, da möglicherweise hauptsächlich diejenigen Patienten an solchen Programmen teilnehmen, die ohnehin bewusst an ihrem Gesundheitszustand arbeiten. Stellt man nun fest, dass es Patienten nach einer Zeit in einem DMP besser geht als Patienten ohne ein DMP, dann kann das an dem DMP liegen oder eben an der gesundheitsbewussteren Einstellung der Patienten im DMP. Eine andere mögliche Verzerrung wäre dadurch gegeben, dass durch die finanziellen Anreize zur Teilnahme (▶[P8]) vermehrt Patienten mit einem geringen sozioökonomischen Status teilnehmen.

3. Privatliquidation und individuelle Gesundheitsleistungen

Die Privatliquidation wird bei der Abrechnung der Leistungen für privat versicherte Patienten oder reine Selbstzahler angewendet. Abrechnungsgrundlage ist die **Gebührenordnung für Ärzte (GOÄ)**. Die GOÄ wird mit Zustimmung des Bundesrats durch das Bundesministerium für Gesundheit (BMG) per Rechtsverordnung erlassen. Die jeweilige **Leistungsposition** enthält eine GOÄ-Nummer und eine dazugehörige **Punktzahl**. Die Multiplikation der Punktzahl mit dem festen **Punktwert** von 0,0582873 Euro ergibt den **Einfachsatz** der Vergütung. Dieser kann mit einem Hebesatz (Steigerungssatz) bei schwierigen und zeitaufwendigen Leistungen multipliziert werden. Folgende **Steigerungssätze** kommen üblicherweise zur Anwendung:

- 1,0–1,15 für Laboratoriumsleistungen
- 1,0–1,8 für medizinisch-technische Leistungen mit hohem Sachkostenanteil
- 1,0–2,3 für persönlich erbrachte Leistungen

Die Multiplikation der Einfachsätze mit den oben genannten höchsten Steigerungssätzen ergibt die **Regelhöchstsätze**. Bei den meisten privatärztlichen Rechnungen werden diese angewendet, da bis zu diesen keine Begründungspflicht besteht. Bei Vorliegen von Gründen und schriftlicher Stellungnahme können diese jedoch überschritten werden. Folgende **Höchstsätze** können als Multiplikator Anwendung finden:

- 1,3 für Laboratoriumsleistungen
- 2,5 für medizinisch-technische Leistungen mit hohem Sachkostenanteil
- 3,5 für persönlich erbrachte Leistungen

Aber auch diese Höchstsätze können prinzipiell noch überschritten werden. Voraussetzung ist eine schriftliche **Honorarvereinbarung** zwischen dem Patienten und dem Arzt vor der Behandlung. Bei Abschluss des Versicherungsvertrages kann die private Krankenversicherung allerdings die Erstattung auf den Höchstsatz nach der GOÄ beschränken und der Patient muss die Differenz dann selbst bezahlen. Der Patient erhält eine Rechnung mit einer Aufstellung der Leistungen. Bei der Privatliquidation ist der Patient der direkte Vertragspartner des Arztes. Er muss die Rechnung zunächst selbst bezahlen und lässt sich anschließend den Betrag von seiner privaten Krankenversicherung zurückerstatten. Nach Angaben des PKV-Verbandes sind die Geldwerte der abgerechneten Leistungen bei Privatpatienten dreimal so hoch wie bei GKV-Patienten. Begründet wird dies durch einen besseren Service, kürze Wartezeiten, schnellere Terminvergabe, höhere Qualität der Leistung und längere Dauer des persönlichen Arzt-Patienten-Gesprächs. In einer Studie im Auftrag der Hans-Böckler-Stiftung wurde für PKV-Patienten ein 2,3-fach höheres Honorar als bei GKV-Patienten ermittelt. Obwohl es sich bei der Privatliquidation also um ein lukratives Geschäft handelt, bemängeln viele Ärzte die schlechte Zahlungsmoral vieler Patienten im Rahmen der Privatliquidation. Eine Anzahlung vorab würde das Arzt-Patienten-Verhältnis belasten und widerspricht dem deutschen ärztlichen Selbstverständnis. Viele Ärzte haben die Abrechnung für Privatpatienten daher an professionelle privatärztliche Verrechnungsstellen ausgelagert, die die Zahlung der Rechnungen inklusive Inkasso gewährleisten sollen. Problematisch dabei ist allerdings, dass mit der Weitergabe der Daten ohne Zustimmung des Patienten die ärztliche Schweigepflicht gebrochen wird.

Im Rahmen der Privatliquidation werden auch sog. **Individuelle Gesundheitsleistungen** (**IGeL**) nach der GOÄ abgerechnet. Es handelt sich dabei um Diagnose- und Behandlungsmethoden, die nicht im Leistungskatalog der GKV enthalten sind, weil es keine ausreichende wissenschaftliche Evidenz für den Nutzen dieser Leistungen gibt. Dies kann daran liegen, dass der Nutzen in Studien nicht nachgewiesen wurde oder dass die Leistungen noch nicht ausreichend untersucht wurden. Der Patient muss vor der Durchführung über den möglichen individuellen Nutzen und die entstehenden Kosten aufgeklärt werden. Er kann dann über das zusätzliche Angebot entscheiden und muss vor der Leistungserbringung schriftlich zustimmen. Beispiele für individuelle Gesundheitsleistungen sind:

- Zusätzliche zu den drei von der GKV bezahlten Ultraschalluntersuchung bei normal verlaufender Schwangerschaft
- Messung des Augeninnendrucks zum Screening auf Glaukom
- Gesundheitsuntersuchung (»Intervall-Check«)

- Ultraschall der inneren Organe (»Sono-Check«)
- Sportmedizinische Beratungen
- Stressbewältigungstherapie

4. Abrechnung über die gesetzliche Unfallversicherung und die Sozialhilfe

Für die Behandlung von Berufskrankheiten, Arbeits- und Wegeunfällen und für die Prävention von Berufskrankheiten, z. B. im Rahmen des Hautarztverfahrens (bei dermatologischen Berufserkrankungen), existiert eine eigenständige **Unfallversicherungsgebührenordnung** (**UV-GOÄ**). Nach dieser werden die Einzelleistungen vergütet. Die UV-GOÄ ist analog der GOÄ mit Position, Nummer, Punktzahl, einfachem Satz und Regelhöchstsätzen aufgebaut. Der Gewährleistungsauftrag für die Leistungen im Rahmen der gesetzlichen Unfallversicherung liegt bei der Kassenärztlichen Bundesvereinigung. Bei der Behandlung von Patienten mit Leistungsfinanzierung durch die gesetzliche Unfallversicherung werden die allgemeine Heilbehandlung und die besondere Heilbehandlung unterschieden. Die **allgemeine Heilbehandlung** umfasst z. B. die Erstversorgung im Rahmen von Unfällen. Sie kann von allen Vertragsärzten der KVen vorgenommen werden. Die **besondere Heilbehandlung** umfasst die fachärztliche Behandlung einer Unfallverletzung und ist besonders autorisierten Ärzten vorbehalten. Hierfür wurde der Begriff des D-Arzt-Verfahrens geprägt (siehe auch unter Kapitel 2.1.3 Gesetzliche Unfallversicherung).

Zur Sicherstellung der durch die Kommunen zu betreuenden und nicht in der gesetzlichen Krankenversicherung versicherten Patienten schließen die örtlichen Träger der Sozialhilfe Versorgungsverträge direkt mit den Kassenärztlichen Vereinigungen ab. Die Träger stellen auch Behandlungsausweise zum Nachweis der Leistungsfinanzierung für die Patienten aus. Die teilnehmenden Vertragsärzte rechnen nach dem Einheitlichen Bewertungsmaßstab (EBM) wie für GKV-Versicherte ab und reichen die Rechnung bei der KV ein. Diese leitet die Rechnung an die Träger der Sozialhilfe weiter.

Medizinische Versorgungszentren (MVZ)

Medizinische Versorgungszentren sind fachübergreifende oder fachgruppengleiche ärztlich geleitete Einrichtungen zur ambulanten ärztlichen Versorgung. Das heißt, es gibt sowohl MVZs, in denen Ärzte unterschiedlicher Fachgruppen praktizieren, als auch MVZ mit Ärzten aus nur einer Fachgruppe, wie z. B. ein reines Hausarzt-MVZs. Das MVZ ist als Einrichtung zur Behandlung von GKV-Versicherten zugelassen. Damit unterscheidet es sich von den freien Praxen, bei denen die Ärzte persönlich als Vertragsärzte zur Behandlung von GKV-Patienten zugelassen sind. Grundlage für ein MVZ ist ein Gesellschaftsvertrag und die Benennung eines ärztlichen Leiters. Anders als bei den freien Praxen, die als Personengesellschaften geführt werden, kann das MVZ auch in der Rechtsform einer eingetragenen Genossenschaft (e.G.) und einer Gesellschaft mit beschränkter Haftung (GmbH) gegründet werden. Durch die Wahl der Rechtsform ergeben sich Konsequenzen bezüglich der Haftung und Buchführung. Wird das MVZ in Form einer GmbH geführt, wird neben der ärztlichen

Leitung zumeist eine kaufmännische Geschäftsführung eingesetzt, die die Verwaltung und Abrechnung für das gesamte MVZ übernimmt. Die Ärzte können sich auf ihre Kernkompetenz, d. h. auf die medizinische Versorgung ihrer Patienten konzentrieren. Im MVZ sind die Ärzte als Angestellte tätig. Daneben können aber auch Vertragsärzte mit eigener Praxis zusätzlich im MVZ als Freiberufler partizipieren. Im MVZ können auch nichtärztliche Heilberufler angestellt sein, z. B. Physiotherapeuten. Ziel des MVZs soll es sein, den Patienten eine »Versorgung aus einer Hand« anbieten zu können. Nicht verwechselt werden dürfen MVZs mit Ärztehäusern, in denen mehrere Einzel- oder Gemeinschaftspraxen in einem Haus (meist mit Apotheke im Erdgeschoss) untergebracht sind.

Die Idee der MVZs hat ihren Ursprung in den Polikliniken, die es bereits in Athen im antiken Griechenland gab (polis = griechischer Begriff für Stadtstaat) und die flächendeckend in der ehemaligen DDR vorhanden waren. Die noch vorhandenen Polikliniken aus den Zeiten der DDR haben Bestandsschutz. Ende 2020 gab es in Deutschland 3846 MVZs mit insgesamt 21.976 Angestellten. Im Durchschnitt arbeiten 6 Ärzte in einem MVZ. Die Zahl der MVZs ist zwischen 2010 und 2020 kontinuierlich gestiegen, die Größe der MVZs hat sich jedoch kaum verändert.

Für Ärztinnen und Ärzte sind MVZs als Arbeitgeber eine durchaus attraktive Alternative zur eigenen Niederlassung. Die Vorteile bestehen in geregelten Arbeitszeiten und der Abnahme von bürokratischen Tätigkeiten durch das Management. Das MVZ trägt außerdem das unternehmerische Risiko. Der Arzt kann sich so ganz auf die Tätigkeiten am Patienten konzentrieren. Andererseits besteht ein Dienstherrenverhältnis mit Weisungsbefugnis und das Einkommen ist durchschnittlich geringer als in der eigenen Praxis. MVZs treten in den letzten Jahren zunehmend in Konkurrenz zu Einzelarztpraxen.

Ambulante Versorgung im Krankenhaus

Krankenhäuser sind ebenso wie andere Betriebe Wirtschaftssubjekte und möchten mit ihren begrenzten vorhandenen Ressourcen (▶ [**P1**]) den Umsatz maximieren (▶ [**P4**]). Sie agieren daher zunehmend auch in den ambulanten Markt und nehmen an der ambulanten Versorgung teil. Es gibt zahlreiche Leistungsangebote (▶ Abb. 3.2).

Angestellte Krankenhausärzte mit speziellen Kenntnissen und Fertigkeiten können mit Zustimmung des Krankenhausträgers vom Zulassungsausschuss der KV zur ambulanten Behandlung von GKV-Versicherten ermächtigt werden, wenn die Versorgung ohne das spezielle Wissen und Können des Krankenhausarztes nicht sichergestellt ist. Diese Form der Zulassung zur ambulanten Versorgung von GKV-Patienten hat allerdings nachlassende Bedeutung, da die speziellen Leistungen auch primär von Vertragsärzten erbracht werden sollen.

Krankenhäuser als solche können für ein ganzes Fachgebiet zur ambulanten Versorgung zugelassen werden, wenn in der Region Unterversorgung für dieses Fachgebiet besteht.

Auch 44,9 % der Medizinischen Versorgungszentren sind in der Trägerschaft von Krankenhäusern, für die das eine lukrative Einnahmequelle ist. Durch die Übernahme der Verwaltungstätigkeiten durch den Krankenhausträger können in

MVZs mehr Patienten behandeln werden als durch einen Vertragsarzt. MVZs in Krankenhäusern sind auch bezüglich der Öffnungszeiten flexibler. Durch das eigene MVZ wird im Falle der Notwendigkeit zudem die stationäre Einweisung von Patienten sichergestellt (▶[P7]). Ausgabenintensive Geräte, wie z. B. CT, MRT, können vom Krankenhaus und dem MVZ gemeinsam genutzt werden, was zu einem höheren Nutzungsgrad führt und ökonomisch sinnvoll ist (▶[P4]). Für Krankenhausärzte kann durch die teilzeitige Arbeit im MVZ die Tätigkeit attraktiver gestaltet werden.

Die Errichtung von eigenen MVZs hat in der Vergangenheit zu nicht unerheblichen Spannungen zwischen Vertragsärzten und Krankenhäusern geführt. Vertragsärzte haben sich nach Ankündigung einer Neugründung eines MVZ durch ein Krankenhaus zum Teil geweigert, dem Krankenhaus Patienten zuzuweisen. Ein echter Wettbewerb (▶[P7]) findet somit zwischen den Vertragsärzten und den Krankenhäusern nicht statt, die Vertragsärzte können ihre Monopolstellung ausnutzen. Zur Vermeidung dieser Spannungen kann die Gründung eines MVZ durch ein Krankenhaus gemeinsam mit den Vertragsärzte im Sinne eines »shared decision making« erfolgen.

Leistungsart	Abrechnungsart	Leistungsfinanzierer
Ambulanzen • Institutsambulanz • Hochschulambulanzen • Psychiatrische Ambulanzen • Sozialpädiatrische	In Anlehnung an den EBM pauschaliert	Krankenkassen
Ambulante spezialfachärztliche Versorgung	In Anlehnung an den EBM pauschaliert	Krankenkassen
Prä- und poststationäre Versorgung	Verhandelte fachabteilungsspezifische tagesgleiche Pflegesätze	Krankenkassen
Ambulantes Operieren	In Anlehnung an den EBM	Krankenkassen
Heilmittel	Zwischen Krankenkassen und Berufsverbänden vereinbarte Preislisten	Krankenkassen
DMP	Pauschalen Nach Vereinbarung	Krankenkassen
Integrierte Versorgung	Pauschalen Nach Vereinbarung	Krankenkassen
Vertragsärztliche Tätigkeit • Bei Unterversorgung • Durch Ermächtigung • Beteiligung an MVZs	EBM	KV
Individuelle Gesundheitsleistungen	GOÄ	Patient

Abb. 3.2: Möglichkeiten für Krankenhäuser zur Erbringung ambulanter Leistungen.

Im Notfall kann sich jeder GKV-Versicherte an jeden Arzt wenden, die ambulante Notfallbehandlung im Krankenhaus erfolgt in den Notaufnahmen und psychiatrischen Institutsambulanzen. Diese Leistungen wird nicht im Rahmen des Sicherstellungsauftrages der KVen erbracht und daher von den Krankenkassen direkt vergütet. Die ambulante Behandlung in Hochschulambulanzen dient vor allem der Forschung und Lehre. In psychiatrischen Institutsambulanzen und sozialpädiatrischen Zentren sollen diejenigen Patienten behandelt werden, die aufgrund ihrer Erkrankung oder zu großer Entfernung zu einem entsprechenden Vertragsarzt auf die Behandlung angewiesen sind. Darüber hinaus kann eine prästationäre ambulante Behandlung zur Klärung der Notwendigkeit einer vollstationären Behandlung und zur Vervollständigung der Diagnostik erforderlich sein. Eine poststationäre ambulante Behandlung wiederum kann zur Sicherung des Behandlungserfolges notwendig sein.

Damit ein Krankenhaus diese ambulanten Leistungen erbringen kann, muss es im Krankenhausplan des Landes unter Berücksichtigung der lokalen vertragsärztlichen Situation dafür bestimmt worden sein.

Auch das ambulante Operieren wird politisch gefördert, um medizinisch nicht notwendige Krankenhausaufenthalte zu reduzieren. Der medizinisch-technische Fortschritt mit weniger invasiven Prozeduren sowie Verbesserungen in der Anästhesiologie haben den Trend zum ambulanten Operieren ermöglicht. Im Jahr 2018 wurden 9,9 % (1.856.157) aller Operationen in Krankenhäusern bei GKV-Patienten ambulant durchgeführt. Der Großteil der ambulanten Operationen in Deutschland wird jedoch außerhalb von Krankenhäusern in OP-Zentren oder in den Arztpraxen direkt durchgeführt. Für diese gibt es mobile Anästhesisten zur Durchführung und Überwachung der anästhesiologischen Verfahren oder zum Stand-by während des Eingriffs. Im »Katalog für ambulante Operationen« sind die abrechenbaren Operationen festgelegt. Für bestimmte Eingriffe wird in diesem Katalog sogar definiert, dass diese primär ambulant zu erbringen sind. Bei stationärer Leistungserbringung besteht Begründungspflicht gegenüber den Versicherungsträgern. Der Katalog für ambulante Operationen soll in Zukunft deutlich ausgeweitet werden.

3.1.2 Zahnärztliche Versorgung

Zahnärzte können analog zu den Ärzten als **Privatzahnarzt** oder als **Vertragszahnarzt** tätig werden. Im Jahr 2020 gab es 47.697 niedergelassene Zahnärzte, davon waren nahezu alle (47.279) auch Vertragszahnärzte für die Behandlung von GKV-Patienten. Vertragszahnärzte sind Mitglieder der **Kassenzahnärztlichen Vereinigungen** (**KZVen**). Die KZVen sind analog den KVen als Körperschaften des öffentlichen Rechts organisiert und haben mit dem Sicherstellungsauftrag, dem **Gewährleistungsauftrag** und der **Interessenvertretung** auch dieselben Aufgaben wie die KVen. In Analogie zur Kassenärztlichen Bundesvereinigung (KBV) gibt es auch eine **Kassenzahnärztliche Bundesvereinigung** (**KZBV**). Der Zugang zum Markt für die zahnärztliche Behandlung von GKV-Versicherten ist durch das Monopol der KZVen begrenzt. Für die zahnärztliche Behandlung von privat versicherten Patienten und Selbstzahlern gibt es in Analogie zur Gebührenordnung für Ärzte (GOÄ) eine **Gebührenordnung für Zahnärzte** (**GOZ**). Die Vergütung für GKV-Patienten erfolgt nach dem »**Bewertungsmaßstab zahnärztlicher Leistungen**« (**Bema**). Für

Zahnersatz erhalten GKV-Patienten **befundorientierte Festzuschüsse** basierend auf der Regelversorgung, d. h., Patienten mit demselben Befund bekommen denselben Zuschuss von ihrer GKV. Auf Basis einer umfangreichen Befunderhebung und Diagnostik wird vor der Behandlung ein sog. **Heil- und Kostenplan** erstellt, der die Gesamtkosten und die Höhe der Eigenbeteiligung enthält. Entscheidet sich der Patient für eine höherwertigere Versorgung als die GKV-Regelversorgung, erhöht sich die Eigenbeteiligung entsprechend. Die KZVen haben Stellen zum Einholen einer Zweitmeinung eingerichtet. Die hohen Eigenbeteiligungen haben teilweise dazu geführt, dass die Patienten die Leistungen im Sinne eines »Medizintourismus« im kostengünstigeren Ausland erbringen lassen (▶ [**P4**, **P7**]). Nach dem »Grundsatz des freien Warenverkehrs« in der EU können GKV-Patienten Leistungen auch in anderen Mitgliedsstaaten der Europäischen Union basierend auf dem Kostenerstattungsprinzip in Anspruch nehmen (▶ [**P7**]).

3.1.3 Psychotherapeutische Versorgung

Die psychotherapeutische Versorgung wird entweder von ärztlichem oder psychologischem Personal mit jeweils psychotherapeutischer Zusatzausbildung durchgeführt. Psychotherapeuten können auch Patienten zu Lasten der GKV behandeln, wenn sie als Vertragspsychotherapeuten Mitglied einer Kassenärztlichen Vereinigung sind. Patienten können diese Psychotherapeuten dann direkt aufsuchen. In Deutschland gibt es derzeit 29.731 psychologische Vertragspsychotherapeuten und 6.141 ärztliche Vertragspsychotherapeuten (Stand: 2020). Für die ambulant tätigen psychologischen Psychotherapeuten ist bekannt, dass etwa 25 Prozent von ihnen außerhalb des KV-Systems praktizieren. Vertragspsychotherapeuten rechnen entsprechend dem **Einheitlichen Bewertungsmaßstab** (**EBM**) mit den KVen ab. Bei privat Versicherten und Selbstzahlern erfolgt die Abrechnung nach **Gebührenordnung für Ärzte** (**GOÄ**). Aufgrund des Mangels an Kassensitzen für Psychotherapeuten bei gleichzeitig steigendem Bedarf nach psychotherapeutischer Behandlung können auch Psychotherapeuten ohne Kassensitz unter bestimmen Voraussetzung GKV-Patienten behandeln und die Leistungen über das Kostenerstattungsverfahren mit der jeweiligen Krankenkasse abrechnen.

Die **Psychotherapie-Richtlinie** des G-BA regelt die Durchführung der Psychotherapie zulasten der gesetzlichen Krankenkasse. Vor Beginn einer Psychotherapie werden etwa fünf probatorische Sitzungen durchgeführt, diese dienen zur Erhebung der Beschwerden des Patienten, der Wahl des Therapieverfahrens und der Abschätzung der notwendigen Therapiedauer. Anschließend wird die Kostenübernahme bei der gesetzlichen Krankenkasse beantragt. Im Falle einer Langzeittherapie muss außerdem ein Gutachten zur Begründung des Therapieantrags eingereicht werden, das von einem unabhängigen Gutachter hinsichtlich der Bewilligung oder Ablehnung durch die GKV beurteilt wird. Nach der erfolgten Bewilligung kann die Psychotherapie beginnen. Psychotherapeutische Sitzungen sind auf eine Dauer 50 Minuten pro Sitzung festgelegt. Sie können als Einzelsitzungen aber auch als Gruppensitzungen durchgeführt werden. Es gibt derzeit vier verschiedene Psychotherapieverfahren, die wissenschaftlich anerkannt und mit der

GKV abrechenbar sind: Verhaltenstherapie, tiefenpsychologisch fundierte Psychotherapie, analytische Psychotherapie und systemische Therapie. Psychotherapeuten spezialisieren sich zumeist auf ein Therapieverfahren und bieten dieses ihren Patienten an. Die bewilligten Therapiesitzungen sind nicht auf einen anderen Therapeuten übertragbar und auch ein Wechsel des Therapieverfahrens ist nicht ohne Genehmigung der Krankenkasse möglich. Neben der Durchführung der genehmigten Therapiesitzungen müssen Psychotherapeuten auch Sprechstunden zur Ersteinschätzung und Akutbehandlungen anbieten. Darüber hinaus können sie auch auf Selbstzahlerbasis andere psychotherapeutische Verfahren wie zum Beispiel die psychodynamische Psychotherapie oder die Gestalttherapie anbieten.

3.1.4 Ambulante Versorgung durch nicht-ärztliche Institutionen

Neben der ambulanten ärztlichen Versorgung gibt es in Deutschland eine Vielzahl von nicht-ärztlichen Leistungserbringern, die mit den niedergelassenen Ärztinnen und Ärzten in Zusammenarbeit und/oder unter deren Delegation medizinische Leistungen erbringen.

Heilmittel

Entgegen dem Volksmund, der unter dem Heilmittelbegriff meist alle Stoffe, Gegenstände oder Behandlungsverfahren zusammenfasst, von denen eine heilsame Wirkung auf den Patienten ausgeht, versteht man unter Heilmitteln im Sinne des SGB V medizinische Dienstleistungen, die durch einen Vertragsarzt verordnet werden und von spezialisierten Therapeuten angeboten werden dürfen. Heilmittel können nur verordnet werden, wenn der therapeutische Nutzen anerkannt ist und die in der Heilmittel-Richtlinie des G-BA aufgeführt sind. Die Heilmittel-Richtlinie umfasst den Heilmittelkatalog, der einzelnen Erkrankungsbildern die verordnungsfähigen Heilmittel mit Art und Verordnungsmenge zuordnet.
Es werden fünf verschiedene Therapieformen unterschieden:

- **Physiotherapie** (z. B. Krankengymnastik und Massage),
- **Podologie** (Versorgung des Fußes insb. bei Diabetischem Fußsyndrom)
- **Ergotherapie** (Behebung von motorischen, sensomotorischen und neurophysiologischen Störungen),
- **Logopädie** (Diagnostik, Therapie und Beratung bei Stimm-, Sprech-, Sprach-, Hör- und Schluckstörungen)
- **Ernährungstherapie** (z. B. Beratung zur Auswahl und Zubereitung von Nahrungsmitteln und zu krankheitsspezifischen Diäten, kann nur bei seltener angeborener Stoffwechselerkrankungen und Mukoviszidose verordnet werden)

Die meisten Verordnungen betreffen den Bereich der Physiotherapie. Durch den sog. **Arztvorbehalt** zahlen bei GKV-Versicherten die Krankenkassen diese Leistungen nur, wenn sie vertragsärztlich verordnet wurden. Die ärztliche Verordnung umfasst dabei zum einen die Entscheidung, *dass* eine Heilmittelleistung erbracht werden soll, und zum anderen, *welche* Heilmittelleistung dies sein soll. Allerdings wurde das nicht unkritisch gesehen, u. a. mit der Argumentation, dass die Erbringer von Heilmittelleistungen die Notwendigkeit und die Art einer Heilmittelverordnung viel besser einschätzen könnten als die Vertragsärzte. So gab es in den vergangenen Jahren bereits zwei Modellversuche zu einer sog. »Blankoverordnung«. Bei einer **Blankoverordnung** treffen Ärztinnen und Ärzte die Entscheidung, *dass* eine Behandlung vorgenommen werden muss, aber nicht, *welche* Behandlung das konkret sein soll. Die Erbringer von Heilmittelleistungen entscheiden also selbst über die richtige Therapie und deren Frequenz und Dauer. Als Ergebnis der Erkenntnisse der Modellvorhaben soll die Möglichkeit der Blankoverordnung ab Frühjahr 2022 in die Heilmittel-Richtlinie aufgenommen werden.

Es bestehen Rahmenverträge zwischen dem GKV-Spitzenverband und der Kassenärztlichen Bundesvereinigung. Die gesetzlichen Krankenkassen verhandeln direkt mit den Leistungserbringern die Preise, die Art der Versorgung und den Abrechnungsweg. Die Landesorganisationen der gesetzlichen Krankenkassen müssen den Leistungserbringern eine Abrechnungserlaubnis erteilen. Zur Vergütung sind Einzelleistungsvergütungen und Pauschalen möglich. Für privat versicherte Patienten können die Leistungserbringer die Preise frei festsetzen, weswegen einige Versicherungsunternehmen Erstattungseinschränkungen in den Versicherungsvertrag aufnehmen. Viele Heilmittelerbringer, aber insbesondere Physiotherapeuten und Ernährungstherapeuten, bieten darüber hinaus Präventionskurse zum Beispiel in Form von Rückenschule oder Yoga, aber auch Ernährungskurse zur Gewichtsreduktion an, die von den gesetzlichen Krankenkassen bei aktiver Teilnahme der Versicherten bezuschusst werden.

Soziotherapie

Die Soziotherapie (auch Sozialtherapie genannt) dient der Behandlung schwerst psychisch kranker Patienten. Sie ist indiziert, wenn Betroffene nicht selbstständig ärztliche Leistungen in Anspruch nehmen können und ohne die Soziotherapie daher ein stationärer Aufenthalt erforderlich wäre. Durch diese Therapie werden die erforderlichen ärztlichen Leistungen koordiniert und der Patient wird auf eine eigenständige Lebensführung vorbereitet. Für die Versorgung mit Soziotherapie schließen die gesetzlichen Krankenkassen Versorgungsverträge mit den Leistungserbringern (z. B. Sozialarbeiter, Sozialpädagogen) ab.

Hebammenleistungen

Jede Familie in Deutschland hat während der Schwangerschaft, der Geburt und des Wochenbetts einen Anspruch auf die Beratung und Betreuung durch eine Hebamme. Auch wenn die meisten Geburten im stationären Setting stattfinden, haben gesetzlich Krankenversicherte außerdem Anspruch auf ambulante Entbindung, die in einer von Hebammen geleiteten Einrichtung (Geburtshaus) oder als Hausgeburt durchgeführt werden kann. Eine ambulante Geburt ist nur bei regelhaftem Verlauf möglich. Bei Komplikationen muss ein Arzt hinzugezogen und eine Verlegung in ein Akutkrankenhaus veranlasst werden. Für die Vergütung von der Hebammenhilfe ist in einem Rahmenvertrag zwischen dem GKV-Spitzenverband und den Hebammenverbänden geregelt.

Häusliche Krankenpflege und ambulante Pflege

Obwohl es einige Gemeinsamkeiten gibt, sind **häusliche Krankenpflege** und **ambulante Pflege** völlig unterschiedliche Systeme. Erstere wird durch die Krankenkassen finanziert, Letztere durch die Pflegekassen. Die Akkreditierung und Verhandlung über die Pflegesätze erfolgen getrennt.

Im Rahmen der häuslichen Krankenpflege wird **medizinische Behandlungspflege**, **Grundpflege** und **hauswirtschaftliche Versorgung** erbracht. Zur medizinischen Behandlungspflege gehören beispielsweise ein Verbandswechsel und das Verabreichen von subkutanen Injektionen. Ein Beispiel für die Grundpflege ist die Körperpflege. Von spezialisierten Anbietern wird auch **Intensivpflege** erbracht, dazu zählt beispielsweise die Heimbeatmung. Die ambulante Pflege umfasst dagegen nur Grundpflege und hauswirtschaftliche Versorgung. Es gilt der Grundsatz »**ambulant vor stationär**« (▶ [P4]). Dementsprechend wird häusliche Krankenpflege verordnet, wenn dadurch eine Krankenhauseinweisung vermieden werden kann, oder nach einem stationären Aufenthalt, um den Behandlungserfolg zu sichern oder fortzuführen.

In Deutschland existierten im Jahr 2019 insgesamt 14.688 ambulante Pflegedienste, die meisten davon (66,5 %) waren in privater Trägerschaft. Häusliche Krankenpflege und ambulante Pflege werden meistens von denselben Anbietern durchgeführt, es wird aber durchaus unterschiedlich qualifiziertes Personal eingesetzt. Für GKV-Versicherte muss häusliche Krankenpflege von einem Vertragsarzt verordnet werden. Da der Sicherstellungsauftrag für die Pflege bei den Pflegekassen liegt, schließen diese Versorgungsverträge mit den Anbietern ab und vereinbaren auch eine angemessene Vergütung. Private und freigemeinnützige Anbieter werden nach dem Subsidiaritätsprinzip bevorzugt. Öffentliche Anbieter werden nur dann herangezogen, wenn die Versorgung anderweitig nicht sichergestellt ist. Es besteht Kontrahierungszwang, d. h., die Pflegekassen müssen einen Versorgungsvertrag abschließen, wenn die Einrichtung von einer ausgebildeten Pflegekraft geleitet wird, ein Qualitätsmanagementsystem implementiert hat und eine leistungsfähige wirtschaftliche Versorgung gewährleisten kann. Der Wettbewerb zwischen den Anbietern ist dadurch eingeschränkt (▶ [P7]). Es erfolgt keine zentrale Bedarfsplanung, die Kapazität wird über die Versorgungsverträge geregelt.

Die Vergütung ist abhängig von der erforderlichen Zeit und den erbrachten Einzelleistungen. Es werden auch sog. Leistungskomplexe gebildet, z. B. »kleine Körperpflege« und »Hilfe bei der Nahrungsaufnahme«. Die Einzelleistungen und die Leistungskomplexe sind mit Punktzahlen versehen. Die Multiplikation mit dem Punktwert ergibt den Wert in Euro. Allgemeine Kosten wie Fahrtkosten, Behördengänge und hauswirtschaftliche Versorgung werden mitvergütet. Vor der Leistungserbringung schließen der Leistungserbringer und der Patient einen **Pflegevertrag** ab.

Durch das Einrichten von **Pflegestützpunkten** soll die Koordination der pflegerischen Aktivitäten für den einzelnen Patienten in Zukunft verbessert werden. In diesen werden der Pflegebedürftige und seine Angehörigen beraten. Eine innovative Form der Leistungserbringung stellen **Senioren-WGs** dar, in denen die ambulanten Pflegeleistungen auch gemeinsam in Anspruch genommen werden können. Dies wird als **Pooling** der Leistungen bezeichnet.

Ambulante Rehabilitation

Nach der Definition der World Health Organization (WHO) dient die Rehabilitation dazu, behindernde und benachteiligende Umstände zu beheben bzw. zu verringern oder deren Verschlimmerung zu verhindern. Es wird die **medizinische Rehabilitation** von der **Teilhabe am Arbeitsleben** unterschieden. Die Teilhabe am Arbeitsleben dient der Eingliederung bzw. der Wiedereingliederung in die berufliche Tätigkeit. Dazu gehören beispielsweise behinderungsbedingte Umschulungsmaßnahmen. Rehabilitation wird auch zur Frühförderung behinderter oder von Behinderung bedrohter Kinder durchgeführt. Vor der Rehabilitation wird ein **Rehabilitationsplan** aufgestellt. Voraussetzungen für eine Rehabilitation sind:

- **Rehabilitationsbedürftigkeit**: Es muss ein wichtiger Grund vorliegen.
- **Rehabilitationsfähigkeit**: Der Rehabilitand muss in der Lage sein, bei den Maßnahmen aktiv mitzuwirken.
- **Positive Rehabilitationsprognose**: Der Gesundheitszustand muss prinzipiell durch die Rehabilitationsmaßnahmen verbesserungsfähig sein.

Bei der ambulanten Rehabilitation ist im Kontext der Rehabilitationsfähigkeit auch die Mobilität, die Erreichbarkeit der Einrichtung innerhalb von 45 Minuten vom Wohnort und die Sicherstellung der häuslichen Versorgung zu sehen. Eine ambulante Rehabilitation kommt daher für viele, vor allem multimorbide Patienten, nicht in Betracht.

Je nach Ursache und Konsequenz der Behinderung oder der drohenden Behinderung kommen die Rentenversicherung, die Pflegeversicherung, die Unfallversicherung und die Krankenversicherung als Leistungsfinanzierer in Betracht. Es gelten dabei die Prinzipien »**Reha vor Rente**« und »**Reha vor Pflege**«. Die Rehabilitation erfolgt auf Antrag des Rehabilitanden. Sie kann wegen einer chronischen Erkrankung oder nach einem akutstationären Aufenthalt notwendig werden. Da in der Vergangenheit oftmals Probleme bezüglich der ungeklärten Zuständigkeit des Leistungsfinanzierers mit einer erheblichen Verzögerung des Antrages bestanden, haben die unterschiedlichen Versicherungsträger eine gemeinsame Servicestelle, die **Bundesarbeitsgemeinschaft Rehabilitation** (**BAR**) eingerichtet. Der Antrag muss innerhalb von zwei Wochen an den zuständigen Leistungsfinanzierer weitergeleitet werden und wird dort vom medizinischen Dienst überprüft. Im Bereich der gesetzlichen Krankenversicherung als Leistungsfinanzierer darf die Verordnung nur von einem speziell geschulten Vertragsarzt ausgestellt werden. Bei der gesetzlichen Unfallversicherung wird das gesamte Fallmanagement ohnehin von einem speziell autorisierten D-Arzt durchgeführt. Die Abrechnung der Einrichtungen erfolgt für gesetzlich Versicherte nach dem Sachleistungsprinzip direkt mit den Leistungsfinanzierern. Werden im Rahmen der sog. **trägerübergreifenden Rehabilitation** mehrere Leistungen von unterschiedlichen Versicherungsträgern gewährt, kann anstelle der Sachleistung auch ein **persönliches Budget** gewährt werden. Der Rehabilitand kann flexibel über das Budget für die Leistungserbringung verfügen. Rehabilitation soll gemäß dem Prinzip »**ambulant vor stationär**« primär ambulant durchgeführt werden. Im Jahr 2007 sind Rehabilitationen zu Pflichtleistungen in der gesetzlichen Krankenversicherung geworden. Seither ist eine steigende Nachfrage nach ambulanten Rehaleistungen zu verzeichnen. Ambulante Rehabilitationsleistungen werden noch hauptsächlich von stationären Rehabilitationskliniken erbracht. Da sich Rehabilitationskliniken oftmals in landschaftlich reizvollen Gebieten befinden, ist die ambulante Rehabilitation in Ballungsgebieten schwerer möglich als in den Einzugsgebieten der ländlichen Kliniken. Die Akutkrankenhäuser drängen daher in diesen Markt und bieten zur Umsatzmaximierung (▶[P4]) auch zunehmend ambulante Rehabilitationsleistungen an. In Ballungszentren wurden aber zum Teil auch schon eigenständige ambulante Rehabilitationszentren gegründet.

Rettungsdienst und Krankentransport

Die Erstversorgung im Notfall und der Transport in das Krankenhaus werden in Deutschland von einem hochqualifizierten Rettungswesen durchgeführt. Es sind Notärzte, d. h. Ärztinnen und Ärzte mit dem Fachkundenachweis Rettungsdienst, sowie Rettungsassistenten und -sanitäter tätig. In Deutschland wird bereits am Notfallort eine qualitativ hochwertige Versorgung gewährleistet. Dieses System wird als »**stay and play**« bezeichnet. Deutschland unterscheidet sich damit von vielen anderen Industrienationen, wie z. B. den USA oder dem Vereinigten Königreich, in denen der Patient ausschließlich von nicht-ärztlichem Personal (Paramedics) mehr oder weniger eingesammelt und so schnell wie möglich ins Krankenhaus gebracht wird. Dieses System wird als »**scoop and run**« bezeichnet.

Es gibt den bodengebundenen und den Luftrettungsdienst. Es werden folgende bodengebundene Transport- und Luftrettungsmittel unterschieden:

- **Notarztwagen** (NAW): Qualitativ hochwertig ausgestattete Fahrzeuge zum Transport von Patienten mit Einschränkung der lebensnotwendigen Funktionen (Vitalfunktionen) in notärztlicher Begleitung
- **Rettungshubschrauber** (RTH): Dieser ist mit einem Notarzt besetzt und kann Patienten transportieren. Er wird wie ein Notarztwagen eingesetzt.
- **Rettungswagen** (RTW): Qualitativ hochwertig ausgestattete Fahrzeuge zum Transport von Patienten, bei denen die Vitalfunktionen nicht eingeschränkt sind. Er ist in erster Linie mit nichtärztlichem Personal besetzt.
- **Notarzteinsatzfahrzeug** (NEF): Es handelt sich um einen PKW mit Notfallausrüstung, mit dem der Notarzt zum Einsatzort gefahren wird und dort eine Erstversorgung übernehmen kann. Der Patient wird dann mit einem RTW zum

Krankenhaus transportiert. Durch die Begleitung des Patienten durch den Notarzt in dem RTW wird er per definitionem zum NAW.
- **Intensivtransportwagen** (ITW): Mit diesem werden Intensivpatienten zwischen Krankenhäusern transportiert, z. B. Brandverletzte aus einem erstversorgenden Krankenhaus in ein Spezialklinikum.
- **Intensivtransporthubschrauber** (ITH): Der ITH wird wie ein ITW eingesetzt.
- **Krankentransportwagen** (KTW): Dieser wird ausschließlich für den Transport von Nicht-Notfallpatienten eingesetzt, also z. B. bei Verlegung zwischen Krankenhäusern.

Als **Primäreinsatz** bezeichnet man das Rufen zu einem Notfall, der **Sekundäreinsatz** ist ein Einsatz für eine Verlegung zwischen zwei Einrichtungen. Der Rettungsdienst darf nicht mit dem Bereitschaftsdienst der Kassenärztlichen Vereinigungen verwechselt werden, durch den die hausärztliche Versorgung außerhalb der üblichen Sprechzeiten gewährleistet werden soll. Die Verantwortung für den Rettungsdienst liegt bei den Bundesländern, was dazu führt, dass die Organisation lokale Unterschiede aufweist. Träger des Rettungsdienstes sind die öffentlichen Gebietskörperschaften, also die Stadt- oder Kreisverwaltungen, die den Rettungsdienst oftmals durch die Feuerwehren durchführen lassen. Zum Teil wird diese Aufgabe nach dem Subsidiaritätsprinzip auch auf freigemeinnützige Hilfsorganisationen, wie das Deutsche Rote Kreuz, den Arbeiter-Samariter-Bund, die Malteser oder die Johanniter, und auf private Anbieter übertragen. Notarztwagen sind meist an Kliniken stationiert, die auch die Notärzte zur Verfügung stellen. Der Luftrettungsdienst wird zum Beispiel vom ADAC, der DRF Luftrettung, der Johanniter Luftrettung und von der Bundeswehr (SAR) durchgeführt. An der Wasserrettung sind unter anderem die Wasserwacht, die Deutsche Lebensrettungsgesellschaft und die Deutsche Gesellschaft zur Rettung Schiffsbrüchiger beteiligt. Für die Rettung im Gebirge (Mittelgebirge und Alpen) gibt es eine spezialisierte Bergwacht.

Der Krankentransport wird meistens von privaten Unternehmen erbracht. Die Einsätze werden durch Pauschalen vergütet. Die Tarife werden durch die Satzung der Träger festgelegt und sind sehr unterschiedlich, was ein erhebliches Einsparpotenzial (▶ [P4]) aufzeigt. Krankentransporte zu ambulanten Leistungserbringern werden von der gesetzlichen Krankenversicherung nur noch in Ausnahmefällen gezahlt, z. B. der Transport zur Dialyse, zur Chemotherapie oder bei ambulanten Operationen. Der größte Kostenblock in diesem Komplex ist das flächendeckende und jederzeit verfügbare Bereithalten der Infrastruktur wie Fahrzeuge und Personal, also die Fixkosten. Die variablen Kosten, also die eingesetzten Verbrauchsmittel wie Arzneimittel, Verbandmittel etc., machen den geringsten Anteil aus.

3.2 Stationäre Versorgung

Ein stationärer Aufenthalt ist erforderlich, wenn der Patient aufgrund der Art und Schwere der Erkrankung nicht ambulant behandelt bzw. begleitet werden kann. Bei der **vollstationären Behandlung** ist der Patient rund um die Uhr stationär untergebracht, bei der **teilstationären Behandlung** partiell, z. B. nachts im Rahmen einer psychiatrischen Behandlung oder zur Dialyse. Die stationäre Versorgung von Patienten wird in Akutkrankenhäusern, Rehabilitationskliniken, Pflegeheimen und Hospizen erbracht.

3.2.1 Akutkrankenhäuser

Die Akutkrankenhäuser beanspruchen die meisten Ressourcen im Gesundheitswesen (▶ Abb. 1.2) und sind mit rund 1,17 Mio. Beschäftigten dessen größter Wirtschaftszweig. Im Vordergrund stehen die Erkennung, Heilung und Linderung von Beschwerden und die Geburtshilfe.

Krankenhäuser stehen fachlich-medizinisch unter ständiger ärztlicher Leitung, haben jederzeit ärztliches, pflegerisches und medizin-technisches Personal verfügbar und können Patienten unterbringen und verpflegen. Nach dem Grundsatz »**ambulant vor stationär**« (▶ [P4]) kommt eine stationäre Behandlung nur in Betracht, wenn aufgrund der Art und Schwere der Erkrankung oder des Umfangs der Leistung eine ambulante Behandlung nicht möglich ist. Für GKV-Patienten ist eine Selbsteinweisung nur in Notfällen möglich, für elektive Leistungen ist eine vertragsärztliche Verordnung notwendig. GKV-Patienten dürfen nur in ein für die GKV-Behandlung zugelassenes Krankenhaus eingewiesen werden; der Wettbewerb zwischen den Leistungsanbietern ist dadurch eingeschränkt (▶ [P7]). Wählt der Patient ein anderes als in der Verordnung festgelegtes Krankenhaus, muss er möglicherweise entstehende Mehrkosten selbst bezahlen. Abhängig vom Versicherungsvertrag können privat versicherte Patienten eine freie Krankenhauswahl haben.

Krankenhäuser können nach den vier Merkmalen Spezialisierung, Trägerschaft, Versorgungsstufe und Zulassung für GKV-Patienten unterschieden werden (▶ Abb. 3.3).
Allgemeine Krankenhäuser dienen der generellen Krankenversorgung, **Fachkrankenhäuser** ausschließlich der Behandlung eines speziellen Krankheitsbildes oder einer Gruppe von ähnlichen Krankheitsbildern; beispielsweise gibt es Rheumakliniken, Herz- und Gefäßkliniken, Lungenkliniken oder auch Suchtkliniken.

Allgemeine Krankenhäuser können nach dem Grad des Leistungsangebots, d. h. nach der **Versorgungsstufe,** weiter unterteilt werden. Häuser der **Grund- und Regelversorgung** verfügen über die Fächer Chirurgie und Innere Medizin und meistens noch über ein weiteres Fach, z. B. Gynäkologie/Geburtshilfe. Sie sind flächendeckend vorhanden und stellen die akutstationäre Basisversorgung der Bevölkerung sicher. Häuser der **Schwerpunktversorgung,** in manchen

Bundesländern werden sie auch Häuser der **Zentralversorgung** genannt, bieten Subdisziplinen der Inneren Medizin (z. B. Kardiologie, Nephrologie, Pulmologie, Angiologie) und der Chirurgie (Allgemein- und Viszeralchirurgie, Unfallchirurgie) an. Darüber hinaus verfügen sie über weitere Fächer wie Neurologie, Pädiatrie, Ophthalmologie und andere. Ihr Einzugsgebiet ist regional. In Häusern der **Maximalversorgung** wird ein breites Spektrum der Medizin angeboten und die modernsten Diagnose- und Therapieverfahren sind hier in der Regel zuerst verfügbar. Das Einzugsgebiet ist überregional. Universitätskliniken gehören zu dieser Kategorie. Ihnen und anderen Maximalversorgern ist meistens die Behandlung von seltenen Erkrankungen vorbehalten. Für einen jungen Assistenzarzt kann eine Ausbildung in einem kleineren Haus, d. h. der Grund- und Regelversorgung, sehr interessant sein, da das Krankheitsspektrum äußerst breit ist. Als Internist muss man beispielsweise auch neurologische Fälle mitbehandeln und man kann schnell Verantwortung übernehmen.

Spezialisierung
- Allgemeine Krankenhäuser
- Fachkrankenhäuser
  - Neurologie
  - Psychiatrie
  - Lungenerkrankungen

Trägerschaft
- Öffentlich
- Freigemeinnützig
- Privat

Versorgungsstufe
- Grund- und Regelversorgung
- Schwerpunktversorgung
- Maximalversorgung

Zulassung für GKV-Patienten
- Plankrankenhäuser (aufgenommen in Landeskrankenhausplan)
- Hochschulkliniken
- Krankenhäuser mit Versorgungsvertrag mit den Krankenkassen
- Privatkliniken ohne Zulassung für GKV-Patienten (nur Selbstzahler)

Abb. 3.3: Unterscheidungsmerkmale von Krankenhäusern.

Krankenhäuser im Eigentum der Kommunen und der Bundesländer sind **öffentlich** (▶ Abb. 3.4). Das gilt auch für solche, die im Eigentum des Bundes sind, wie beispielsweise Bundeswehrkrankenhäuser, die im Übrigen allen Patienten (nicht nur Angehörigen der Bundeswehr) für die Versorgung zur Verfügung stehen

3.2 Stationäre Versorgung

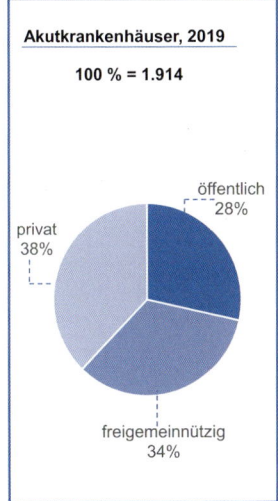
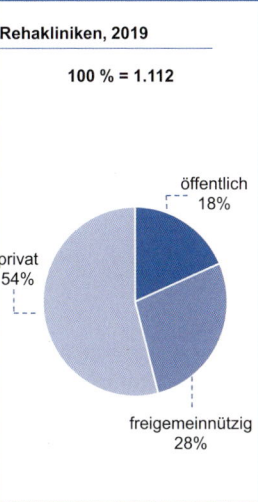
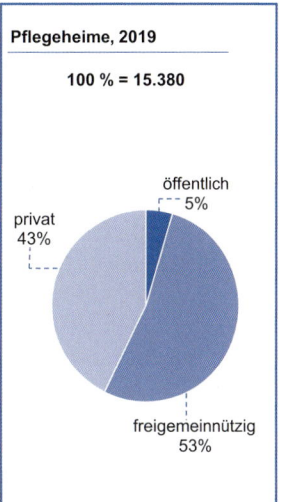

Abb. 3.4: Anzahl der stationären Einrichtungen nach der Trägerschaft. Die dominierende Trägerschaft der stationären Einrichtungen ist in den verschiedenen Sektoren unterschiedlich (Quelle: nach Statistisches Bundesamt, Gesundheitsberichterstattung des Bundes 2019).

Der Marburger Bund sieht sich als Interessengemeinschaft und Gewerkschaft der in öffentlichen Krankenhäusern arbeitenden Ärztinnen und Ärzte. Er handelt entsprechende Tarifverträge aus, die sich zwischen Universitätskliniken und nicht-universitären Einrichtungen unterscheiden. Es gibt aber auch Krankenhäuser in öffentlichem Eigentum, die von privaten Klinikketten wie Asklepios oder Sana betrieben werden. Es bestehen dann sog. **Managementverträge**.

Krankenhäuser, die die erwirtschafteten Gewinne wieder in den Krankenhausbetrieb investieren und über eine entsprechende steuerrechtliche Anerkennung verfügen, sind **freigemeinnützig**. Die meisten Akutkrankenhäuser in Deutschland sind freigemeinnützig (▶ Abb. 3.4). Sie sind meist in kirchlichem Eigentum oder im Eigentum freier Wohlfahrtsverbände und genießen bestimmte Vorteile bei der Besteuerung. Es gelten dort andere Tarifverträge als für den öffentlichen Bereich und ein eingeschränktes Mitbestimmungsrecht für die Mitarbeiter.

Krankenhäuser, die die Gewinne an die Anteilseigner ausschütten, sind **privat**. Es handelt sich um einzelne Krankenhäuser oder um Einrichtungen der großen Klinikketten wie Helios, Asklepios, Rhön oder Sana. Aufgrund der oftmals defizitären Lage der öffentlichen Krankenhäuser und der jeweils tragenden Gebietskörperschaften (Kommunen) sind in den letzten Jahren vermehrt Krankenhäuser privatisiert worden, was als **Privatisierungswelle** bezeichnet wird. In den öffentlichen Kliniken ist häufig nicht sehr viel betriebswirtschaftliches Wissen vorhanden, weswegen oft auch von »**Verwaltungswirtschaft**« gesprochen wird. Das Bundeskartellamt überprüft die Übernahmen, um zu verhindern, dass der ohnehin geringe Wettbewerb (▶ [P7]) zwischen den Akutkrankenhäusern noch weiter eingeschränkt wird. In Hamburg hat das Bundeskartellamt dem Klinikkonzern Asklepios die

Übernahme eines Krankenhauses aufgrund der Befürchtung von zu hoher Marktmacht untersagt. Gemessen an der Bettenzahl haben die privaten Klinikketten aber immer noch einen geringen Marktanteil, da von den privaten Anbietern oftmals kleinere Häuser der Grund- und Regelversorgung und der Schwerpunktversorgung betrieben werden. Sie übernehmen meist kleine und mittelgroße Häuser, sind aber auch an dem Markt für Maximalversorgung sehr interessiert. Mit dem Universitätsklinikum Gießen/Marburg befindet sich bereits die erste Klinik einer universitären Einrichtung im Eigentum einer privaten Aktiengesellschaft, der Rhön-Klinikum AG. Umgekehrt betreibt der deutsche Klinikkonzern Asklepios Kliniken in den USA (Kalifornien) und Griechenland. Auch im Krankenhausbereich findet also eine gewisse Internationalisierung (Globalisierung) statt. Private Klinikketten restrukturieren die Kliniken nach der Übernahme meistens rigoros. Ein zentraler Einkauf mit entsprechenden Mengenrabatten, ein straffes Management und die Optimierung von Prozessen führen die vormals meist defizitären Betriebe in kurzer Zeit in die Gewinnzone. Durch entsprechendes Kapital können auch bauliche Veränderungen vorgenommen werden, die wiederum die Abläufe optimieren und damit die Betriebskosten senken können (▶ [**P4**]).

Der Sicherstellungsauftrag für die akutstationäre Versorgung liegt bei den Bundesländern. Diese führen idealerweise jährlich eine **Bedarfsplanung** anhand der Bevölkerungszahl und der geschätzten Inanspruchnahme durch. Basierend auf dieser Bedarfsplanung werden Krankenhäuser unter Angabe der Fachabteilung und der Bettenzahl in dem **Landeskrankenhausplan** aufgenommen. Sie werden dann als **Plankrankenhäuser** bezeichnet. Diese sind automatisch zur Behandlung von GKV-Versicherten zugelassen: Die Krankenkassen müssen mit den Plankrankenhäusern Versorgungsverträge abschließen, es besteht also **Kontrahierungszwang**. Das Gleiche gilt für Universitätskliniken, die in dem **Landeshochschulplan** aufgenommen sind. Daneben können die Krankenkassen Verträge mit Krankenhäusern außerhalb dieser Pläne abschließen, es handelt sich dann um sog. **Vertragskrankenhäuser**. Reine **Privatkliniken** sind nicht zur Behandlung von GKV-Patienten zugelassen. Es sind meist sehr fokussierte Krankenhäuser, z. B. Kliniken für ästhetische Chirurgie. Insgesamt ist also der Markt für akutstationäre Leistungen sehr durch staatliche Reglementierungen geprägt und mit wenigen Möglichkeiten zum Wettbewerb (▶ [**P7**]) zwischen den Krankenhäusern.

Die Interessen der Akutkrankenhäuser werden auf der Ebene der Bundesländer durch die **Landeskrankenhausgesellschaften** und auf der Bundesebene durch die **Deutsche Krankenhausgesellschaft** (**DKG**) vertreten. Es handelt sich bei diesen um eingetragene Vereine. Die Landeskrankenhausgesellschaften schließen für alle Krankenhäuser verbindliche Verträge mit den Verbänden der Krankenkassen über die Krankenhausbehandlung, die Wirtschaftlichkeitsprüfung, den Notdienst und das Belegarztwesen ab. Die Deutsche Krankenhausgesellschaft ist durch den Sitz im Gemeinsamen Bundesausschuss (G-BA) – dem Selbstverwaltungsorgan in der gesetzlichen Krankenversicherung – an der Ausgestaltung des Leistungskataloges für gesetzlich Krankenversicherte beteiligt.

In Deutschland werden die Akutkrankenhäuser **dual finanziert** (**duale Finanzierung**). Die Investitionskosten werden von den Bundesländern getragen, die Betriebskosten von den Leistungsfinanzierern. Zu den Investitionskosten zählen die

Kosten für die Errichtung und Erstausstattung, für Neu- und Umbauten sowie für Gebrauchsgüter wie z. B. medizin-technische Geräte mit einer Nutzungsdauer von mindestens drei Jahren oder Anlagegüter wie z. B. Notstromsysteme. Für kleinere Anschaffungen erhalten die Krankenhäuser von den Bundesländern im Rahmen der **Pauschalförderung** jährliche Pauschalen, über die die Krankenhäuser frei verfügen können. Für größere Investitionen, wie z. B. die Anschaffung eines CT- oder MRT-Geräts oder einen Gebäudeneubau, werden auf Antrag **Einzelförderungen** gewährt. Das Stellen und Bearbeiten der Anträge für Einzelförderungen ist für Antragssteller und Antragsbearbeiter mit einem hohen administrativen Aufwand verbunden und hat in der Vergangenheit oftmals sehr viel Zeit beansprucht.

Dass die Bundesländer die Investitionskosten tragen, ergibt sich durch den Sicherstellungsauftrag für die akutstationäre Versorgung. Die Ausgaben der Bundesländer für Investitionen betrugen im Jahr 2018 insgesamt rund 3,04 Mrd. Euro. Die Höhe der Zahlungen variiert zwischen den Bundesländern erheblich und ist in den letzten Jahren eher gesunken. Dieser Gesamtbetrag reicht nicht aus, um die notwendigen Investitionen zu tätigen. Nach Schätzungen der Deutschen Krankenhausgesellschaft wurden in den letzten Jahren 30 Mrd. Euro zu wenig in die Krankenhäuser investiert. Dies wird als **Investitionsstau** bezeichnet. Das Unterlassen von Investitionen kann dazu führen, dass die Betriebskosten unnötig hoch sind, weil beispielsweise die räumlichen Gegebenheiten suboptimal sind. Darunter leiden die Prozesse der Versorgung, z. B. durch zu lange Wege zum OP, wie auch die Qualität der Versorgung. Dies führt neuerdings dazu, dass sich Krankenhäuser oftmals Kapital auf andere Art und Weise verschaffen. Dies geschieht durch die Aufnahme von Krediten, Kooperationen mit privaten Investoren (**Public Private Partnership, PPP**) und den Verkauf der Einrichtung an private Klinikketten. Bevor Banken den Krankenhäusern Kredite gewähren, werden diese zunehmend bezüglich der Wirtschaftlichkeit, insbesondere auf deren Bonität, und damit auch in Bezug auf das Kreditausfallrisiko überprüft. Dies wird als Rating bezeichnet.

Zur Erbringung der Leistungen wird zwischen dem Leistungsempfänger, d. h. dem Patienten, und dem Leistungserbringer, d. h. dem Krankenhausträger, ein **Krankenhausbehandlungsvertrag** abgeschlossen. Bei den Leistungen der Krankenhäuser werden **allgemeine Krankenhausleistungen** von **Wahlleistungen** unterschieden. Bei den allgemeinen Krankenhausleistungen handelt es sich um die medizinische Basisversorgung, also um die Regelleistungen. Bei den Wahlleistungen werden **wahlärztliche Leistungen** und **Unterkunfts-Wahlleistungen** unterschieden. Die wahlärztlichen Leistungen umfassen die Behandlung durch den Chefarzt, die Unterkunfts-Wahlleistungen beinhalten die Unterbringung in einem Zwei- oder Einbettzimmer. Die Wartezeiten für GKV-Patienten für einen planbaren Eingriff sind nachweislich länger als für privat Versicherte. Dennoch ist die Wartezeit im internationalen Vergleich in Deutschland insgesamt sehr gering.

Die Verweildauer in deutschen Akutkrankenhäusern ist dagegen im internationalen Vergleich relativ hoch, wenn auch seit Jahren rückläufig. Gleichzeitig ist in den letzten Jahren die Behandlungsfallzahl leicht angestiegen. In der Summe sind die Behandlungstage jedoch gesunken. Die Anzahl der Betten wurde aber nicht in gleichem Maße reduziert, da die Investitionszahlungen der Länder zum Teil an die Anzahl der vorgehaltenen Betten gekoppelt sind. Diese Kopplung ist ein Anreiz

(▶ [P8]) für Krankenhäuser, möglichst viele Betten vorzuhalten und diese auch im Landeskrankenhausplan berücksichtigen zu lassen. Die durchschnittliche Bettenauslastung in Deutschland ist über die letzten Jahrzehnte kontinuierlich bis auf 76,6 % im Jahr 2019 gesunken. In den Jahren 2020 und 2021 hat sich die Bettenauslastung im Zuge der Covid-19 Pandemie durch die zeitweise Umstellung auf den Notbetrieb deutlich auf 67,1 % bzw. 63,9 % reduziert. Der Betrieb auf der Normalstation wurde zur Entlastung der Kapazitäten auf den Intensivstationen so weit wie möglich reduziert. Die Auslastung der Intensivstationen war ein wichtiger Indikator zur Beurteilung der Belastung des Gesundheitssystems. Dabei wurde deutlich, dass die Auslastung der Intensivstationen weniger von freien Intensivbetten und Beatmungsgeräten an sich abhängig ist. Entscheidend für die Auslastung ist vielmehr das verfügbare ärztliche und pflegerische Personal, das in der Lage ist, die freien Betten auch zu betreiben und die aufwendige Behandlung der Erkrankten zu gewährleisten. Unabhängig davon müssen Krankenhäuser aber immer eine Notfallreserve an Betten vorhalten, um diese bei solchen – wenig vorhersagbaren – Ereignisse wie Pandemien oder Großschadensereignissen kurzfristig in Betrieb nehmen zu können.

Die allgemeinen Krankenhausleistungen werden durch Fallpauschalen basierend auf dem Deutschen Fallpauschalensystem vergütet, welches auch »G-DRG-System« (German Diagnosis Related Groups) genannt wird. Nach dem Krankenhausgesetz (KHG) müssen die Nutzungsentgelte für alle Benutzer einheitlich berechnet werden. Die DRG-Systematik gilt damit sowohl für gesetzlich als auch für privat versicherte Patienten. An den Vergütungs- und Budgetverhandlungen zwischen den Krankenhäusern und den Leistungsfinanzierern ist daher neben den Landesverbänden der gesetzlichen Krankenkassen auch der PKV-Bundesverband beteiligt. Die Wahlleistungen werden entweder von der privaten Krankenversicherung im Rahmen einer Krankheitskostenvollversicherung oder einer Zusatzversicherung für GKV-Patienten erstattet. Sie können auch von GKV-Patienten ohne Zusatzversicherung auf Wunsch in Anspruch genommen werden – müssen dann aber selbst bezahlt werden.

Vor der Einführung des DRG-Systems im Jahr 2004 basierte die Vergütung der Leistungen auf Tagessätzen. Es bestand für Krankenhäuser ein ökonomischer Anreiz (▶ [P8]), die Verweildauer zu verlängern. Daher wurden in der Vergangenheit Patienten oftmals erst am Montag entlassen, auch wenn es von der medizinischen Perspektive aus bereits am Freitag möglich gewesen wäre. Da über das Wochenende üblicherweise auch das Leistungsspektrum eines Krankenhauses eingeschränkt ist (z. B. keine Chefarztvisite, eingeschränkte Heilmittelerbringung), waren auch die Versorgungskosten für die Patienten geringer, womit von den zusätzlichen Erlösen mehr übrigblieb. Bei den heute angewendeten Fallpauschalen besteht dagegen ein Anreiz (▶ [P8]), den Patienten so früh wie möglich zu entlassen (▶ [P4]), da das Krankenhaus für Patienten mit denselben Erkrankungen innerhalb eines Verweildauerintervalls immer denselben Preis erzielt, unabhängig davon, wie lange der Patient im Krankenhaus verweilt. Unter DRG-Bedingungen wird der Patient also eher am Freitag entlassen. Die sog. **Fallzusammenführung** wurde dahingegen als Anreiz (▶ [P8]) eingeführt, den Patienten nicht zu früh zu entlassen: Es kann dabei nur eine Fallpauschale durch das Krankenhaus abgerechnet werden, wenn der Patient aufgrund einer Komplikation nach der Entlassung erneut aufgenommen werden muss. Eine medizinisch nicht indizierte Entlassung wird als »**blutige Ent-**

lassung« bezeichnet und die Wiederaufnahme infolge einer Komplikation als »**Drehtüreffekt**«. Bereits vor der Einführung der DRG-Fallpauschalen ist die durchschnittliche Verweildauer von akutstationären Patienten in Deutschland erheblich gesunken. Dieser Trend wurde seit der verbindlichen DRG-Einführung fortgesetzt, aber nicht weiter beschleunigt. Da das Budget für die stationäre Behandlung im GKV-Bereich gedeckelt und an die Entwicklung der Grundlohnsumme gekoppelt ist, hat die DRG-Einführung nicht zu einer Kostenersparnis für die Leistungsfinanzierer geführt. Die Krankenhäuser konnten aber ihre Abläufe aufgrund der gestiegenen Transparenz der Kostenstrukturen verbessern (▶ [**P4**]).

Die abrechenbaren DRGs sind in dem bundeseinheitlichen **Fallpauschalenkatalog** enthalten, der jährlich aktualisiert wird. Im Jahr 2021 existieren in Deutschland insgesamt 1.275 unterschiedliche DRGs – also faktisch 1.275 unterschiedlich mögliche Pauschalzahlungen für einen Behandlungsfall. Damit ist das deutsche DRG-System, was die Anzahl der DRGs angeht, weltweit an der Spitze. Das DRG-System wurde in den 1970er Jahren in den USA entwickelt und später in vielen anderen Staaten der Welt (z. B. England, Australien, Schweiz, China, Thailand) adaptiert. Die Ursprungsversion des deutschen DRG-Systems basiert auf dem australischen DRG-System. Es wird seitdem vom Institut für das Entgeltsystem im Krankenhaus (**InEK**) kontinuierlich weiterentwickelt. Dazu liefern rund 292 Krankenhäuser (Stand: 2020) in Deutschland dem InEK die Daten ihrer internen Kostenrechnungen, auf deren Basis das InEK die abrechenbaren DRGs zusammenstellt und den Ressourcenverbrauch berücksichtigt. Diese sog. **Kalkulationskrankenhäuser** führen ihre interne Kostenkalkulation nach den Vorgaben des InEK durch, damit die Datenerhebung bundesweit einheitlich erfolgt.

In DRGs werden medizinisch ähnliche Fälle mit einem vergleichbaren Ressourcenverbrauch zusammengefasst. Es handelt sich um eine **Mischkalkulation**. Dies sei an einem Beispiel illustriert: Für einen Patienten entstehen dem Krankenhaus höhere Kosten, die es durch den Leistungsfinanzierer nicht erstattet bekommt. Mit einem anderen Patienten mit derselben DRG macht es dafür einen hohen Gewinn. In der Summe sind die Kosten und Erlöse der Fälle einer DRG ausgeglichen. Das gilt insbesondere dann, wenn möglichst viele ähnliche Fälle behandelt werden (Gesetz der großen Zahlen). Die Einführung der DRGs setzt damit auch Anreize zur Spezialisierung auf bestimmte Patientengruppen (▶ [**P8**]).

Aber wie bestimmt sich, welche DRG einem Patienten zugeordnet wird? Für die Festlegung der DRG sind die Diagnosen des Patienten und die durchgeführten Prozeduren notwendig. Das geschieht mittel Diagnosecodes und mit sog. Operations- und Prozedurschlüsseln (OPS). Die behandelnden Ärztinnen und Ärzte kennen die Diagnosen und die am Patienten durchgeführten Prozeduren am besten. Sie sind daher für die **Kodierung** verantwortlich. Ärzte empfinden das Kodieren von Diagnosen und Prozeduren oftmals als lästig, es ist ja auch zeitaufwendig. Eine zeitnahe Kodierung ist aber unerlässlich, da das Weglassen von Diagnosen unerwünschte finanzielle Folgen haben könnte. Es ist im Interesse des Krankenhauses, dass alle relevanten Diagnosen und durchgeführten Prozeduren adäquat kodiert werden. Außerdem ermöglicht die zeitnahe Kodierung dem behandelnden Arzt noch einmal das kritische Hinterfragen des medizinischen Vorgehens und leistet somit einen Beitrag zum Qualitätsmanagement. Vor dem Einreichen der Unterlagen bei der Krankenkasse bei gesetzlich versicherten Patienten und vor dem Stellen der Rechnung bei privat versicherten Patienten werden die Fälle meistens nochmals von einem **Medizincontroller** überprüft. Zum Teil wird das Kodieren auf der Station auch von speziell geschulten **Kodierfachkräften** übernommen. Die Hauptverantwortung bleibt aber – auch rechtlich gesehen – bei den behandelnden Ärztinnen und Ärzten.

Die **Diagnosen** des Patienten werden nach dem internationalen System der WHO »**ICD-10**« klassifiziert. Für Deutschland gibt es eine »German Modification«, die ICD-10-GM. Für onkologische Erkrankungen gibt es die Spezialversion »**ICD-O-3**«. Zu den Diagnosen gehören auch Komplikationen während des stationären Aufenthalts, wie z. B. eine Wundinfektion nach einer Operation. Abrechnungstechnisch dürfen nur diejenigen Diagnosen kodiert werden, die **aufwandsrelevant** sind. So sind z. B. eine Fehlsichtigkeit oder eine Skoliose häufige Diagnosen bei Patienten, bei einem stationären Aufenthalt allerdings selten aufwandsrelevant. Für jeden stationären Aufenthalt gibt es eine **Hauptdiagnose**, alle anderen Diagnosen sind **Nebendiagnosen**. Hauptdiagnose ist diejenige, die hauptsächlich für die Veranlassung des stationären Aufenthaltes verantwortlich gewesen ist. Sie kann oftmals erst am Ende des Aufenthalts endgültig festgelegt werden bzw. sogar erst danach, wenn auf manche Befunde, wie z. B. Histologie, noch gewartet werden muss. Es handelt sich also nicht notwendigerweise um die **Aufnahmediagnose**. Im Gegensatz zu manchen anderen Ländern ist die Hauptdiagnose in Deutschland auch nicht zwingend die Diagnose, die den höchsten Ressourcenaufwand verursacht. **Prozeduren** werden nach dem deutschen »**Operationen- und Prozedurenschlüssel**« (**OPS**) verschlüsselt. Es handelt sich bei ihnen um:

- Diagnostische Maßnahmen (z. B. Biopsien)
- Bildgebende Verfahren (z. B. CT, MRT, Ultraschall)
- Operationen
- Gabe von Arzneimitteln
- Nichtoperative therapeutische Maßnahmen (z. B. Reposition einer Fraktur)
- Ergänzende Maßnahmen (z. B. Psychotherapie)

Für die Ermittlung der DRG gibt es die vom InEK zertifizierte sog. »**Grouper**«-Software. Mit dieser können auch die Diagnosen und Prozeduren kodiert werden. An weiteren Daten benötigt die Software noch das Alter des Patienten, in der Neonatologie das Aufnahmegewicht, bei künstlicher Beatmung deren Dauer und die Verweildauer im Krankenhaus. Der Weg von den Patientendaten bis zu der entsprechenden DRG für den Patienten ist in der ▶ Abb. 3.5 zusammengefasst.

Anhand der Hauptdiagnose wird der Fall zunächst einer »**Major Diagnosis Category**« (**MDC**) zugeordnet, die durch das betroffene Organsystem der Hauptdiagnose festgelegt wird. Es handelt sich also um eine Obergruppe innerhalb der DRG-Systematik. Anhand der kodierten Prozeduren und Nebendiagnosen erfolgt dann die Zuordnung zu einer »**Basis-DRG**«. Diese sind keine endgültigen DRGs. Mehrere DRGs können dieselbe Basis-DRG haben. In der sog. »**Heidelberger Liste**« sind die Basis-DRGs dargestellt. Die finale DRG wird durch Würdigung aller Diagnosen und Prozeduren festgelegt. Die Nebendiagnosen werden nach ihrer Schwere in fünf Stufen gewichtet, die als »**Comorbidity and Complications Complexity Level**«

(**CCL**) bezeichnet werden. Die Summe der gewichteten einzelnen Nebendiagnosen ergibt das »**Patient Comorbidity and Complication Complexity Level**« (**PCCL**).

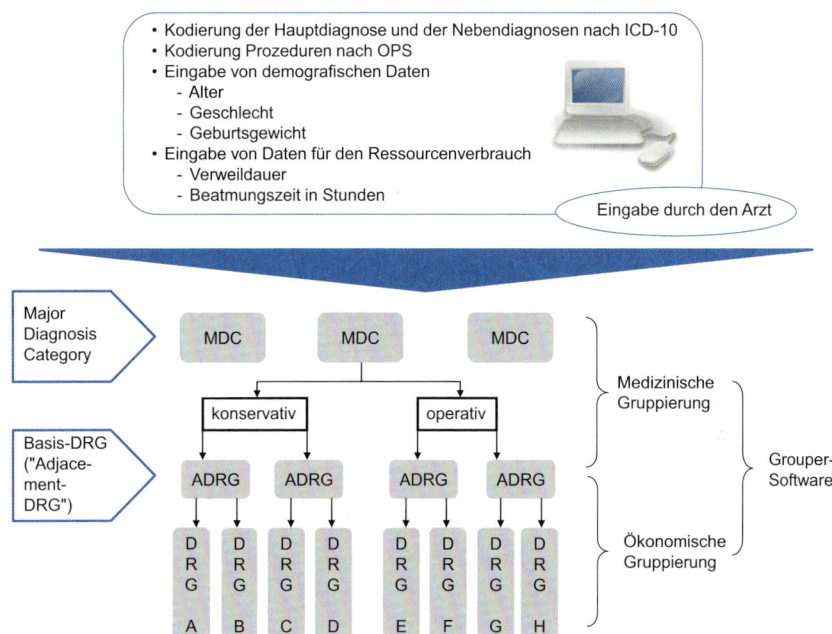

Abb. 3.5: Allgemeines Schema für die Ermittlung einer DRG-Fallpauschale (Quelle: nach Lüngen und Lauterbach 2003).

Mithilfe der Heidelberger Liste können Krankenhäuser überprüfen, ob sie für einen Patienten durch die Kodierung weiterer Diagnosen mehr Erlöse realisieren können (▶ [**P6, P4**]). Es dürfen allerdings nur diejenigen Diagnosen kodiert werden, die auch tatsächlich zutreffend sind und aufwandsrelevant waren. Das korrekte Kodieren dieser Diagnosen wird als **Right-Coding** bezeichnet. Das Ausnutzen von Ermessensspielräumen beim Kodieren wird als **DRG-Creep** bezeichnet. Das bewusste falsche Kodieren zur Maximierung der Einnahmen wird als **Up-Coding** bzw. **Wrong-Coding** bezeichnet. Es erfüllt den Straftatbestand des Betrugs. Der Medizinische Dienst (MD) kontrolliert ebenfalls anhand der Heidelberger Liste das Kodierverhalten des Krankenhauses. Es muss dem MD auf Verlangen Einsicht in die Dokumentation gewähren. Stellt sich die Abrechnung als korrekt heraus, muss der MD dem Krankenhaus für den entstandenen Aufwand eine Entschädigung zahlen. Dies ist ein Anreiz für den MD (▶ [**P8**]), nur gezielt auffällige Fälle zu überprüfen, um so den Verwaltungsaufwand zu minimieren (▶ [**P4**]). ▶ Abb. 3.6 zeigt die Generierung einer DRG am Beispiel der Entfernung der Gallenblase.

Die jeweilige DRG wird durch einen vierstelligen Code verschlüsselt. Die erste Position ordnet das jeweilige Organsystem zu und wird als Buchstabe angegeben.

»A« ist dabei für besondere DRGs reserviert, wie z. B. für Beatmungen. Die »9« wird als erste Stelle vergeben, wenn die DRG aufgrund von Fehlern nicht zugeordnet werden kann. Es handelt sich dann um eine sog. »**Fehler-DRG**«. Die nächsten beiden Stellen des DRG-Codes spiegeln die **Partition** wider. Es gibt drei Partitionen:

- Operative Partitionen (O): Zahlen 0–39
- Andere invasive Prozeduren, die nicht zu den Operationen gezählt werden (A): Zahlen 40–59
- Medizinische, d. h. konservative Partitionen (M): Zahlen 60–99

Die Zuordnung zu der jeweiligen Partition hängt von den kodierten Prozeduren ab. Die letzte Stelle der DRG ist wieder durch einen Buchstaben angegeben und gibt den **Schweregrad** an. Ist die letzte Stelle ein »Z«, so gibt es nur einen Schweregrad, bei sog. »**gesplitteten DRGs**« gibt es mehrere. Es werden derzeit die Buchstaben von A bis I vergeben, wobei A den höchsten und I den geringsten Schweregrad anzeigt. Der Buchstabe Z wird verwendet, wenn der Schweregrad nicht weiter differenziert ist. Ein höherer Schweregrad bedeutet in diesem Zusammenhang, dass der Fall einen höheren Ressourcenaufwand verursacht und damit kostenaufwendiger ist. DRGs mit dem Schweregrad A werden daher höher vergütet als DRGs mit dem Schweregrad I. Auch hier haben die kodierenden Ärztinnen und Ärzte die Verantwortung, den Patientenfall so genau wie möglich abzubilden, damit das Krankenhaus für den Fall eine adäquate Vergütung erhält (▶ [**P4**, **P6**]). Der DRG-Code des Beispielfalls (H08C) sei hier noch kurz erläutert: Das »H« gibt das Organsystem an, in diesem Fall die MDC 07 »Krankheiten und Störungen an hepatobiliärem System und Pankreas«. Die »08« zeigt, dass es sich um eine operative DRG handelt. Das »C« gibt an, dass es sich nicht um den schwersten Fall dieser DRG handelt; die Prosa-Bezeichnung dieser DRG lautet ja auch »Laparoskopische Cholezystektomie ohne sehr komplexe Diagnose, ohne komplizierende Diagnose, Alter > 11 Jahre, ohne laparoskopische Steinentfernung«.

Zu jeder DRG gehört ein sog. **Relativgewicht** (»Cost-Weight«) oder auch **Bewertungsrelation** genannt. Es gibt bezüglich des Ressourcenaufwandes die relative Schwere des Falls gegenüber einem durchschnittlichem Krankenhausfall an. So hat eine DRG mit einem Relativgewicht von 4,0 einen vierfach höheren Ressourcenaufwand als eine mit einem Relativgewicht von 1,0 (Durchschnittsfall) und einen doppelt so hohen Ressourcenaufwand wie eine DRG mit einem Relativgewicht von 2,0. Multipliziert man das Relativgewicht der DRG mit dem **Basisfallwert** (Baserate), erhält man die Erlöse des Krankenhauses in Euro Geldeinheiten.

Erlös in Euro = Basisfallwert × Relativgewicht der DRG

Der Basisfallwert spiegelt die Kosten eines Standard-DRG-Falls mit einem Relativgewicht von 1 wider. Bei einem Basisfallwert von 3.830 Euro würde das Krankenhaus für die DRG aus dem Beispielfall mit einem Relativgewicht von 0,838 also 3.209,54 Euro von dem Leistungsfinanzierer erhalten. Innerhalb von gewissen Grenzen gibt es diese Pauschale für jeden Patienten mit dieser DRG unabhängig von der jeweiligen Krankenhausverweildauer. Die Grenzen werden durch die **obere Grenzverweil-**

dauer (**OGVD**) und die **untere Grenzverweildauer** (**UGVD**) definiert. Bei unserem Beispiel beträgt die UGVD zwei und die OGVD sieben Tage. Das Krankenhaus erhält also für einen Patienten mit dieser DRG immer 3.209,54 Euro, egal ob er zwei oder sieben Tage im Krankenhaus verbleibt. Krankenhäuser haben daher den Anreiz (▶[**P8**]), den Patienten eher möglichst nach zwei Tagen zu entlassen (▶[**P4**]), wenn dies medizinisch vertretbar ist, denn oft kann durch die häusliche Krankenpflege eine adäquate Weiterversorgung im häuslichen Umfeld gewährleistet werden. Bei Überschreiten der oberen Grenzverweildauer werden Zuschläge in Abhängigkeit von der Verweildauer gezahlt. Allerdings bietet das keinen Anreiz, Patienten absichtlich länger als die OGVD aufzunehmen, da die Zuschläge geringer sind, als sie durchschnittlich pro Tag bei Entlassung innerhalb der **Normalverweildauer** erzielt werden (▶[**P8**]). Patienten, die die obere Grenzverweildauer überschreiten, werden auch als **Langlieger** bezeichnet. Wird die untere Grenzverweildauer unterschritten, hat das zur Folge, dass von der Fallpauschale Abschläge abgezogen werden. **Kurzlieger** nennt man die Patienten, die die untere Verweildauer unterschreiten. Abschläge werden auch bei Verlegung in Form sog. **Verlegungsabschläge** fällig. Zuschläge erhalten außerdem Krankenhäuser mit Ausbildungsstätten für nichtärztliches Gesundheitspersonal und auch für die Aufnahme von Begleitpersonen (z. B. Eltern bei der Behandlung von Kindern). Zu- und Abschläge werden mit dem **effektiven Relativgewicht** berücksichtigt. Das ist letztlich der gültige relative Wert der Fallpauschale, mit dem der Basisfallwert multipliziert werden muss.

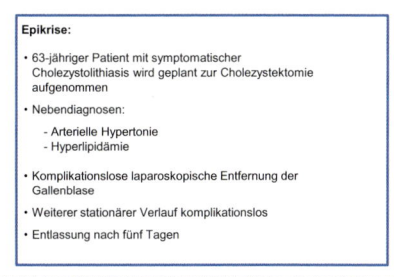
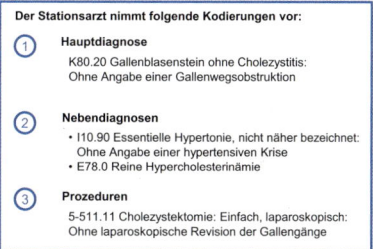

Abb. 3.6: Beispiel für die Ermittlung einer DRG anhand eines Patientenfalls (Quelle: nach Webgrouper Universitätsklinikum Münster).

Ein Tool, um die Verweildauer zu optimieren, stellen **klinische Behandlungspfade (Clinical Pathways)** dar. Diese sind krankenhausindividuelle Vereinbarungen über die Prozesse der Patientenbehandlung (»Wer macht wann was?«). Sie eignen sich vor allem bei Erkrankungen mit relativ homogenem Verlauf und geringen Komplikationsraten.

Neben der DRG-Fallpauschale gibt es noch **Zusatzentgelte (ZE)**. Diese werden für besonders ressourcenintensive Prozeduren gezahlt, wie beispielsweise die Implantation eines Herzschrittmachers oder die Applikation bestimmter hochpreisiger Arzneimittel. In DRGs sollen Patienten mit ähnlichem Ressourcenaufwand abgebildet werden. Bei den genannten Prozeduren handelt es sich aber meist um selten durchgeführte Maßnahmen. Daher wäre es nicht sinnvoll, eine mischkalkulierte DRG zu bilden, in der die Kosten für einzelne kostenintensive Fälle mit abgebildet werden. Die DRG wird für die durchschnittlichen Patienten ohne kostenintensive Prozeduren kalkuliert und für die entsprechenden kostenintensiven Fälle wird zusätzlich zu der DRG-Fallpauschale ein Zusatzentgelt gezahlt. Es gibt Zusatzentgelte mit bundeseinheitlichen Preisen und solche, die zwischen den Krankenhäusern und den Landesverbänden der Krankenkassen direkt ausgehandelt werden. Bei manchen Arzneimitteln wie Antimykotika oder Zytostatika werden zum genauen Abbilden des Ressourcenaufwands die Zusatzentgelte zumeist nach der verabreichten Menge gestaffelt.

Seit 2020 hat sich das bisherige DRG-System im Zuge des **Pflegepersonalstärkungsgesetzes** verändert. Waren früher die Kosten der »Pflege am Bett« in den DRGs subsummiert, fand nun eine Ausgliederung der Pflegepersonalkosten der Krankenhäuser aus den DRG-Fallpauschalen statt. Die tatsächlichen entstandenen Pflegepersonalkosten werden seit 2020 über ein krankenhausindividuelles **Pflegebudget** durch die Krankenkassen finanziert. Ziel der Ausgliederung ist es, die Personalausstattung und die Arbeitsbedingungen der Pflegenden in den Krankenhäusern zu verbessern. Auch wenn bereits im »alten« System das Pflegebudget in der Vergütung der DRG inkludiert war, gab es keine Verpflichtung, diese Mittel tatsächlich in die Pflege zu investieren. Durch die Ausgliederung des Pflegebudgets werden die Krankenhausträger nun durch die Zweckbindung verpflichtet, die Einnahmen ausschließlich im Bereich der Pflege zu verwenden. Zur Bestimmung der Krankenhausvergütung wurde der DRG-Fallpauschalenkatalog um den **Pflegeerlöskatalog** erweitert. Aus dem Pflegeerlöskatalog geht für jede DRG eine Bewertungsrelation für »Pflege am Bett je Tag« hervor. Darüber hinaus wurde in Analogie zum Basisfallwert eine **Pflegeentgeltwert** ermittelt. Aus der Multiplikation der Pflegebewertungsrelation und dem Pflegeentgeltwert ergibt sich dementsprechend zu jeder DRG ein spezifischer Pflegetagessatz. Im Gegensatz zum DRG-Erlös ist die Höhe des Pflegekostenerlöses proportional von der Verweildauer des Patienten abhängig. Zur Berechnung des Pflegekostenerlöses (auch effektives Pflegeentgelt genannt) wird der Tagessatz der DRG mit der tagsächlichen Verweildauer des Patienten multipliziert. In unserem Fallbeispiel (▶ Abb. 3.6) würde das Krankenhaus für den Patienten mit der laparoskopischen Cholezystektomie (Pflegebewertungsrelation: 0,7355) bei einer Verweildauer von fünf Tagen und einem Pflegeentgeltwert von 163,09 Euro einen Pflegekostenerlös von 599,75 Euro erhalten.

Die Abrechnung von Pflegepersonalkosten über Zusatzentgelte ist bisher nicht vorgesehen. Das G-DRG-System wird jetzt nach Ausgliederung der Pflegepersonalkosten als aG-DRG-System (»a« für »ausgegliedert«) bezeichnet.

$$\begin{aligned}\textit{Pflegekostenerlös in Euro} = \;&\textit{Pflegeentgeltwert}\\ &\times \textit{Pflegebewertungsrelation}\\ &\times \textit{Verweildauer in Tagen}\end{aligned}$$

Bei der Verlegung eines Patienten in ein anderes Krankenhaus wird die DRG-Fallpauschale auf die beiden Einrichtungen aufgeteilt; es wird ein sog. **Fallsplitting** durchgeführt. Dies wurde eingeführt, damit die Krankenhäuser Patienten nicht (▶ [**P8**]) einfach in ein anderes Krankenhaus verlegen, um Kosten zu sparen.

Das richtige Kodieren und auch die Notwendigkeit des stationären Aufenthalts werden vom Medizinischen Dienst (MD) überprüft. Als Grundlage für die Notwendigkeit des stationären Aufenthalts dient das »**German Appropriateness of Evaluation Protocol**« (**G-AEP**). Bei einigen Operationen, die in dem Katalog für ambulante Operationen enthalten sind, ist das Krankenhaus sogar in der Begründungspflicht, wenn die Operation stationär erbracht wird.

Der Basisfallwert ist seit 2010 für alle Krankenhäuser in einem Bundesland gleich. Es gilt also der sog. **Landesbasisfallwert**. Dies folgt aus der Grundidee des Fallpauschalsystems, dass Krankenkassen für dieselben Leistungen in unterschiedlichen Krankenhäusern denselben Preis bezahlen wollen. Die Basisfallwerte der einzelnen Bundesländer weisen in der Vergangenheit eine deutliche Varianz auf. Über das letzte Jahrzehnt hat eine schrittweise Konvergenz der Basisfallwerte an einen sog. **Bundesbasisfallwertkorridor** (BBFW-Korridor) stattgefunden. Dabei wurde der Landesbasisfallwert in einigen Bundesländern abgesenkt, dies waren die sog. **Konvergenzverlierer,** und in einigen Bundesländern angehoben, das waren die sog. **Konvergenzgewinner.**

In der sog. »**InEK-Kostenmatrix**« kann eingesehen werden, für welche Kostenstellen (z. B. die einzelnen Fachabteilungen) welche Kostenarten (Sachkosten, Personalkosten etc.) berücksichtigt werden und mit welcher Höhe die dort entstandenen Kosten einkalkuliert sind. In der Kostenmatrix ist auch die Summe der Kosten angegeben. Die Daten für diese Matrix stammen von den Kalkulationskrankenhäusern, die ihre internen Kostenberechnungen an das InEK übermitteln. Ein Beispiel für eine Kostenmatrix zeigt ▶ Abb. 6.7. Wenn man von den Erlösen eines DRG-Falls die Summe der Kosten subtrahiert, erhält man den Gewinn des Krankenhauses (▶ [**P7**]). Da der Erlös vom Krankenhaus nur gering beeinflussbar ist, besteht ein Anreiz (▶ [**P8**]), die Kosten zu minimieren (▶ [**P4**]). Die InEK-Matrix ist eine Möglichkeit für ein spezifisches Krankenhaus, die eigene Kostensituation mit der in den Kalkulationskrankenhäusern zu vergleichen und zu optimieren (▶ [**P4**]). Die Kosten in der Matrix können als **Plankosten** angesehen werden, die möglichst nicht überschritten, sondern zur Gewinnmaximierung idealerweise unterschritten werden sollten (▶ [**P4, P7**]). Für die Behandlung von Patienten in Belegabteilungen gibt es spezielle DRGs. Bei diesen sind die ärztlichen Kosten nicht berücksichtigt, da diese ja vom Belegarzt selbst nach dem Einheitlichen Bewertungsmaßstab (EBM) abgerechnet werden.

Für den Bereich Psychiatrie und Psychosomatik wurden im Jahr 2013 spezielle Fallpauschalen, das sog. **pauschalierende Entgeltsystem für die Psychiatrie und Psychosomatik (PEPP)** eingeführt. Seit 2018 sind alle psychiatrischen und psychosomatischen Einrichtungen verpflichtet, nach PEPP abzurechnen. Zuvor wurden die Behandlungen in der Psychiatrie nach der Bundespflegesatzverordnung vergütet, d. h. mit festen Tagessätzen wie im somatischen Bereich vor der DRG-Einführung. Ähnlich wie im DRG-System gibt es auch im PEPP-System einen Grouper, über den basierend auf der Hauptdiagnose, den Nebendiagnosen und den Prozeduren die Klassifizierung eines Falls zur jeweiligen Fallgruppe ermittelt wird. Auch für PEPP gibt einen Entgeltkatalog. Für jede PEPP sind tagesbezogene Bewertungsrelationen hinterlegt. Im Gegensatz zum DRG-System gibt es im PEPP-System mehrere Bewertungsrelationen pro PEPP und diese sind nicht nur vom Ressourcenaufwand bzw. der Fallschwere abhängig, sondern auch von der Verweildauer der Patienten (auch als Berechnungstage bezeichnet). Zur Berechnung der Entgelthöhe wird entsprechend der Verweildauer die jeweilige tagesbezogene Bewertungsrelation ausgewählt und mit dem Basisentgeltwert und der Verweildauer multipliziert. Da der PEPP-Entgeltkatalog nur für eine begrenzte Anzahl an Verweildauertagen (z. B. 18 Tage) Bewertungsrelationen angibt, muss bei einer längeren Verweildauer (z. B. 20 Tage) die Bewertungsrelation des letzten verfügbaren Berechnungstags herangezogen werden. Zusätzlich sind im PEPP-System wie auch im DRG-System zur Bestimmung des Entgelts ggf. Zu- und Abschläge zu berücksichtigen.

Eine weitere Einnahmequelle (▶ [P4]) für das Krankenhaus ist die Erbringung von sog. »**neuen Untersuchungs- und Behandlungsmethoden**« (NUBs). Dies sind z. B. innovative Arzneimittel, die bezüglich der Vergütung noch nicht adäquat durch das DRG-Fallpauschalensystem abgebildet werden. Das DRG-System ist zwar ein lernendes System mit jährlicher Aktualisierung, das aktuelle System basiert aber immer auf den Kostendaten von vor zwei Jahren. Im Herbst erscheint jeweils der Fallpauschalenkatalog für das neue Kalenderjahr. Bis zum 31.10. können die einzelnen Krankenhäuser einen Antrag auf Erstattung spezieller neuer Untersuchungs- und Behandlungsmethoden stellen (einen sog. »NUB-Antrag«) und beim InEK einreichen. In diesem Antrag wird dargelegt, warum die neue Methode noch nicht adäquat vergütet wird. Medizinische Fachgesellschaften stellen entsprechende Vorformulierungen bereit, die dann noch auf die lokalen Gegebenheiten des jeweiligen Krankenhauses angepasst werden müssen. Das InEK entscheidet über die NUB-Anträge jeweils Ende Januar. Wird die Methode als NUB anerkannt, wird in den Budget-Verhandlungen mit den Landesverbänden der Krankenkassen dann über die Höhe der Erstattung verhandelt.

Die Krankenhäuser verhandeln einmal jährlich mit den Landesverbänden der Krankenkassen über **Erlösbudgets für DRG und PEPP, Pflegebudgets, Mehr- und Mindererlösausgleiche und Zusatzentgelte**. Die Verhandlungen sind vor dem Hintergrund zu sehen, dass die Ausgaben für den stationären Sektor in Deutschland durch ein Budget begrenzt sind (▶ [P1]) und dessen Entwicklung an die Steigerung der Grundlohnsumme gekoppelt ist, d. h. an die Entwicklung der Löhne und Gehälter der Mitglieder der GKV. Die Krankenkassen müssen dieses gesamte Budget auf die einzelnen Krankenhäuser aufteilen. Diese geschieht durch die Verhandlungen. Erbringt das Krankenhaus eine größere Leistungsmenge (also mehr und/oder schwerere Fälle)

3.2 Stationäre Versorgung

als vorab vereinbart, erhält es einen **Mehrerlösausgleich**, bei dem die zusätzlich entstandenen variablen Kosten gutgeschrieben werden. Im umgekehrten Fall werden die nicht entstandenen variablen Kosten über einen **Mindererlösausgleich** abgezogen. Mehr- und Mindererlösausgleiche werden allerdings nicht auf einen Schlag bezahlt, sondern auf die laufenden Erstattungen umgeschlagen. Dies geschieht dadurch, dass der Basisfallwert für das Krankenhaus aktualisiert wird – man nennt ihn den **Zahlbasisfallwert**. Das wissenschaftliche Institut der AOK (WidO) fasst die aktuellen Zahlbasisfallwerte zusammen und errechnet daraus den Durchschnitt. Im Jahr 2020 betrug dieser sog. »**Z-Bax**« 3.938 Euro.

Werden alle Relativgewichte der in einem Krankenhaus abgerechneten DRG-Fälle aufaddiert, so erhält man den sog. »**Case-Mix**«. Er gibt einen Gesamtüberblick über den relativen Wert der in dem Krankenhaus erbrachten Leistungen. Die Division des Case-Mix durch die Anzahl der Fälle ergibt den »**Case-Mix-Index**«. Dieser gibt die durchschnittliche Fallschwere an und ist damit ein Indikator für die durchschnittlichen Erlöse für einen Fall. ▶ Abb. 3.7 zeigt die Ermittlung von Case-Mix und Case-Mix-Index anhand eines Beispiels.

Neben den vermehrten ambulanten Leistungen (▶ [**P6, P4**]) durch die Krankenhäuser (siehe oben) erbringen diese zunehmend auch Leistungen zur Rehabilitation in Form von Frührehabilitation. Es gibt spezielle DRGs, die sie mitberücksichtigen. Krankenhäuser gehen auch zunehmend Kooperationen mit ambulanten Leistungserbringern ein, z. B. mit MVZs, Rehabilitationseinrichtungen und Pflegeeinrichtungen.

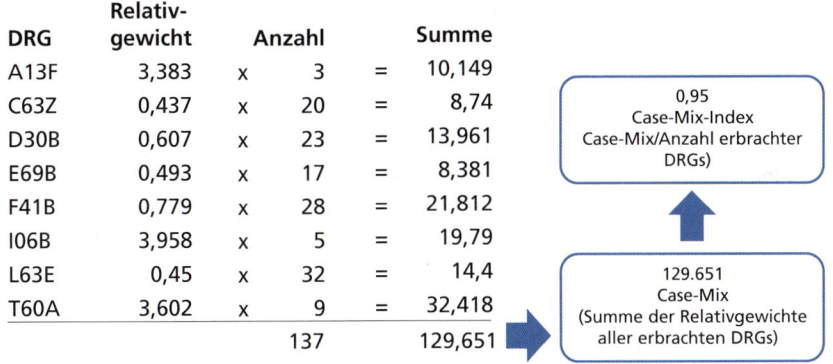

Abb. 3.7: Beispiel für die Ermittlung von Case-Mix (CM) und Case-Mix-Index (CMI) in einem Krankenhaus (Quelle: nach Fallpauschalenkatalog 2022).

3.2.2 Rehabilitationskliniken

In Rehabilitationskliniken soll unter ärztlicher Aufsicht vorwiegend durch die Anwendung von Heilmitteln (Physiotherapie, Ergotherapie) der Gesundheitszustand des Patienten verbessert und so eine Behinderung abgewendet, verbessert oder deren Fortschreiten verhindert oder verlangsamt werden. Die Rehabilitationsklinik übernimmt im Rahmen ihrer Möglichkeiten auch die sonstige medizinische Betreuung.

Vor der Rehabilitation wird ein **Rehabilitationsplan** aufgestellt. Eine medizinische Rehabilitation im Anschluss an einen akutstationären Krankenhausaufenthalt (innerhalb einer Grenze von 14 Tagen) wird als **Anschlussheilbehandlung** (**AHB**) bezeichnet. Voraussetzungen für eine Rehabilitation sind:

- **Rehabilitationsbedürftigkeit**: Es muss ein wichtiger Grund vorliegen.
- **Rehabilitationsfähigkeit**: Die Rehabilitanden müssen in der Lage sein, bei den Maßnahmen aktiv mitzuwirken.
- **Positive Rehabilitationsprognose**: Der Erfolg der Rehabilitationsmaßnahme muss wahrscheinlich sein.

Die Prüfung dieser Punkte ist aufgrund des stärker werdenden Einnahmeproblems bei den Leistungsfinanzierern in den letzten Jahren immer bedeutsamer geworden. Die Regeldauer beträgt drei Wochen, die Zeit zwischen zwei Rehabilitationen muss mindestens vier Jahre betragen. Die meisten Rehabilitationen werden bei muskuloskelettalen Erkrankungen sowie bei psychischen Erkrankungen durchgeführt. Zu den speziellen Rehabilitationsarten gehören die **onkologische Rehabilitation**, die **Kinderrehabilitation**, die **geriatrische Rehabilitation** und die **Entwöhnungsbehandlung**.

Im Gegensatz zum akutstationären Bereich, der noch durch öffentliche Anbieter dominiert wird, sind die meisten Rehabilitationskliniken in privater Trägerschaft (▶ Abb. 3.4).

Der Sicherstellungsauftrag für die stationäre Rehabilitation liegt bei den Rehabilitationsträgern, zu denen die Renten-, Unfall- und Krankenversicherer gehören. Diese können entscheiden, ob sie die Leistung selbst erbringen oder zur Leistungserbringung externe Dienstleister in Anspruch nehmen. Die deutsche Rentenversicherung unterhält als Versicherungsträger eigene Rehabilitationskliniken und besitzt somit die Eigenschaften einer sog. »Health Maintenance Organization« (HMO).

Rehabilitationskliniken sind nach Schließen eines Versorgungsvertrages mit den Landesverbänden der Krankenkassen für die Behandlung von GKV-Versicherten zugelassen. Die Vergütung basiert auf verhandelten tagesgleichen Pflegesätzen, wobei meist höhere Sätze für Anschlussheilbehandlungen als für andere medizinische Rehabilitationen gezahlt werden. Die Vergütungssätze variieren sehr stark zwischen den Einrichtungen. Interesse der Krankenkassen ist es, den Tagessatz so niedrig wie möglich auszuhandeln (▶ [**P4**]). Interesse der Rehakliniken ist es, einen möglichst hohen Pflegesatz zu erzielen (▶ [**P4, P6**]). Die Verhandlungen über die Pflegesätze zwischen den Krankenkassen und den Rehabilitationskliniken gestalteten sich in der Vergangenheit oftmals schwierig. Als Reaktion darauf haben sich einige Rehabilitationskliniken in den Krankenhausplan des entsprechenden Bundeslandes aufnehmen lassen, um das Aushandeln von Tagessätzen zu umgehen und auf der Basis von DRGs abrechnen zu können. Sie konkurrieren damit direkt mit Akutkrankenhäusern (▶ [**P7**]). Auch in einer anderen Beziehung stehen Akut- und Rehakliniken im Wettbewerb: Es gibt Akutkrankenhäuser, die zur Maximierung ihrer Einnahmen (▶ [**P4**]) zunehmend auch Rehabilitationsleistungen erbringen und diese durch sog. Frührehabilitations-DRGs vergütet bekommen. Dieser Trend wird anhalten, da viele Rehabilitationskliniken unrentabel und überschuldet sind oder keine finanziellen

Möglichkeiten für Investitionen haben. Dies ist dadurch begründet, dass es im Gegensatz zu Akutkrankenhäusern und Pflegeheimen für Rehabilitationskliniken keine staatliche Investitionsförderung gibt.

Je nach Ursache und Konsequenz kommen die Renten-, Pflege-, Unfall- und/oder Krankenversicherung als Leistungsfinanzierer für die Rehabilitation in Betracht. Es gelten dabei die Prinzipien »**Reha vor Rente**« und »**Reha vor Pflege**«. Die Rehabilitation erfolgt auf Antrag der Rehabilitanden. Da in der Vergangenheit oftmals Probleme bezüglich der Zuständigkeit des Leistungsfinanzierers vorgekommen sind und daraus eine erhebliche Verzögerung des Antrags resultierte, haben die Versicherungsträger eine gemeinsame Servicestelle (Bundesarbeitsgemeinschaft Rehabilitation) eingerichtet. Der Antrag muss nun innerhalb von zwei Wochen an den zuständigen Leistungsfinanzierer weitergeleitet werden und wird dort durch den Medizinischen Dienst überprüft. Ist die gesetzliche Krankenversicherung der Leistungsfinanzierer, muss eine Verordnung von einem speziell geschulten Vertragsarzt (verordnungsberechtigter Arzt) ausgestellt werden. Im Bereich der gesetzlichen Unfallversicherung wird das gesamte Fallmanagement ohnehin von einem spezialisierten Arzt durchgeführt (D-Arzt).

Werden mehrere Leistungen von unterschiedlichen Versicherungsträgern gewährt (**trägerübergreifende Rehabilitation**), kann anstelle der **Sachleistung** ein **persönliches Budget** bewilligt werden, über das der Rehabilitand flexibler verfügen kann. Die Leistungsfinanzierer übernehmen die Kosten für Anreise, Unterkunft und Verpflegung sowie für die medizinische Behandlung.

3.2.3 Pflegeheime

Gemäß dem Grundsatz »**ambulant vor stationär**« wird eine stationäre Pflege notwendig, wenn die ambulante nicht möglich ist. Die Mehrzahl der 15.380 Pflegeheime (Stand 2019) ist in freigemeinnütziger Trägerschaft (▶ Abb. 3.4). Die Anzahl der Pflegeheime ist in den letzten Jahren gestiegen.

Die Notwendigkeit der stationären Aufnahme in ein Pflegeheim prüft der Medizinische Dienst (MD), bzw. im Falle der privaten Krankenkassen das Unternehmen MEDICPROOF. Voraussetzungen für die Übernahme der Kosten durch die Pflegekassen sind die Feststellung der Pflegebedürftigkeit und die Einordnung in einen Pflegegrad. Die Höhe der Kostenübernahme hängt von diesem Pflegegrade ab (▶ Abb. 2.12).

Der Sicherstellungsauftrag für die Erbringung der stationären Pflegeleistungen liegt bei den Pflegekassen. Diese schließen Versorgungsverträge mit stationären Einrichtungen ab, die eine qualitativ ausreichende Versorgung gewährleisten sollen. Im Gegensatz zum akutstationären Bereich findet keine koordinierte Kapazitätsplanung statt. Die Kapazität wird allein durch den Abschluss der Versorgungsverträge reguliert. Insofern besteht ein gewisser Wettbewerb zwischen den Leistungserbringern um den Abschluss entsprechender Versorgungsverträge (▶[**P7**]).

Die Pflegekassen verhandeln mit den Einrichtungen die entsprechenden Pflegesätze. Die Kosten für Unterkunft und Verpflegung (»Hotelleistungen«) müssen von den Bewohnern selbst finanziert werden, da die Pflegeversicherung von Anfang an nur als Teilkaskoversicherung ausgelegt ist und Ausgaben für Unterkunft und Verpflegung ja auch bei den Pflegebedürftigen zu Hause entstehen würden. Die Heime schließen vor der Leistungserbringung mit den Pflegebedürftigen einen **Heimvertrag** ab. Die Investitionskosten für die Einrichtungen werden anteilig von den Bewohnern, d. h. den Pflegebedürftigen, und den Bundesländern übernommen. Letztere kommen ihrer Verpflichtung für die Investitionszahlungen aber nur selten nach. Im Landespflegeausschuss schließen die Selbstverwaltungspartner, d. h. die Pflegekassen, die Vertreter der Pflegeeinrichtungen, die Landesbehörden und die Träger der Sozialhilfe, **Rahmenverträge** für die Leistungserbringung ab. Es werden folgende stationäre Pflegearten unterschieden:

- **Vollstationäre Pflege**: Der Pflegebedürftige wohnt dauerhaft in der Einrichtung.
- **Teilstationäre Pflege**: Hierzu gehören die Tages- und die Nachtpflege. Der Pflegebedürftige wird während bestimmter Tageszeiten stationär gepflegt, z. B. während der Berufstätigkeit von Angehörigen.
- **Kurzzeitpflege**: Vorübergehende vollstationäre Pflege, z. B. bei Urlaub der Angehörigen, zur Bewältigung bei Problemen im ambulanten Bereich oder nach einem akutstationären Aufenthalt.

Im Jahr 2019 benötigten rund 20 % (818.300 Menschen) der insgesamt 4,1 Mio. Pflegebedürftigen stationäre Pflege. Die Betreuung wird von qualifiziertem und unqualifiziertem Personal übernommen. Zum qualifizierten Personal gehören Gesundheitspfleger, Altenpfleger und Pflegehelfer.

Zur besseren medizinischen Versorgung der Bewohner in Pflegeheimen muss die zuständige Kassenärztliche Vereinigung auf Antrag der Pflegeeinrichtung einen Kooperationsvertrag mit einem niedergelassenen Arzt, d. h. einem Vertragsarzt, anstreben. Sollte dieser Vertrag nicht innerhalb eines halben Jahres zustande kommen, muss die entsprechende Pflegeeinrichtung zur ambulanten Versorgung ermächtigt werden, d. h., es kann ein eigener Arzt eingestellt werden, der die Bewohner zu Lasten der gesetzlichen Krankenversicherung behandelt. Ein solcher zur Behandlung von GKV-versicherten Bewohnern zugelassener Arzt wird als **Heimarzt** bezeichnet.

Durch den demografischen Wandel und den Trend zur Singularisierung der Haushalte mit Reduzierung der familiären Pflege wird eine weiter steigende Nachfrage nach formellen Pflegeleitungen durch professionelle Pflegekräfte erwartet. Die Frage ist, welchen Einfluss dies auf die Qualität haben wird, denn die Pflegeversicherung ist als Teilkaskoversicherung konzipiert und die Renten der Pflegebedürftigen, mit denen die Differenz zwischen den anfallenden Kosten und der Erstattung durch die Pflegeversicherung bezahlt werden muss, sind oftmals unzureichend (Pflegelücke). Durch innovative Wohnformen wie Senioren-Apartments und Senioren-WGs kann eventuell die Notwendigkeit zur stationären Pflege hinausgezögert werden.

3.2.4 Hospize

In Hospizen werden unheilbar Kranke palliativmedizinisch stationär betreut, wenn eine ambulante Versorgung im häuslichen Umfeld auch mit externen Unterstützungsmöglichkeiten nicht mehr gewährleistet werden kann. Die Aufnahme in ein Hospiz setzt voraus, dass die Betroffenen an einer fortschreitenden, nicht heilbaren Erkrankung leiden, eine palliativpflegerische Behandlung notwendig ist, die Lebenserwartung sich voraussichtlich nur auf Tage bis wenige Monate beschränkt und eine Krankenhausbehandlung nicht mehr angezeigt ist. Durch die angenehme Gestaltung des räumlichen Umfelds und die intensive personelle Betreuung soll den Betroffenen ein würdevolles Sterben ermöglicht werden. Die Leistungen sind für Patienten kostenlos. Die Kosten werden hauptsächlich von der Pflegeversicherung finanziert und die nicht gedeckte Lücke wird von der gesetzlichen Krankenkasse bzw. der privaten Krankenversicherung übernommen. Teilweise finanzieren sich Hospize zusätzlich über Spenden und Sponsoren. Hospize verfügen üblicherweise nur über wenige Betten. Bei der Hospizversorgung stehen die Linderung von Schmerzen und anderen Symptomen sowie die psychosoziale Betreuung im Vordergrund. Im Deutschen Hospiz- und Palliativverband haben sich 250 stationäre Hospizeinrichtungen für Erwachsene und sowie 18 stationäre Hospize für Kinder, Jugendliche und junge Erwachsene zusammengeschlossen. Daneben gibt es ca. 340 Palliativstationen in Krankenhäusern. Die palliativmedizinische Versorgung hat sich in den letzten Jahren erheblich verbessert.

3.3 Integrierte Versorgung (IV)

Die **integrierte Versorgung** ist eine durch die gesetzlichen Krankenkassen finanzierte patientenorientierte, interdisziplinäre Behandlung, die über die einzelnen Sektoren des Gesundheitswesens hinausgeht. Die Leistungserbringer aus der haus- und fachärztlichen ambulanten Versorgung, der akutstationären Versorgung und aus dem Bereich der Rehabilitation arbeiten eng verzahnt zusammen. Es können auch Leistungserbringer für die ambulante oder stationäre Pflege und sogar pharmazeutische Unternehmer und Anbieter von Medizinprodukten mit involviert werden.

Durch die strikte Trennung zwischen den verschiedenen Bereichen und Sektoren des Gesundheitswesens kann es an den Grenzen dieser Bereiche leicht zu Informationsverlusten kommen. Das kann z. B. zu unnötigen Doppeluntersuchungen führen, da die Übermittlung von Informationen über die Patientenbehandlung aus dem ambulanten Bereich in den stationären Bereich und umgekehrt immer noch nicht standardisiert erfolgt. Die integrierte Versorgung soll die Vernetzung und Verzahnung sowohl innerhalb eines Sektors (z. B. zwischen niedergelassenen Hausärzten und Fachärzten) als auch zwischen den Sektoren (z. B. zwischen Hausärzten und

Krankenhäusern) fördern, mit dem Ziel, die Qualität der Patientenversorgung zu verbessern und Gesundheitskosten zu senken.

Den rechtlichen Rahmen für die integrierte Versorgung bilden die sog. Verträge zur »Besonderen Versorgung« nach § 140a SGB V. Sie fassen die bis zum Jahr 2015 gültigen Vertragsformen »Integrierte Versorgung«, »Strukturverträge« und »Besondere ambulante ärztliche Versorgung« zusammen. Diese Verträge zur »besonderen Versorgung« ermöglichen es gesetzlichen Krankenkassen und Leistungserbringern, neue Versorgungskonzepte, die noch nicht in der Regelversorgung vorhanden sind, einzuführen. Es können gemeinsam innovative Versorgungsmodelle entwickelt und die Umsetzung komplexer Behandlungsprozesse vereinbart werden. Diese Versorgungsverträge beziehen sich zumeist auf bestimmte Indikationsgebiete, es ist jedoch auch möglich, Verträge für eine ganze Bevölkerungsgruppe indikationsunabhängig abzuschließen. Leistungserbringer können diesen Versorgungsverträgen direkt beitreten. Teilweise schließen auch KVen Versorgungsverträge mit den Krankenkassen ab. Die Honorierung der erbrachten Leistungen findet im ambulanten ärztlichen Bereich außerhalb der budgetierten Gesamtvergütung statt. Versicherte einer Krankenkasse können auf freiwilliger Basis an den Versorgungsverträgen teilnehmen, die ihre Krankenkasse abgeschlossen hat.

Zur Förderung der integrierten Versorgung in Deutschland wurde 2015 mit dem Versorgungsstärkungsgesetz der sog. Innovationsfonds ins Leben gerufen. Seit 2016 werden über diesen Fonds jährlich u. a. innovative, sektorenübergreifende Versorgungsformen gefördert. Die ausgewählten Versorgungskonzepte erhalten für die Erprobung und Evaluation eine Förderung aus dem Fonds für ca. 3 Jahre. Anschließend wird entschieden, ob die Versorgungskonzepte in die Regelversorgung überführt werden und somit allen gesetzlich Versicherten zur Verfügung stehen. Die Administration des Innovationsfonds ist beim G-BA angegliedert.

Fragen zur Selbstkontrolle

1. Welche Praxisarten der ambulanten ärztlichen Versorgung werden unterschieden?
2. Was versteht man unter der doppelten Facharztschiene?
3. Welche drei Aufgaben kommen den Kassenärztlichen Vereinigungen zu?
4. Welche fünf Einnahmequellen bestehen in einer ambulanten Arztpraxis?
5. Nennen Sie die Voraussetzungen für eine Rehabilitation.
6. Worin unterscheiden sich häusliche Krankenpflege und ambulante Pflege?
7. Was besagt der Arztvorbehalt?
8. Nach welchen vier Kriterien können Krankenhäuser unterschieden werden?
9. Wie werden Krankenhäuser in Deutschland finanziert?
10. Worin unterscheiden sich allgemeine Krankenhausleistungen von Wahlleistungen?

11. Welche Anreize und welche Fehlanreize werden durch DRGs gesetzt und wie wird den Fehlanreizen entgegengewirkt?
12. Welche Schritte sind für die Ermittlung einer DRG erforderlich?
13. Was ist Up-Coding?
14. Wie berechnet man den Erlös in Euro für eine DRG?
15. Welche finanziellen Auswirkungen haben das Unterschreiten der unteren und das Überschreiten der oberen Grenzverweildauer auf die Erlöse für einen Behandlungsfall?
16. Was ist das Pflegebudget?
17. Wozu dienen Zusatzentgelte (ZEs)?
18. Was sind die Unterschiede zwischen PEPP- und DRG-System?
19. Was sind Neue Untersuchungs- und Behandlungsmethoden (NUBs)?
20. Was sind der Mehrerlös- und der Mindererlösausgleich?
21. Wie errechnen sich der Case-Mix und der Case-Mix-Index eines Krankenhauses?
22. Was ist integrierte Versorgung?

4 Die Vorleistungs- und Zuliefererindustrie oder warum es Blockbuster nicht nur im Kino gibt

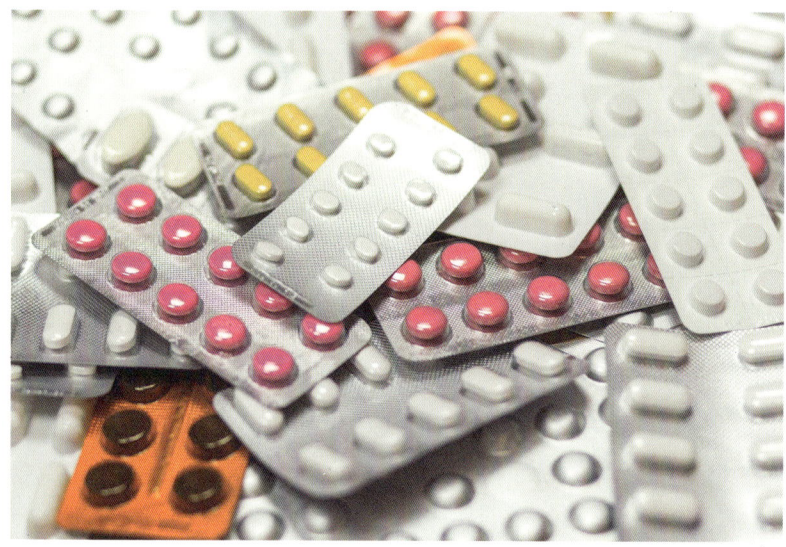

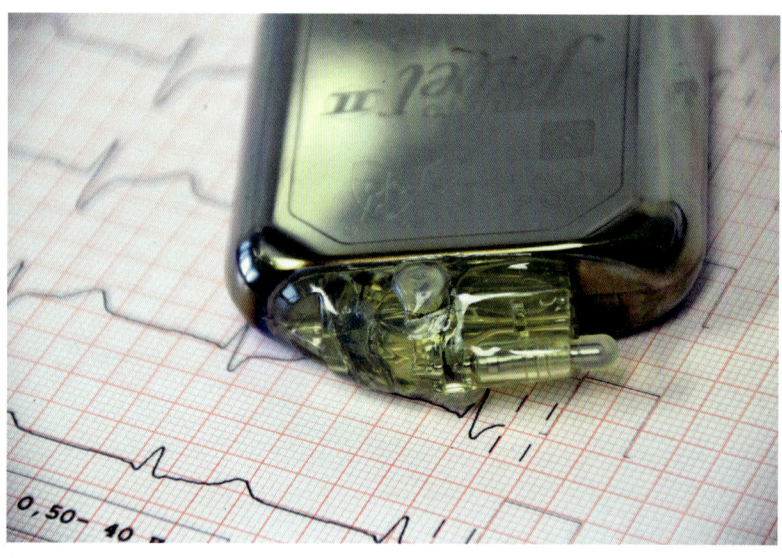

4.1	Arzneimittel	131
	4.1.1 Entwicklung von Arzneimitteln	132
	4.1.2 Vertrieb von Arzneimitteln	137
	4.1.3 Preisbildung bei Arzneimitteln	140
	4.1.4 Erstattung von Ausgaben für Arzneimittel	142
4.2	Hilfsmittel	147
4.3	Medizinprodukte	147
	Fragen zur Selbstkontrolle	149

Die ärztliche Behandlung – tatkräftig unterstützt durch Angehörige der 800 nichtärztlichen Berufsgruppen im deutschen Gesundheitswesen – ist die eigentliche Gesundheitsleistung bei Krankheit. Nur selten ist das alleinige Einwirken des Arztes kurativ ausreichend, z. B. beim Heimlich-Handgriff beim Verschlucken eines Fremdkörpers oder beim Beine-Hochlagern bei einem Kreislaufkollaps. Meistens bedarf es neben diesem persönlichen Einsatz zur ärztlichen Leistungserstellung auch der Verwendung materieller Produktionsfaktoren. Diese werden durch den Arzt kombiniert und gezielt am Patienten eingesetzt, bis die Dienstleistung komplett erstellt ist. Diese als sog. **Vorleistungen** bezeichneten Produktionsfaktoren für die eigentliche Leistungserstellung werden von der Zulieferindustrie erforscht, hergestellt und vertrieben. Dazu gehören die pharmazeutische Industrie, die medizintechnische Industrie und die Produzenten von Hilfsmitteln.

4.1 Arzneimittel

Arzneimittel sind definiert als Stoffe zur Anwendung am oder im menschlichen Körper zur Heilung, Linderung, Verhütung oder Erkennung von Beschwerden. Es werden folgende Formen unterschieden:

- **Fertigarzneimittel**: Im Voraus von einem Arzneimittelhersteller hergestellte Arzneimittel zur direkten Anwendung am Patienten
- **Defekturen**: Von der Apotheke selbst hergestellte häufig verordnete Stoffkombinationen
- **Rezepturen**: In der Apotheke für den Patienten individuell zusammengestellte Stoffkombinationen
- **Sera**: Produkte aus Blut, Organen, Organteilen, Organsekreten
- **Impfstoffe**: Arzneimittel zur Bildung von Antikörpern gegen Infektionskrankheiten

- **Allergene:** Zur Testung auf Allergien oder zur Hyposensibilisierung
- **Gentransfer-Arzneimittel:** Enthalten Nukleinsäure
- **Zelltherapeutika:** Veränderte oder nicht veränderte tierische oder menschliche Zellen
- **Antigene**
- **Radionuklide**
- **Verbandstoffe**
- **Chirurgische Nahtmaterialien**

Arzneimittel sind die häufigste medizinische Behandlungsart. Bereits in der Vor- und Frühgeschichte wurden Heilpflanzen mit pharmakologisch wirksamen Substanzen eingesetzt. Die meisten Arzneimittel werden als Fertigarzneimittel an den Patienten abgegeben. Sie unterliegen der **hoheitlichen Zulassungspflicht**, um verkehrsfähig zu sein. Die eigentliche **Produktion** des Arzneimittels bedarf der **Herstellungserlaubnis** und ist an bestimmte Voraussetzungen geknüpft (Sachkenntnisse, Räumlichkeiten).

4.1.1 Entwicklung von Arzneimitteln

Deutschland war lange führend bei der Entwicklung und Herstellung von Arzneimitteln und wurde daher auch als »Apotheke der Welt« bezeichnet. Zurzeit sind es die USA. In Deutschland gibt es rund 546 pharmazeutische Unternehmen (Stand 2020). Dabei handelt es sich um von Eigentümern geführte Kleinstbetriebe, mittelständische Unternehmen und deutsche Niederlassungen multinationaler Konzerne (»Big-Pharma«). In der pharmazeutischen Industrie waren im Jahr 2020 insgesamt 143.166 Menschen beschäftigt. Viele Arzneimittelhersteller entwickeln selbst innovative patentgeschützte Arzneimittel. Einen zunehmenden Anteil haben Unternehmen aus dem Bereich Biotechnologie, die sog. Biologicals herstellen. Es handelt sich dabei vor allem um Proteine (inklusive monoklonaler Antikörper), zum Teil auch schon um Nukleinsäuren (DNA, RNA wie Antisense-RNA sowie Antisense-Oligonukleotide). Biosimilars sind Nachahmerprodukte von Biologicals.

Es wird angenommen, dass bei den Zulieferern der pharmazeutischen Industrie, wie beispielsweise Produzenten von chemischen Rohstoffen, Werbeagenturen und anderen, die gleiche Anzahl an Menschen beschäftigt ist wie in der pharmazeutischen Industrie selbst. Sie ist damit ein äußerst beschäftigungsintensiver Industriezweig und stellt im Gegensatz zu anderen Wirtschaftszweigen auch in wirtschaftlichen Krisenzeiten sichere Arbeitsplätze zur Verfügung. 2020 lagen die Arzneimittelausgaben der gesetzlichen Krankenversicherungen bei 43,3 Mrd. Euro. Auch wenn durch zahlreiche Maßnahmen in den letzten 20 Jahren versucht wurde, die Ausgaben für Arzneimittel zu senken, gelangt dies immer nur kurzfristig. Die weltweiten Ausgaben für Arzneimittel betrugen im Jahr 2018 insgesamt 1,2 Billionen US-Dollar. Die steigende Nachfrage am Pharmamarkt wurde neben den USA insbesondere durch Länder wie China, Brasilien, Russland, Indien, Türkei und Mexiko vorangetrieben.

Pharmazeutische Unternehmen mit einem Umsatz von weltweit mehr als 10 Mrd. US-Dollar werden »Big-Pharma«-Unternehmen genannt. Dazu gehören momentan

Unternehmen wie Roche, Johnson&Johnson, Bayer, Novartis, AbbVie, Pfizer und viele andere. In den letzten Jahrzehnten war die Strategie der meisten Big-Pharma-Unternehmen, sich auf sog. **Blockbuster**-Produkte zu konzentrieren. Das sind Produkte mit einem weltweiten Umsatz von mindestens 1 Mrd. US-Dollar. Als die großen Indikationsgebiete Herz-Kreislauf-Erkrankungen und Atemwegserkrankungen erforscht wurden, konnten viele Blockbuster auf den Markt gebracht werden. Die Patente für viele dieser Produkte sind aber bereits abgelaufen oder werden bald ablaufen, ohne dass neue Produkte gefunden werden konnten, die diese Lücke schließen konnten (Patent-Kliff). So setzen viele pharmazeutische Unternehmen nicht nur auf patentgeschützte Arzneimittel, sondern auch auf sog. Nachahmerprodukte (**Generika**) und verwandte Geschäftsfelder wie Kosmetikprodukte, Schädlingsbekämpfungsmittel oder labordiagnostische Tests.

Laut einer Studie der Unternehmensberatung EY sind aktuell vor allem Arzneimittel gegen Krebs und Erkrankungen des Immunsystems die größten Wachstumstreiber auf dem Pharmamarkt, die Blockbuster sind eher in den Hintergrund getreten. Auch die Covid-19 Pandemie hat und wird den Markt weiter verändern. Unternehmen, die erfolgreich Covid-19 Vakzine, -Medikamente und -Tests entwickelt und produziert haben, werden vermutlich in den nächsten Jahren an Umsatz und Bedeutung am Pharmamarkt gewinnen. Insbesondere der Anwendung biotechnologischer Verfahren wird in Zukunft ein großes Wachstumspotenzial prophezeit.

Am Anfang der Entwicklung eines neuen Arzneimittels steht in der Regel eine zu optimierende Situation in der medizinischen Versorgung, ein sog. »unmet medical need«. Das erste Produkt, das neue Behandlungsmöglichkeiten eröffnet, wird als **Pionierprodukt** bezeichnet. Medikamente, die auf chemisch nah verwandten Substanzen mit ähnlicher Wirkung beruhen, werden als **»Me-too«-Arzneimittel** oder **Analogpräparate** bezeichnet. Sie werden entweder gezielt von konkurrierenden Unternehmen (▶ [P7]) entwickelt oder es kann auch vorkommen, dass aufgrund der langen Entwicklungszeiten von neuen Arzneimitteln mehrere Hersteller gleichzeitig an dem ungelösten medizinischen Versorgungsproblem arbeiten. Me-too-Arzneimittel sind therapeutische Alternativen. Verträgt ein Patient ein Arzneimittel aufgrund von Nebenwirkungen nicht oder ist ein Wirkstoff der Gruppe beim individuellen Patienten nicht wirksam, kann auf ein analoges Präparat umgestellt werden. Bei »therapeutischen Solisten«, wenn also kein Me-too-Medikament existiert, muss entweder auf ein weniger wirksames Arzneimittel umgestellt oder ganz auf die Therapie verzichtet werden.

In der modernen Arzneimittelforschung ist die Entwicklung von Substanzen sehr viel zielgerichteter geworden. Bei bekannter biologischer Zielstruktur im menschlichen Organismus, z. B. einem bestimmten Zellrezeptor, können Moleküle gezielt »designed« werden (»computer aided drug design«). Mittels standardisierter Testsysteme wird dann die potenzielle Eignung überprüft, dies wird als **Screening** bezeichnet. Es werden sog. **Leitsubstanzen** identifiziert. Im weiteren Verlauf der **präklinischen Entwicklung** finden Versuche an Zellkulturen, im Tiermodell und Tierversuch statt. Im Tierversuch werden insbesondere Daten zur Toxizität der Substanz erhoben. Dazu gehören die akute Toxizität, die Teratogenität, die Embryotoxizität, die Kanzerogenität und die Mutagenität. Basierend auf den präklinischen Ergebnissen erfolgt eine umfassende Nutzen-Risiko-Bewertung der Substanz. Fällt diese positiv aus, wird die Substanz am Menschen getestet. Die Eckdaten der klinischen Studien mit Endpunkten und Studienstatus werden in klinischen Studienregistern im Internet für alle zugänglich veröffentlicht, z. B. bei ClinicalTrials.gov. Die Teilnahme an diesen Studien ist für den Probanden stets freiwillig und bedarf der ausdrücklichen Zustimmung. Teilnehmende erhalten zum Teil eine Aufwandsentschädigung und sind in angemessener Höhe über den Hersteller versichert, der eine entsprechende Versicherung abschließen muss.

Die **klinische Prüfung** gliedert sich in vier Phasen (▶ Abb. 4.1).

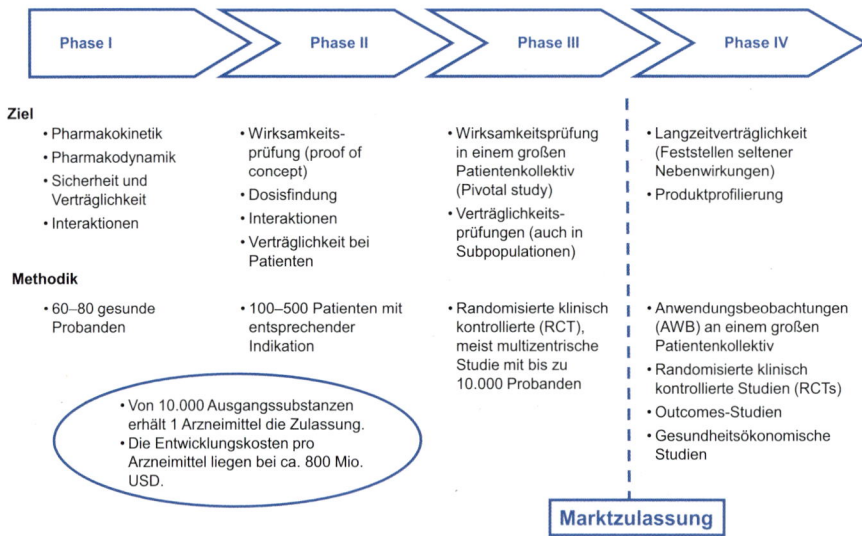

Abb. 4.1: Bei der klinischen Prüfung von Arzneimitteln werden vier verschiedene Phasen unterschieden (Quelle: modifiziert nach Schöffski 2002a, VfA).

In der Phase I werden Daten über die Pharmakokinetik, Pharmakodynamik, Sicherheit, Verträglichkeit, Interaktionen erhoben und erste Informationen über die therapeutische Wirksamkeit an gesunden und freiwilligen Probanden gesammelt. Bei toxischen Substanzen wie z. B. antineoplastischen Chemotherapeutika wird dieser Schritt der Prüfung nur an Erkrankten durchgeführt. In der Phase II erfolgt die Überprüfung der klinischen Wirksamkeit an einem kleinen Patientenkollektiv. Es handelt sich dabei um Pilotstudien. Nach einer erneuten positiven Nutzen-Risiko-Beurteilung erfolgt in der Phase III die Anwendung der Substanz an einem größeren Patientenkollektiv. Dabei wird die zu untersuchende Substanz, die als **Verum** bezeichnet wird, gegenüber **Placebo** oder der Standardbehandlung in **doppelblinden, randomisierten und kontrollierten klinischen Studien** (randomized controlled trial = RCT) getestet. Placebo wird in der Regel nur in Therapiegebieten eingesetzt, in denen noch keine wirksamen Alternativen zur Verfügung stehen, da einem Patienten aus ethischen Gründen natürlich keine wirksame Therapie im Rahmen einer

Studie vorenthalten werden darf. In randomisierten klinischen Studien wird die kausale Wirksamkeit einer medizinischen Intervention untersucht. Randomisiert bedeutet, dass die Probanden nach dem Zufallsprinzip einer der beiden oder mehreren Behandlungsarten zugewiesen werden. Die Arzneimittel sollten so beschaffen sein, dass weder der Arzt noch der Patient wissen, welche der beiden Behandlungen erfolgt ist. Ansonsten könnte die Beurteilung des Ergebnisses voreingenommen sein. Dieses Vorhergehen wird als Doppelverblindung bezeichnet. Durch die Ein- und Ausschlusskriterien wird das Patientenkollektiv genau definiert. Die Randomisierung soll gewährleisten, dass sich die Studiengruppen nur in Bezug auf das verabreichte Arzneimittel unterscheiden. Bezüglich aller anderen Eigenschaften der Patienten besteht durch die zufällige Zuteilung in eine **Interventionsgruppe** oder eine **Kontrollgruppe** Strukturgleichheit. Ein beobachteter Unterschied des Therapieeffektes ist dann auf die Intervention, d. h. auf die Gabe des Arzneimittels, zurückzuführen. Bei positiven Ergebnissen werden alle Erkenntnisse zu der neuen Substanz in einem **Zulassungsdossier** zusammengefasst und bei der zuständigen Behörde wird der Antrag auf Zulassung gestellt. Gegenüber der Zulassungsbehörde muss der Nachweis für die Qualität bei der Herstellung, für die Sicherheit und die Wirksamkeit erbracht werden.

In Deutschland ist für die Zulassung von Arzneimitteln das **Bundesinstitut für Arzneimittel und Medizinprodukte (BfArM)** zuständig (decentralized procedure) und für die von Sera und Impfstoffen das **Paul Ehrlich-Institut (PEI)**. Für jede Wirkstärke und Darreichungsform desselben Wirkstoffes muss eine getrennte Zulassung beantragt werden, was die hohe Anzahl der bestehenden Zulassungen erklärt. Länder der EU erkennen gegenseitig die Zulassung von Arzneimitteln in anderen europäischen Staaten an. Das Anerkennungsverfahren wird als »**mutual recognition procedure**« bezeichnet. Im Rahmen der Harmonisierung innerhalb der EU werden Arzneimittel auch zunehmend bei der europäischen Arzneimittelzulassungsbehörde **European Medicines Agency (EMA)** zentral zugelassen, was als »**centralized procedure**« bezeichnet wird. Durch die gegenseitige Anerkennung bzw. das zentralisierte Verfahren soll der Zulassungsaufwand für den Arzneimittelhersteller reduziert werden (▶ [**P4**]). Für einige Arten von Arzneimitteln, wie z. B. biotechnologische Präparate, Krebstherapeutika, HIV-Medikamente, Antidiabetika und Arzneimittel für die Behandlung neurodegenerativer Erkrankungen, ist das zentralisierte Zulassungsverfahren sogar zwingend vorgeschrieben.

Im Jahr 2020 wurden 32 innovative Arzneimittel neu eingeführt. Die strengen Auflagen bei der klinischen Prüfung sind nicht zuletzt auf die negativen Erfahrungen mit dem Sedativum Thalidomid (Contergan®) – einem der aufsehenerregendsten Arzneimittelskandale in der Bundesrepublik Deutschland zu Beginn der 1960er Jahre – zurückzuführen. Es muss immer eine Gratwanderung zwischen den berechtigten Sicherheitsaspekten auf der einen und der Verzögerung von medizinischen Innovationen auf der anderen Seite erfolgen. Gerade bei onkologischen Präparaten kann eine Verzögerung fatale Folgen haben, weswegen zum Teil schon frühzeitige Zulassungen unter Auflagen erteilt werden. Im Kontrast zu den hohen arzneimittelrechtlichen Anforderungen bei der Zulassung (Qualität, Sicherheit, Wirksamkeit) genügt bei Homöopathika für die **Verkehrsfähigkeit** eine Eintragung in ein vom Bundesinstitut für Arzneimittel und Medizinprodukte (BfArM) geführtes

Register. Hier bescheinigen homöopathische Ärzte in einem sog. **Binnennachweis** die Wirksamkeit eines homöopathischen Arzneimittels. Dieser Binnennachweis entspricht jedoch nicht den strengen methodischen Anforderungen an einen Nachweis für die therapeutische Wirksamkeit und den Nutzen eines Medikamentes und wird kritisch gesehen.

Die Phase IV der klinischen Prüfung beginnt nach der Zulassung des Arzneimittels. In dieser Phase werden während des flächendeckenden Einsatzes Daten zu seltenen Nebenwirkungen, zur Morbidität, Mortalität und Lebensqualität erhoben. Außerdem können pharmakoökonomische Daten gesammelt werden. Daten über Nebenwirkungen müssen der Abteilung **Pharmakovigilanz** der Zulassungsbehörde gemeldet werden. Bei begründetem Verdacht auf gesundheitliche Risiken durch das Arzneimittel können Auflagen für Warnhinweise in der Packungsbeilage und Fachinformation erteilt werden, die Indikation eingeschränkt oder Gegenanzeigen (Kontraindikationen) hinzugefügt werden. Bei gravierenden Nebenwirkungen kann auch die Zulassung widerrufen werden. Ärzte und Apotheker werden über die Heilberufskammern bei Änderungen informiert. Bei besonders wichtigen und sicherheitsrelevanten Änderungen, wie schwerwiegenden Nebenwirkungen und schweren Wechselwirkungen, informiert das pharmazeutische Unternehmen die Fachkreise durch sog. »Rote-Hand-Briefe«. Arzneimittel bleiben nach der Erstzulassung für mindestens fünf Jahre verschreibungspflichtig, damit entsprechende ärztliche Erfahrungen gesammelt werden können. Prinzipiell muss bei neuen Arzneimitteln alle fünf Jahre eine Verlängerung der Zulassung beantragt werden.

Von 10.000 Ausgangssubstanzen schafft es nur eine einzige bis zur Zulassung. Die Entwicklung eines neuen Arzneimittels ist mit hohen Kosten verbunden. Pro zugelassenes Arzneimittel entstehen **Entwicklungskosten** von durchschnittlich 161 bis 4.540 Mio. US-Dollar. Dies beinhaltet auch die Kosten für die Entwicklung der Substanzen, die es nicht bis zur Marktreife schaffen. Auch ein pharmazeutisches Unternehmen kann langfristig nur existieren, wenn die Einnahmen die Ausgaben übersteigen (▶ [P6]). Ohne Investoren wäre bei den hohen Entwicklungskosten eines Arzneimittels keine Entwicklung von innovativen Arzneimitteln möglich (▶ [P1]). Die pharmazeutische Industrie ist der Industriesektor mit den größten Aufwendungen für Forschung und Entwicklung (F&E), noch vor der IT-, der Telekommunikations- und der Automobilbranche. Die Investoren erwarten, dass ihr mit hohem Risiko eingesetztes Kapital angemessen verzinst wird. Ansonsten hätten sie ihr Geld auch auf dem relativ sicheren Bankkonto liegen lassen können (▶ [P3]). Damit Investoren einen Anreiz (▶ [P8]) für die Investition in innovative Arzneimittel haben, wird den Arzneimittelherstellern für die Dauer des Patentschutzes, die 20 Jahre beträgt, ein **Alleinvermarktungsrecht** eingeräumt. Dadurch können **Pioniergewinne** realisiert werden. Der **Patentschutz** wird in einem relativ frühen Stadium der Entwicklung angemeldet, damit die Substanz nicht von einem Wettbewerber erforscht wird. Die Entwicklung eines neuen Arzneimittels bis zur Marktreife dauert durchschnittlich zwölf Jahre. Damit bleibt dem Hersteller eine effektive Patentschutzdauer von acht Jahren. In diesem Zeitraum müssen sich die Entwicklungskosten amortisieren und daher müssen die Gewinne während dieser Zeit maximiert werden (▶ [P4]). Nach dem Ablauf des Patentschutzes drängen Generikahersteller in den Markt. Da diese keine Entwicklungskosten haben und das Arzneimittel lediglich kopieren, können sie es zu einem sehr viel geringeren Preis anbieten. Es tritt dann ein intensiver Wettbewerb mit dem Originalhersteller und auch zwischen den verschiedenen Generikaherstellern ein (▶ [**P7**]). Die Preise von Generika betragen durchschnittlich nur 1/3 der Preise des Originals, da die Generikahersteller ja deutlich weniger Investitionen für Forschung und Entwicklung tätigen müssen.

Die Ausgaben für Forschung und Entwicklung (F&E) sind in den letzten Jahren sowohl absolut als auch relativ gemessen am Umsatz der forschenden Arzneimittelhersteller stark angestiegen. Gleichzeitig ist die Anzahl der Produktneuzulassungen gesunken. Dies ist unter anderem durch den abnehmenden Grenznutzen zu erklären. In bereits gut erforschten Krankheitsgebieten, wie z. B. den kardiovaskulären Erkrankungen, wird es immer schwieriger, **Sprunginnovationen** zu entdecken. In der Vergangenheit wurden bei den forschenden Arzneimittelherstellern viele Übernahmen von Unternehmen mit vielversprechenden Substanzen in der Pipeline beobachtet. Andere Möglichkeiten zum Schließen von Lücken mit innovativen Substanzen sind das »licensing-in«, also die Einlizensierung von Substanzen aus kleineren Firmen zur Vermarktung durch größere Firmen oder im Rahmen einer »Co-Promotion« die gemeinsame Vermarktung von Substanzen aus kleineren Unternehmen. Bei einer Co-Promotion wird das Arzneimittel unter denselben Namen von verschiedenen pharmazeutischen Unternehmen zusammen vermarktet. Der kleinere Partner kann dabei die Infrastruktur und das Know-how eines großen Herstellers nutzen, ohne dabei die innovativen Kräfte bei der Erforschung neuer Substanzen zu verlieren. Beim sog. Co-Marketing wird ein Wirkstoff unter verschiedenen Handelsnamen (Brand-Names) von verschiedenen Unternehmen getrennt vermarktet. Ein gutes Beispiel für die erfolgreiche Kooperation zwischen einem kleineren Unternehmen und einem großen Pharma-Konzern war die Entwicklung und Vermarktung des mRNA-basierten Covid-19 Impfstoffes durch die Biotechnologie-Firma BioNTech und Pfizer.

4.1.2 Vertrieb von Arzneimitteln

Von den Produktionsstätten der pharmazeutischen Unternehmen gelangen die Arzneimittel über den Großhandel zu den Apotheken. Es werden vollsortierte von teilsortierten Großhändlern unterschieden. **Vollsortierte Großhändler** haben das gesamte Arzneimittelsortiment als Vorrat, weshalb ihnen für selten nachgefragte Produkte eine besondere Bedeutung zukommt. **Teilsortierte Großhandelsunternehmen** hingegen vertreiben nur Arzneimittel bestimmter pharmazeutischer Unternehmen oder nur für bestimmte Indikationsgebiete. Zumindest die vollsortierten Unternehmen übernehmen eine gewisse **Pufferfunktion**, um eine jederzeitige adäquate Versorgung der Bevölkerung sicherzustellen. Aus dem Großhandel gelangen die Arzneimittel in die **Apotheken**. Apotheken werden oft mehrmals täglich beliefert, müssen aber auch selbst den durchschnittlichen Bedarf für mindestens eine Woche bevorraten. Für selten gebrauchte lebenswichtige Medikamente existieren **Notfall-Depots** in Krankenhausapotheken.

Arzneimittel dürfen in Deutschland begrenzt in Drogerien und ansonsten nur in Apotheken verkauft werden. Nicht freiverkäufliche Arzneimittel dürfen nur an

Apotheken oder Ärzte in Form von Probepackungen (Arzneimittelmuster) oder zur Deckung des Praxisbedarfs abgegeben werden. Im Gegensatz zu anderen Ländern dürfen in Deutschland Ärzte durch das **Dispensierverbot** selbst keine Medikamente vertreiben. Apotheken haben damit ein Monopol für die Arzneimittelversorgung, ein Wettbewerb (▶ [P7]) findet nicht statt. Nach der Zugänglichkeit werden folgende Arzneimittel unterschieden:

- **Freiverkäufliche Arzneimittel (apothekenfrei)**: Diese können auch außerhalb von Apotheken wie Lebensmittelgeschäften und Drogerien verkauft werden. Ein Beispiel sind Johanniskrautzubereitungen.
- **Apothekenpflichtige Arzneimittel**: Für sie ist kein Rezept erforderlich, sie dürfen aber nur in Apotheken verkauft werden, z. B. leichte Schmerzmittel wie Paracetamol.
- **Verschreibungspflichtige Arzneimittel**: Die Abgabe erfolgt ausschließlich in Apotheken. Ein ärztliches Rezept ist erforderlich.
- **Betäubungsmittel**: Es handelt sich meist um starke Schmerzmittel aus der Gruppe der Opioide und um andere psychotrope Substanzen. Es sind ein spezielles Rezept und eine besondere Dokumentation erforderlich.

Freiverkäufliche und apothekenpflichtige Arzneimittel werden zusammen als »Over the counter«-Arzneimittel (**OTC**) bezeichnet.

Neben der Abgabe ganzer Packungen ist auch eine Abgabe von Teilmengen möglich, was als **Auseinzelung** bezeichnet wird. Die Teilmengen müssen dann neu verpackt werden; dieser Prozess wird **Neuverblisterung** genannt.

Es gibt öffentliche Apotheken (**Offizinapotheken**) und **Krankenhausapotheken**. Krankenhäuser, die keine eigene Apotheke besitzen, werden von öffentlichen Apotheken mitversorgt, die dann **Versorgungsapotheken** genannt werden. **Versandapotheken** versenden Arzneimittel nach Bestellung auf postalischem Weg.

Apotheken dürfen nur von Apothekern persönlich betrieben werden, also nicht von einer Kapitalgesellschaft. Dies wird als **Fremdbesitzverbot** bezeichnet. Die Kapitalgesellschaft DocMorris hatte ursprünglich geplant, eine eigene Apothekenkette in Deutschland zu betreiben. Da dies nach der europäischen Rechtsprechung nicht möglich ist, betrieb DocMorris ein Franchise-Konzept, wonach Apotheken die Ladenräume nach Vorgaben von DocMorris gestalteten und die Produkte über DocMorris bezogen (▶ [P4]). Dieses Konzept hat sich jedoch im Fall von DocMorris nicht durchgesetzt, DocMorris agiert inzwischen in Deutschland ausschließlich als Versandapotheke. Apotheken benötigen eine **Betriebserlaubnis** und dürfen neben der **Hauptapotheke** maximal drei weitere **Filialapotheken** in räumlicher Nähe betreiben. Die Begrenzung der Anzahl wird als **Mehrbesitzverbot** bezeichnet. In jeder Filialapotheke muss ein verantwortlicher Apotheker benannt werden. Apotheken müssen vom Apotheker persönlich geleitet werden, dieser kann sich aber für maximal drei Monate im Jahr vertreten lassen. Er wird durch pharmazeutisches Personal unterstützt, wie z. B. Pharmazeutisch-technische Assistenten (PTA).

Eine Kapazitätsplanung für Apotheken existiert nicht, es besteht **Niederlassungsfreiheit**. Diese führt zur Ansiedlung von Apotheken an besonderen Orten, zum Beispiel in Einkaufszentren oder an Flughäfen. Damit stehen Apotheken untereinander um die Kundschaft stärker im Wettbewerb, als es diesen in anderen Bereichen des Gesundheitswesens gibt (▶ [**P7**]). Im Jahr 2020 gab es 18.753 Apotheken, darunter 4.643 Filialapotheken.

Der **Apothekenversandhandel** ist in Deutschland zwar zunächst nicht erlaubt, unter bestimmten Voraussetzungen kann er aber genehmigt werden, wie z. B. bei der Etablierung eines Qualitätsmanagementsystems. Es besteht somit ein **Erlaubnisvorbehalt**. Der Versandhandel ist an den Betrieb einer öffentlichen **Präsenzapotheke**, d. h. an den Betrieb einer Offizinapotheke, gekoppelt. Die Bestellung erfolgt telefonisch oder per Internet (»Internet-Apotheke«), es muss aber wie in einer öffentlichen Apotheke für verschreibungspflichtige Arzneimittel durch den Käufer ein Rezept eingereicht werden. Die Lieferung erfolgt auf postalischem Wege. Die Verkaufspreise sind oftmals geringer als in Offizinapotheken (▶ [**P4**]), weswegen dieser Distributionsweg vor allem bei chronischen Erkrankungen mit einem hohen und regelmäßigen Bedarf an Arzneimitteln interessant sein kann. Von den 18.753 Apotheken in Deutschland sind heute rund 3036 auch Versandapotheken mit einem Jahresumsatz von 1,4 Mrd. Euro. Anzahl und Umsatz der Versandapotheken sind in den letzten Jahren stark gestiegen. Kritiker führen an, dass die Beratungstätigkeit des Apothekers auf dem Versandweg entfällt. Befürworter wenden ein, dass auch in Apotheken aus Kapazitätsgründen eine Beratung meist nur durch Apothekenhelfer geschieht und in öffentlichen Räumen weniger nachhaltig ist als eine schriftliche Information, die beim Versandhandel beigelegt wird. In dünn besiedelten Regionen mit schlechter Infrastruktur könnte der Versandhandel eventuell einen Beitrag zur Erhöhung der Therapietreue (Adherence, Compliance) liefern. Eine schwer erreichbare Apotheke wäre dann kein Grund mehr zur Nichteinnahme. Einen ähnlichen Beitrag können sog. **Pick-up-Sammelstellen** liefern. Bei diesen werden die Rezepte eingesammelt und die Arzneimittel von einer Versandapotheke an den Bestellenden ausgeliefert. Diese Variante kann vor allem für Menschen interessant sein, die das Internet nicht nutzen und wo keine Apotheke am Ort vorhanden ist. Die Apotheken konkurrieren nicht nur untereinander, sondern seit langem auch mit Drogeriegeschäften. Bei rund 20 % der verkauften Produkte in Apotheken besteht keine Apothekenpflicht: Neben Wärmflaschen, Süßigkeiten, Tees und Körperpflegeprodukten werden immer häufiger Nahrungsergänzungsmittel und diätetische Kost angeboten.

An medizinische Laien direkt adressierte Publikumswerbung (»Direct to Consumer« = DTC) ist in Deutschland nur für »Over the Counter«-Arzneimittel (OTC), also nicht verschreibungspflichtige Medikamente, erlaubt. Ausgenommen von der Publikumswerbung sind Arzneimittel gegen Schlaflosigkeit, zur Beeinflussung der Stimmungslage und zur Behandlung psychischer Störungen. Bei der Publikumswerbung muss der wohlbekannte Satz: »Zu Risiken und Nebenwirkungen lesen Sie die Packungsbeilage und fragen Sie Ihren Arzt oder Apotheker.« erwähnt werden. Im Gegensatz zu medizinischen Laien werden medizinischen Fachkreisen alle Informationen zur Verfügung gestellt. Durch den Außendienst der pharmazeutischen Industrie dürfen auch Musterpackungen an Ärzte abgegeben werden, diese sind aber auf zwei Stück pro Jahr pro Produkt beschränkt. Bezüglich des Marketings bei den forschenden Arzneimittelherstellern ist in den letzten Jahren der Trend zu beobachten, dass neben der reinen produktbezogenen Werbung vermehrt therapiegebietsbezogene Versorgungskonzepte angeboten werden.

4.1.3 Preisbildung bei Arzneimitteln

Es werden **innovative patentgeschützte Arzneimittel** von **Generika** unterschieden. Bei innovativen Substanzen genießen die Hersteller 20 Jahre nach Patentanmeldung das alleinige Vermarktungsrecht, also den **Patentschutz**. Dieser ist die Basis für den Hersteller zur Realisierung von sog. **Pioniergewinnen**. Damit haben Hersteller einen Anreiz (▶ [**P8**]), für den medizinischen Fortschritt neue Substanzen zu erforschen. Da die Erforschung einer neuen Substanz bis zur Zulassung als Arzneimittel mit hohen Investitionen verbunden ist, tragen die entwickelnden Pharma-Unternehmen ein großes unternehmerisches Risiko. Durch den Umsatz mit dem Arzneimittel nach der Marktzulassung müssen die Investitionskosten refinanziert werden. Neue Arzneimittel werden unter einem Markennamen (»Brand«) in den Markt eingeführt. Starke Marken im Bereich der Arzneimittel sind z. B. Aspirin® oder Voltaren®. Bei Ablauf des Patentschutzes bringen Generikahersteller Produkte mit demselben Wirkstoff auf den Markt, die Generika genannt werden. Diese Produkte werden oftmals unter dem Namen des Wirkstoffes, welcher auch als **Freiname** bezeichnet wird, mit dem Namen des Herstellers als Zusatz eingeführt, z. B. ASS ratiopharm®. Es werden aber auch Generika mit neuem Handelsnamen auf den Markt gebracht, sog. »**branded generics**«. Die Generikahersteller berufen sich bei der arzneimittelrechtlichen Zulassung auf die Studien des **Originators**, d. h. auf den Originalhersteller. Die Generikahersteller können daher mit geringem Aufwand ihren Umsatz maximieren (▶ [**P4**]). Es entsteht dadurch ein Preiswettbewerb (▶ [**P7**]) zwischen den Original- und den Generikaherstellern. Die Wirksamkeit eines Arzneimittels ist aber nicht nur vom Wirkstoff, sondern auch von den Hilfs- und Füllstoffen abhängig, da diese einen Einfluss auf die Galenik und damit auf die Pharmakokinetik haben. Damit haben Generika nicht automatisch dieselbe vergleichbare Wirksamkeit wie die Originalprodukte. Durch die **Substitutionsregelung** kann der Apotheker einem GKV-Versicherten ein anderes kostengünstigeres Arzneimittel abgeben, wenn das Produkt demselben Wirkstoff, dieselbe Darreichungsform und dieselbe Menge beinhaltet, in derselben Dosierung eingesetzt wird und für dieselbe Indikation zugelassen ist. Es wird von **generischer Substitution** gesprochen. Der Arzt kann diesen Austausch durch Ankreuzen des »aut-idem-Feldes« auf dem Rezept ausschließen, z. B. bei Unverträglichkeit eines anderen Arzneimittels durch andere Füll- oder Begleitstoffe. Eine sog. **therapeutische Substitution** durch den Apotheker, bei der nicht ein wirkstoffgleiches, sondern nur ein wirkstoffähnliches Produkt (»aut-simile«) abgegeben wird, ist in Deutschland nicht erlaubt.

Durch Unterschiede in nationalen staatlichen Preisregulierungssystemen, bei den Kosten der Herstellung und des Vertriebs (z. B. niedrigere Personalkosten in den osteuropäischen Staaten), der allgemeinen Kaufkraft und der Steuersätze unterscheiden sich die Preise für dieselben Arzneimittel in den einzelnen Staaten. Vergleichende Studien zu Arzneimittelpreisen sind zu unterschiedlichen Ergebnissen gekommen. In welchem Land Arzneimittel am teuersten sind, lässt sich nicht pauschal sagen, da in einigen Ländern nur manche Arzneimittel besonders teuer sind und andere verhältnisweise günstig. Es werden teilweise Arzneimittel aus Staaten mit niedrigeren Preisen nach Deutschland importiert, was als **Arbitragehandel** oder **Parallelimport** bezeichnet wird. Wurde das Arzneimittel ursprünglich in

Deutschland hergestellt, ins Ausland exportiert und danach zurückimportiert, handelt es sich um einen sog. **Reimport**. Gerade letztere wurden durch den europäischen Freihandel erleichtert. Apotheker sind verpflichtet, an GKV-Versicherte bevorzugt Importe abzugeben, wenn diese mindestens 15 % oder mindestens 15 Euro günstiger sind als der Preis des Bezugsarzneimittels.

Die Preise für freiverkäufliche Arzneimittel sind durch die Apotheken frei gestaltbar. Es kann also unter Umständen ein Preisvergleich zwischen den Apotheken und den Versandapotheken sinnvoll sein (▶ [P4]). Der Preis eines verschreibungspflichtigen Arzneimittels in öffentlichen Apotheken, also der **Apothekenverkaufspreis**, wird dagegen durch gesetzliche Regelungen vorgegeben. Er muss in allen Apotheken in Deutschland identisch sein. Er setzt sich zusammen aus:

- **Abgabepreis des pharmazeutischen Unternehmers**: Erlös des pharmazeutischen Unternehmens
- **Großhandelszuschlag**: Erlös des Großhändlers
- **Apothekenzuschlag**: Erlös der abgebenden Apotheke
- **Umsatzsteuer**: Erlös des Staates

Die Hersteller, d. h. die pharmazeutischen Unternehmen, sind in der Preisbildung frei. Die daraus folgenden Zuschläge sind in der Arzneimittelpreisverordnung festgelegt. Die Summe aus dem **Abgabepreis des pharmazeutischen Unternehmers** (APU) und Großhandelszuschlag ist der **Apothekeneinkaufspreis**.

Die Preisspannen für den Großhandel und die Apotheken werden per Rechtsverordnung vom Bundesministerium für Gesundheit (BMG) und die Höhe der Umsatzsteuer wird per Gesetz festgelegt. Die Großhandel und Apotheken erhalten nach dem sog. **Kombimodell** einen Festzuschlag zuzüglich eines prozentualen variablen Zuschlags. Die Apotheken müssen der GKV für verschreibungspflichtige Arzneimittel einen Zwangsrabatt je abgegebenem Arzneimittel gewähren. Auch die pharmazeutischen Unternehmer müssen der GKV einen Rabatt von 7 % auf den Abgabepreis des pharmazeutischen Unternehmers einräumen. Krankenkassen zahlen daher effektiv den sog. **GKV-Einkaufspreis**. Die Preise für die Arzneimittel in den Kliniken verhandeln die Krankenhäuser mit dem pharmazeutischen Unternehmen direkt. Für ab dem 01.01.2011 neuartige, erstmalig in den Verkehr gebrachte Wirkstoffe gilt das Verfahren der frühen **Nutzenbewertung** (»AMNOG-Verfahren«). Dabei reicht der pharmazeutische Unternehmer beim Inverkehrbringen des Arzneimittels ein Dossier beim Gemeinsamen Bundesausschuss (G-BA) ein. In diesem Dossier legt der pharmazeutische Unternehmer dar, wie groß der Zusatznutzen für die Patienten im Vergleich zur sog. zweckmäßigen Vergleichstherapie (ZVT) ist. Gegen welche ZVT sich das neue Medikament messen muss, wird vom G-BA festgelegt. Die Angaben des Dossiers werden dann vom G-BA bewertet. Für die wissenschaftliche Durchsicht kann der G-BA das Institut für Qualität und Wirtschaftlichkeit im Gesundheitswesen (IQWiG) beauftragen. Über das Ausmaß des Zusatznutzens beschließt aber der G-BA. Er nimmt eine Kategorisierung des Zusatznutzens in »erheblich«, »beträchtlich«, »gering«, »nicht quantifizierbar« und »kein bzw. geringerer Zusatznutzen« vor. Stellt der G-BA keinen oder einen geringeren Nutzen fest oder legt der pharmazeutische Unternehmer kein Dossier vor, so wird das neue Arzneimittel in eine Festbetragsgruppe inkludiert. Ein **Festbetrag** ist ein Erstattungshöchstbetrag für eine ähnliche Gruppe von Arzneimitteln. Dieser ist meist sehr gering. Basierend auf dem Ausgang der Nutzenbewertung findet anschließend eine Verhandlung mit dem GKV-Spitzenverband über einen Rabatt auf den Abgabepreis des pharmazeutischen Unternehmers (APU) statt (Abschlagsmodell). Dabei wird der Preis der zweckmäßigen Vergleichstherapie herangezogen und je nach Zusatznutzen des neuen Medikamentes ein Aufschlag auf diesen verhandelt (Aufschlagsmodell). Wenn keine Einigung zustande kommt, kann eine Schiedsstelle angerufen werden. ▶ Abb. 4.2 zeigt den Ablauf der frühen Nutzenbewertung noch einmal schematisch. Von der frühen Nutzenbewertung ausgenommen sind Arzneimittel, die nur im Krankenhaus eingesetzt werden, Arzneimittel mit geringer wirtschaftlicher Bedeutung und sog. Orphan Drugs (Arzneimittel, die bei seltenen Erkrankungen zum Einsatz kommen).

Auch wenn das AMNOG-Verfahren in den ersten Jahren nach seiner Einführung umstritten war, ist es inzwischen akzeptiert. Die angestrebte Kostendämpfung im Bereich der GKV-Arzneimittelausgaben hat jedoch nur wenige Jahre angehalten. Es ist aber das Ziel erreicht worden, dass Innovationen belohnt werden und Produkte ohne zusätzlichen Nutzen nicht mehr unverhältnismäßig teuer sind.

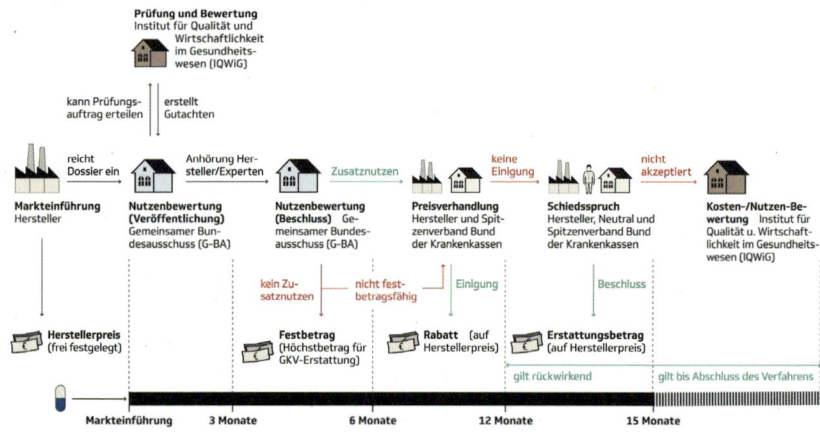

Abb. 4.2: Die frühe Nutzenbewertung von neuen Arzneimitteln ist in Phasen gegliedert (Quelle: BMG/Techniker Krankenkasse).

4.1.4 Erstattung von Ausgaben für Arzneimittel

In Krankenhäusern werden die Kosten für die Arzneimittel durch die DRG-Fallpauschalen, Zusatzentgelte, Entgelte für neue Untersuchungs- und Behandlungsmethoden (NUBs) und die PEPP-Fallpauschalen abgegolten. Es findet keine separierte Vergütung durch die Leistungsfinanzierer statt. In Rehabilitationskliniken sind die Kosten für Arzneimittel in den mit den Leistungsfinanzierern vereinbarten

Pflegesätzen enthalten. Krankenhäuser können die Einkaufspreise mit den pharmazeutischen Unternehmern individuell vereinbaren. Damit die Krankenhäuser eine größere Verhandlungsmacht haben, haben sie sich teilweise in Einkaufsgemeinschaften zusammengeschlossen.

Im ambulanten Bereich werden die Kosten für Arzneimittel in Abhängigkeit vom Versicherungsvertrag meist von den privaten Krankenversicherungen (PKV) vollständig erstattet. Freiverkäufliche Arzneimittel sind bis auf wenige Ausnahmen von der Erstattung durch die gesetzlichen Krankenversicherungen ausgeschlossen. Dasselbe gilt für sog. »Bagatellarzneimittel«, z. B. Mittel zur Behandlung von Erkältungskrankheiten, Mund- und Rachentherapeutika und Antiseptika. Viele Patienten möchten bei einem Arztbesuch aufgrund ihrer Erwartungshaltung oftmals trotzdem ein Rezept haben. Für diesen Fall gibt es das sog. »grüne Rezept«, das Arzneimittel muss aber trotzdem vom Patienten selbst bezahlt werden. Des Weiteren sind Arzneimittel, die der persönlichen Lebensführung dienen, sog. »Lifestyle-Medikamente«, von der Erstattung durch die GKV ausgeschlossen. Bei ihnen handelt es sich z. B. um Mittel zur Behandlung der erektilen Dysfunktion, zur Behandlung der Adipositas und zur Rauchentwöhnung. Mit der arzneimittelrechtlichen Zulassung des Arzneimittels durch das Bundesinstitut für Arzneimittel (BfArM), das Paul Ehrlich-Institut (PEI) oder die European Medicines Agency (EMA) wird das Arzneimittel **verkehrsfähig**. Bis auf die oben genannten Ausnahmen wird es dann automatisch von der gesetzlichen Krankenkasse erstattet, d. h., es ist **erstattungs-** bzw. **verordnungsfähig**. Für die Verordnung stellt der Vertragsarzt ein rosafarbenes Rezept aus. GKV-Versicherte müssen aber grundsätzlich eine Zuzahlung von 10 % leisten, die jedoch auf maximal 10 Euro begrenzt ist (▶ Abb. 2.5). Kinder und Jugendliche sind von Zuzahlungen befreit. Arzneimittel mit einem Apothekenverkaufspreis bis 5 Euro müssen vollständig vom GKV-Versicherten bezahlt werden.

Für Impfstoffe hingegen existiert in Deutschland eine sog. **Positivliste**. Impfstoffe müssen zunächst von der Ständigen Impfkommission (STIKO) am Robert Koch-Institut empfohlen werden, bevor die Kosten von der GKV übernommen werden. Basierend auf dieser Empfehlung erlässt der Gemeinsame Bundesausschuss (G-BA) eine Richtlinie. Nachdem diese im Bundesanzeiger veröffentlicht wurde, ist der Impfstoff als Pflichtleistung der GKV verordnungsfähig. Vor dem Erlass der Richtlinie können die Krankenkassen den Impfstoff freiwillig als Satzungsleistung erstatten.

Bei nicht bestimmungsgemäßem Einsatz eines Arzneimittels, d. h. außerhalb der Indikation (»off label use«), ist das Arzneimittel nicht erstattungsfähig. Der pharmazeutische Hersteller haftet dann auch nicht bei etwaigen Komplikationen. Eine »Off-label-Verordnung« ist im Einzelfall jedoch dann erstattungsfähig, wenn es sich um eine schwerwiegende Erkrankung ohne Therapiealternative handelt und durch das Präparat eine begründete Aussicht auf Besserung besteht. Dieser Einsatz wird als »compassionate use« bezeichnet. Der G-BA kann die Erstattungsfähigkeit für Off-label-Anwendungen feststellen, wenn es keine andere therapeutische Alternative gibt.

Der G-BA greift als höchstes Organ der Selbstverwaltung der gesetzlichen Krankenkassen regulierend in die Verordnungs- und Erstattungsfähigkeit von Arzneimitteln für GKV-Patienten ein. Festgeschrieben ist dies in der Arzneimittel-Richtlinie. Er verfügt dabei über folgende drei Regulierungsinstrumente:

1. **Ausschluss**
Der G-BA kann durch Erlass der Arzneimittel-Richtlinie Arzneimittel ganz oder teilweise von der Verordnungsfähigkeit für GKV-Patienten ausschließen, wenn diese nicht notwendig, nicht zweckmäßig oder unwirtschaftlich sind. Der Anhang der Arzneimittelrichtlinie, in dem die ausgeschlossenen Arzneimittel enthalten sind, hat somit den Charakter einer **Negativliste**.
Der G-BA kann vor einer Entscheidung das Institut für Qualität und Wirtschaftlichkeit im Gesundheitswesen (IQWiG) mit einer Bewertung des Nutzens des Arzneimittels beauftragen. Die Ergebnisse des IQWiG haben einen empfehlenden Charakter.

2. **Festbeträge**
Ein Festbetrag ist ein Erstattungshöchstbetrag für eine Gruppe von ähnlichen Arzneimitteln. Übersteigt der Apothekenverkaufspreis den Festbetrag, muss der GKV-Versicherte die Differenz zwischen dem Festbetrag und dem Apothekenverkaufspreis selbst tragen. Der verordnende Arzt muss den Patienten darauf hinweisen. Unterschreitet der Apothekenverkaufspreis den Festbetrag um mindestens 30 %, wird der Patient von der Zuzahlung zu diesem Arzneimittel befreit. Damit wollte der Gesetzgeber Anreize setzen (▶ [P8]), dass Patienten ein vergleichsweise günstiges Medikament wählen oder zumindest dem Apotheker die Entscheidung für ein solches Medikament überlassen, wenn verschiedene geeignete Präparate verfügbar sind. Die Festlegung eines Festbetrags erfolgt in zwei Schritten. Im ersten Schritt werden durch den G-BA **Festbetragsgruppen** gebildet, von denen es drei unterschiedliche Arten gibt:
– Gruppe 1: Arzneimittel mit demselben Wirkstoff
– Gruppe 2: Arzneimittel mit pharmakologisch-therapeutisch vergleichbaren Wirkstoffen
– Gruppe 3: Arzneimittel mit therapeutisch vergleichbarer Wirkung

Ob Arzneimittel pharmakologisch-therapeutisch vergleichbar sind, also zwei Arzneimittel in eine Festbetragsgruppe zusammen inkludiert werden können, wird unter anderem anhand der Einordnung der Wirkstoffe nach der Zuordnung gemäß der sog. ATC-Klassifikation entschieden. Es handelt sich dabei um die anatomisch-therapeutisch-chemische Klassifikation, die jährlich vom Bundesinstitut für Arzneimittel und Medizinprodukte herausgegeben wird und in der auch die durchschnittlichen Tagesdosierungen, die »Daily Defined Dosages« (DDD), enthalten sind.

Nach dem Zusammenstellen einer Festbetragsgruppe wird im zweiten Schritt vom GKV-Spitzenverband die Höhe des Festbetrags festgelegt. Die Festbeträge werden im unteren Preisdrittel der Produkte der in der Gruppe eingeschlossenen Wirkstoffe festgesetzt. Festbetragsgruppen können ausschließlich Generika, ausschließlich patentgeschützte innovative Arzneimittel und eine Kombination aus Generika und patentgeschützten Arzneimitteln enthalten. Die letztgenannte Festbetragsgruppe wird auch als **Jumbo-Gruppe** bezeichnet. Innovative Arzneimittel mit einem Zusatznutzen durch eine bessere Wirksamkeit oder durch geringere Nebenwirkungen dürfen nicht in eine Festbetragsgruppe inkludiert werden.

3. **Therapiehinweise**
   Durch Therapiehinweise des Gemeinsamen Bundesausschusses kann die Verordnung von Arzneimitteln eingeschränkt werden. Sie müssen bei der Verordnung von dem Vertragsarzt beachtet werden.

Arzneimittelrichtgrößen

Auf der Ebene des einzelnen Vertragsarztes wird das Verschreiben von Arzneimitteln durch Arzneimittelrichtgrößen weiter beschränkt (▶ [P1]). Diese sind facharztspezifische monetäre Obergrenzen für die Verordnung von Arzneimitteln in einer Praxis. Sie werden jährlich zwischen den Landesverbänden der Krankenkassen und den Kassenärztlichen Vereinigungen ausgehandelt. Beim Überschreiten der Arzneimittelrichtgrößen um ≥ 15 % bis zu 25 % erfolgt eine Beratung durch die Kassenärztliche Vereinigung. Überschreitet ein Vertragsarzt die Richtgrößen um mehr als 25 %, muss er einen Teil der Mehrkosten aus der eigenen Tasche bezahlen, je nachdem, ob es sich um eine erstmalige oder wiederholte Überschreitung handelt. Das Überschreiten wird im Rahmen der **Wirtschaftlichkeitsprüfung** durch die zuständige KV ermittelt. Dem **Regress** kann der Vertragsarzt entgehen, wenn er **Praxisbesonderheiten** für das Überschreiten geltend machen kann. Zu ihnen zählen zum Beispiel:

- Besondere Patientenstruktur
- Besondere Praxislage, z. B. Landarztpraxis
- Spezialisierung der Praxis auf bestimmte Behandlungsmethoden

Für Ärztinnen und Ärzte ist die Geltendmachung von Praxisbesonderheiten mit einem hohen Aufwand verbunden. Bei der Behandlung eines Patienten mit einem kostenintensiven Arzneimittel empfiehlt es sich schon aus juristischen Gründen, die Behandlung des Patienten bereits während des laufenden Abrechnungsquartals gegenüber der zuständigen Kassenärztlichen Vereinigung schriftlich anzuzeigen. Von der Richtgrößenprüfung sind Arzneimittel ausgenommen, die von den Kassenärztlichen Vereinigungen als Praxisbesonderheiten anerkannt wurden. Die KVen veröffentlichen eine Liste mit diesen. Für Arzneimittel, die die frühe Nutzenbewertung passiert haben, kann eine solche beispielsweise vereinbart werden. Diese Arzneimittel sind dann automatisch wirtschaftlich.

Erstattungsbeträge

Für alle neuen Arzneimittel, denen im Rahmen des AMNOG-Verfahrens ein Zusatznutzen zuerkannt wurde, finden zwischen den Herstellern und dem GKV-Spitzenverband Preisverhandlungen zur Festsetzung der Erstattungsbeiträge statt. Es geht dabei im engeren Sinne nicht um die Verhandlung von Preisen, sondern um Erstattungshöhen bzw. Zuschläge gemäß dem Zusatznutzen. Können sich GKV-Spitzenverband und Hersteller nicht auf einen Preis einig, setzt eine Schiedsstelle den Preis fest. Dieser muss jedoch von den Verhandlungsparteien akzeptiert werden.

Beide Parteien haben die Möglichkeit, eine Kosten-Nutzen-Bewertung durch das Institut für Qualität und Wirtschaftlichkeit im Gesundheitswesen (IQWiG) zu verlangen. Senkt der Hersteller den Preis daraufhin nicht, muss der Patient die Differenz selbst bezahlen. Bei Interesse seitens des Herstellers kann der GKV-Spitzenverband auch ohne vorangehende Kosten-Nutzen-Bewertung durch das IQWiG einen Erstattungshöchstpreis verhandeln.

Rabattverträge

Die gesetzlichen Krankenkassen haben durch den Abschluss von Rabattverträgen mit den Herstellern von Arzneimitteln auch direkt die Möglichkeit, die Ausgaben für Arzneimittel zu reduzieren (▶ [P4]). Dieser Vertrag wird nach öffentlicher Ausschreibung für Generika abgeschlossen. Besteht für den verordneten Wirkstoff ein Rabattvertrag mit der gesetzlichen Krankenversicherung des Patienten, ist die Apotheke verpflichtet, primär das rabattierte Produkt abzugeben. Problematisch bei Rabattverträgen sind der zum Teil ruinöse Preiswettbewerb zwischen den Herstellern (▶ [P7]), Lieferengpässe durch Fixierung auf einen Hersteller und der Einsatz von Arzneimitteln, die für die jeweilige Indikation überhaupt nicht zugelassen sind (»off label use«). Der Patient nimmt wahr, dass er ein anderes Arzneimittel als das gewohnte erhält, was zu Problemen bezüglich der Compliance führen kann. Der Arzt kann den Austausch des Arzneimittels durch den Apotheker durch Ankreuzen des »aut-idem«-Feldes auf dem Rezept ausschließen.

Innovative Vertragsformen

Seit neuerem kommen auch innovative Verhandlungsmöglichkeiten mit einzelnen gesetzlichen Krankenkassen zur Anwendung. So schließen auch Hersteller von innovativen patentgeschützten Arzneimitteln **Rabattverträge** mit einzelnen Kassen ab. Bei **Cost-Sharing-Initiativen** vereinbaren die Hersteller mit den gesetzlichen Krankenkassen Preisobergrenzen für kostenintensive Arzneimittel. Wird beispielsweise eine bestimmte Menge des notwendigen Arzneimittels überschritten, werden die Restkosten von dem Hersteller getragen. Diese Vertragsform kommt vor allem bei chronischen Erkrankungen in Frage. Bei den **Risk-Sharing-Verträgen** verpflichten sich die gesetzlichen Krankenkassen, das Arzneimittel eines bestimmten Herstellers einzusetzen. Im Gegenzug erhalten die Krankenkassen von den Herstellern bei Nichtwirksamkeit im individuellen Patientenfall die entstandenen Kosten zurückerstattet.

Insgesamt gesehen ist das deutsche Gesundheitswesen bezüglich seiner Vielzahl an Regularien im Bereich Arzneimittel einzigartig.

4.2 Hilfsmittel

Zu den Hilfsmitteln gehören beispielsweise Seh-, Hör- und Gehhilfen, aber auch Prothesen und andere Hilfsmittel wie Inkontinenzhilfen und Kompressionsstrümpfe bis hin zu Rollstühlen. Aber auch technische Produkte, die dazu dienen, Medikamente in den Körper einzubringen (z. B. Spritzen, Inhalationsgeräte, Applikationshilfen) werden in den Bereich der Hilfsmittel eingeordnet. Sie werden erst von der gesetzlichen Krankenkasse erstattet, wenn sie in das sog. **Hilfsmittelverzeichnis** eingetragen wurden. Der Marktzutritt ist somit begrenzt. Die Hersteller müssen dazu die Funktionstauglichkeit, den therapeutischen Nutzen und die Qualität nachweisen. Über die Aufnahme in das Hilfsmittelverzeichnis entscheidet der GKV-Spitzenverband nach Prüfung durch den Medizinischen Dienst (MD). Gesetzlich krankenversicherte Patienten können Hilfsmittel nur von Vertragspartnern ihrer jeweiligen Krankenkasse beziehen. Für einige Hilfsmittel, wie z. B. Einlagen, Hörhilfen, Inkontinenzartikel, Kompressionstherapiemittel und Stomaartikel, wurden **Festbeträge** eingeführt. Übersteigt bei diesen Artikeln der Abgabepreis den Festbetrag, muss ein gesetzlich krankenversicherter Patient die Differenz selbst tragen.

4.3 Medizinprodukte

Medizinprodukte sind alle Instrumente, Apparate, Gegenstände, Vorrichtungen, Stoffe oder Zubereitungen aus Stoffen zur

- Erkennung, Verhütung, Überwachung, Behandlung oder Linderung von Krankheiten,
- Erkennung, Überwachung, Behandlung, Linderung oder Kompensierung von Verletzungen oder Behinderungen,
- Untersuchung, Ersetzung oder Veränderung des anatomischen Aufbaus oder eines physiologischen Vorgangs,
- Empfängnisregelung.

Im Gegensatz zu Arzneimitteln, die pharmakologisch wirken, wird die Hauptwirkung bei Medizinprodukten über ihre physikalischen oder physikochemischen Eigenschaften erzielt. Es gibt jedoch auch arzneistoffhaltige Medizinprodukte, wie z. B. Implantate mit Antibiotika-Beschichtung. Dabei werden die physikalischen und die pharmakologischen Eigenschaften beider Stoffe miteinander verbunden.

Die zuständigen staatlichen Behörden prüfen im Rahmen des **Registrierungsverfahrens**, ob allgemeine Anforderungen erfüllt sind, und es wird ein sog. **Konformitätsbewertungsverfahren** durchgeführt. Für eine Inverkehrbringung von Medizinprodukten werden, je nach Risiko beim Einsatz des Medizinprodukts, verschiedene **Risikoklassen** unterschieden. Bei Produkten niedriger Risikoklassen (z. B. Rollstuhl) genügt oftmals eine **CE-Kennzeichnung**, mit der der Hersteller selbst bestätigt, dass das entsprechende Produkt geprüft wurde und den gängigen Normen entspricht. Bei Produkten höherer Risikoklassen (z. B. Herzschrittmacher) übernimmt das eine externe sog. **benannte Stelle**. Benannte Stellen sind staatlich autorisierte Institutionen (z. B. der TÜV). Dazu wird das Medizinprodukt einer klinischen Prüfung unterzogen, wobei die Anforderungen sehr viel geringer sind als bei der Prüfung von Arzneimitteln. Bei der Zulassung steht weniger die Wirksamkeit als vielmehr die Sicherheit und die technische Leistungsfähigkeit im Vordergrund. Ähnlich wie bei Arzneimitteln gibt es auch bei Medizinprodukten ein Beobachtungs- und Meldesystem zur Erfassung und Abwehr von nach der klinischen Prüfung bekanntwerdenden Risiken (ein sog. Vigilanzsystem), das beim Bundesinstitut für Arzneimittel und Medizinprodukte (BfArM) oder beim Paul Ehrlich-Institut angesiedelt ist.

Seit einigen Jahren zunehmende Bedeutung haben im Bereich der Medizinprodukte telemedizinische und eHealth-Anwendungen. Solche **Digitalen Gesundheitsanwendungen** (sog. **DiGA**) sind Medizinprodukte, die in ihrer Funktionalität auf digitalen Technologien beruhen (z. B. (»Gesundheits-Apps«). Diese Apps sollen der Förderung der Gesundheit sowie der Erkennung, Überwachung und Behandlung von Krankheiten und Behinderung dienen. Seit 2020 gibt es mit dem **Digitale-Versorgung-Gesetz** die Möglichkeit, dass Ärztinnen und Ärzte DiGAs auf Rezept zu Lasten der gesetzlichen Krankenkassen verordnen können. Damit die Apps verordnungsfähig werden, müssen DiGA-Hersteller beim BfArM einen Antrag auf Zulassung stellen. Das BfArM prüft den Antrag und nimmt die DiGA in das sog. **DiGA-Verzeichnis** auf. Für die Aufnahme müssen die Hersteller sowohl positive Versorgungseffekt belegen als auch vordefinierte Anforderungen an die Datensicherheit, den Datenschutz und die technische Sicherheit der DiGA erfüllen.

Die Verordnung dieser Apps funktioniert aktuell analog zur Verordnung von Arzneimitteln und Hilfsmitteln. Patienten erhalten von ihren Ärzten das übliche rosafarbene Kassenrezept mit dem Namen der DiGA, der Verordnungseinheit und einer entsprechenden Pharmazentralnummer (PZN). Diese Informationen finden sich im DiGA-Verzeichnis. Patienten können Rezepte mit DiGA-Verordnungen bei ihren gesetzlichen Krankenkassen einreichen und einen Freischaltcode für jede verordnete DiGA anfordern. Mit diesem Freischaltcode kann die DiGA aktiviert und für den Verordnungszeitraum verwendet werden. Die DiGA-Hersteller rechnen die Kosten unter Bezug auf den verwendeten Freischaltcode direkt mit der jeweiligen Krankenkasse ab.

Aktuell (Stand 2022) ist die Verordnung von DiGAs im Versorgungsalltag noch nicht sehr verbreitet. Dies mag nicht zuletzt darin begründet sein, dass sich das DiGA-Verzeichnis noch im Aufbau befindet und bisher erst 31 unterschiedliche DiGA umfasst.

Fragen zur Selbstkontrolle

1. In welche Phasen gliedert sich die klinische Prüfung eines Arzneimittels?
2. Wie lange dauert durchschnittlich die Entwicklung eines innovativen Arzneimittels?
3. Was versteht man unter der effektiven Patentschutzdauer?
4. Wozu dienen Pioniergewinne?
5. Aus welchen Komponenten setzt sich der Apothekenverkaufspreis eines Arzneimittels zusammen?
6. Wie läuft das Verfahren der frühen Nutzenbewertung für neue Arzneimittel ab?
7. Welchen Einfluss hat ein Festbetrag auf die Erstattungsfähigkeit eines Arzneimittels für Versicherte der gesetzlichen Krankenversicherung?
8. Welchen Einfluss haben Arzneimittelrichtgrößen auf das Verordnungsverhalten von Ärzten
9. Was müssen Apotheker bei bestehendem Rabattvertrag mit der GKV des Patienten bei der Abgabe des Arzneimittels beachten?
10. Wann werden Hilfsmittel von der GKV erstattet?
11. Was ist eine DiGA?

5 Qualitätsmanagement oder was Mediziner von Verkehrsflugzeugführern lernen können

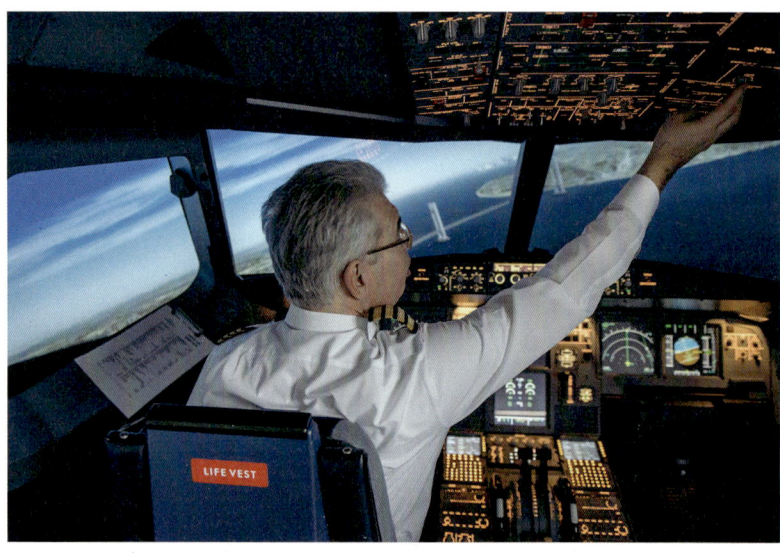

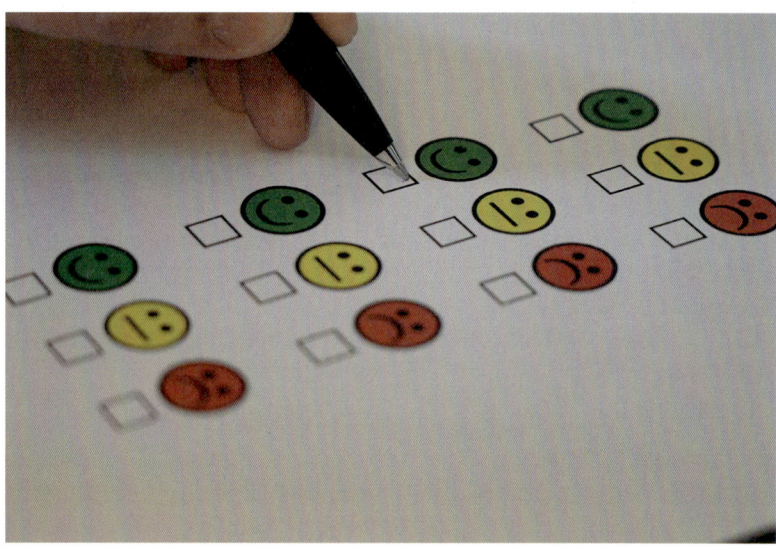

5.1	Allgemeine Qualitätsmanagementtools	151
5.2	Qualitätsmanagement im stationären Bereich	160
	5.2.1 Qualitätsmanagement in Akutkrankenhäusern	160
	5.2.2 Qualitätsmanagement in Rehabilitationskliniken	164
	5.2.3 Qualitätsmanagement in stationären Pflegeeinrichtungen	164
5.3	Qualitätsmanagement im ambulanten Bereich	165
Fragen zur Selbstkontrolle		166

5.1 Allgemeine Qualitätsmanagementtools

Wir alle erleben im täglichen Leben ständig qualitative Unterschiede (▶ Abb. 5.1).

Qualitätsunterschiede

Fortbewegung

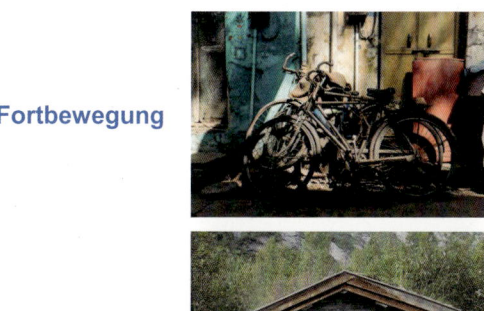
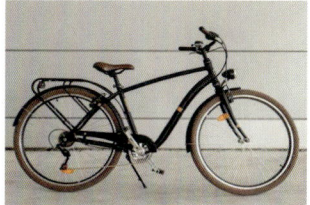

Unterkunft

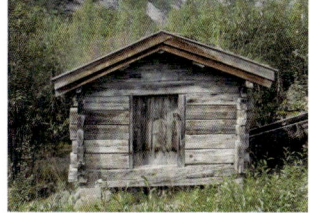
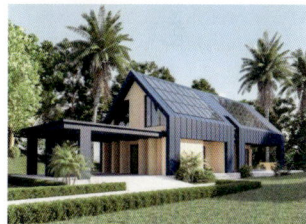

Verpflegung

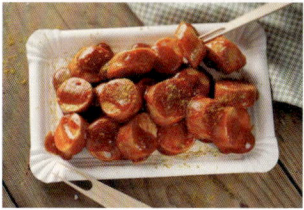
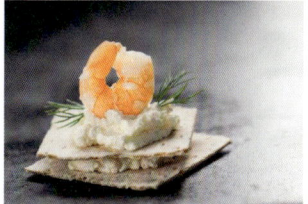

Abb. 5.1: Wahrnehmbare Qualitätsunterschiede im täglichen Leben (Bilder: Freepik.com)

5 Qualitätsmanagement

Auch im Gesundheitswesen gibt es große qualitative Unterschiede. Qualität hat dabei viel mit der Ausgangsposition und den Erwartungen zu tun. So können für uns selbstverständlich vorhandene Dinge, werden sie in Entwicklungsländern neu eingeführt, dort zu einem Qualitätsquantensprung führen.

Das Wort Qualität kommt von dem lateinischen Wort »qualitas«, was für erstmal ziemlich wertfrei für Beschaffenheit, Merkmal, Eigenschaft oder Zustand steht. Nach der Deutschen Industrie Norm (DIN) wird Qualität als Erfüllungsgrad definierter Anforderungen beschrieben.

Der Arzt Avedis Donabedian hat den Qualitätsbegriff in der Medizin und Pflege in den 1960er Jahren wissenschaftlich eingeführt. Seine Einteilung der Qualität in verschiedene Qualitätsdimensionen wurde, nicht zuletzt aufgrund der dahinterstehenden Logik, seither vielfach übernommen. Demnach werden folgende Dimensionen unterschieden:

- Strukturqualität
- Prozessqualität
- Ergebnisqualität

Bei der **Strukturqualität** werden personelle, räumliche, organisatorische und strukturelle Gegebenheiten betrachtet. Die personellen umfassen z. B. die Ausbildung des Personals und die Möglichkeit zur Fortbildung. Bei den räumlichen wird beispielsweise geschaut, wie weit der Schockraum vom OP entfernt ist. Die organisatorischen Gegebenheiten umfassen z. B. die Frage, ob es einen konsiliarischen Schmerztherapeuten gibt oder ob ein Augenarzt zur Funduskopie auf der neonatologischen Station hinzugerufen werden kann.

Mit der **Prozessqualität** werden die Maßnahmen des Versorgungsablaufs beurteilt. Dazu gehören beispielsweise folgende Fragen:

- Ist fachärztliches Personal für Neonatologe bei einer Frühgeburt im Kreißsaal anwesend?
- Werden bei einer stationären Aufnahme bei Verdacht auf ambulante Pneumonie eine Blutgasanalyse durchgeführt und das Antibiotikum rechtzeitig verabreicht?
- Wird leitliniengerecht therapiert, z. B. die Schmerzreduktion nach dem WHO-Stufenschema durchgeführt?

Die **Ergebnisqualität** beschreibt das Outcome einer Maßnahme, also ob die vorher festgelegten Ziele erreicht wurden oder ob Komplikationen aufgetreten sind. Beispielsweise werden im Rahmen der Ergebnisqualität die Raten für Wundinfektionen erhoben oder ob im Rahmen des stationären Aufenthalts Dekubitalulcera neu aufgetreten sind. In der Urologie wäre ein Ergebnisparameter beispielsweise, ob ein Harnstein bestimmter Größe und Konsistenz durch die Extrakorporale Stoßwellenlithotripsie (ESWL) zertrümmert werden konnte. Im Vordergrund steht in jedem Fall die Erfassung und Messung der Ergebnisqualität.

Objektive Qualität ist anhand von Parametern prinzipiell durch jeden messbar. **Subjektive Qualität** wie beispielsweise die Patientenzufriedenheit ist immer sehr individuell und kann nur indirekt durch Befragung quantifiziert werden. Neben der fachlichen **Qualität** ist bei einer intimen Leistungserbringung wie der im Gesundheitswesen auch die **menschliche Qualität** bedeutsam und durch den steigenden Kostendruck auch die **wirtschaftliche**. Letztere kann dabei zum Beispiel durch die Relation von Input zum Output gemessen werden (▶ [**P4**]). Aber auch die anderen Qualitätsaspekte sind kein Selbstzweck, sondern für den Erfolg des Unternehmens bedeutsam (▶ [**P6**]). Zufriedene Patienten kommen gerne wieder und empfehlen den Leistungserbringer auch weiter – eine wichtige Basis für die Umsätze des Unternehmens. Unzufriedene Patienten hingegen werden anderen Patienten von einer Inanspruchnahme abraten.

Die Kosten für die Vermeidung von Fehlern durch Qualitätsmanagement sind oftmals geringer als die Kosten für die Behebung der Fehler (▶ [**P4**]).

Gemäß dem **Null-Fehler-Prinzip** wird oftmals die Abwesenheit von Fehlern angestrebt. Dieses Prinzip wird im Gesundheitswesen momentan vor allem durch die derzeitigen Strukturen im Kollegium konditioniert: Ärzte machen keine Fehler und können daher auch keine eingestehen. Irren ist aber menschlich (»Erare humanum est.«). Aber auch ärztliches oder anderes medizinisches Personal macht Fehler. Bei vielen medizinischen Interventionen ist es naturgemäß auch nicht möglich, sämtliche Komplikationen zu vermeiden, wie z. B. die Wundinfektionen nach chirurgischen Eingriffen. Ziel ist es daher, nicht immer 100 % an Ergebnis oder 0 % an Fehlern und Komplikationen zu erreichen, sondern so gut wie möglich zu sein, an der ständigen Verbesserung zu arbeiten und aus Fehlern zu lernen. Dies wird als **konstruktive Fehlerkultur** bezeichnet. Ein Umdenken in den Berufsgruppen im Sinne einer **Qualitätskultur** und in den Einrichtungen im Sinne einer **Qualitätspolitik** der Unternehmensleitung ist dafür erforderlich.

Auch bei Verkehrsflugzeugführern ist es schwierig, vor den Kollegen Fehler einzugestehen. Bei der Lufthansa wurden daher Meldesysteme eingeführt, bei denen die Piloten ihre gemachten Erfahrungen und Vorschläge zur Verbesserung anonym einreichen können. Die eingereichten Daten werden ausschließlich zu Trainingszwecken verwendet. Ähnliche Systeme wurden bereits auch im Klinikbereich eingeführt, bei denen Ärzte anonym Fehler, Beinahe-Fehler oder Fehlerquellen einreichen und die dann in einer anschließenden Besprechung in der Kollegenschaft diskutiert werden. Hierfür können beispielsweise Formulare (digital oder per Papier) zur Verfügung gestellt werden, in die Beschreibungen über die gemachten Erfahrungen eingetragen und anonym abgegeben werden können. Ein solches sanktionsfreies Fehlermeldewesen wird als »**Critical-Incident-Reporting-System**« (**CIRS**) bezeichnet. Ziel des CIRS ist es, sicherheitsrelevante Ereignisse in der Patientenversorgung zu identifizieren, zu analysieren und Maßnahmen zu entwickeln, die die Patientensicherheit erhöhen. Manch einer kennt das System auch aus dem eigenen Studium, denn an vielen Hochschulen gibt es so ein CIRS auch für die Lehre. Dort können Studierende beispielsweise melden, wenn eine Vorlesung ausgefallen ist oder die Korrektur einer Hausarbeit mal wieder zu lange dauert.

Im Rahmen der Gesundheitsversorgung bestehen **Qualitätsziele** darin, eine wirksame Behandlung möglichst ohne Komplikationen bei wirtschaftlicher Effizienz und hoher **Patientenzufriedenheit** zu erbringen. Qualität wird durch sog. **Qualitätsindikatoren** gemessen. Insbesondere in der Medizin sind dabei manchmal gewisse Barrieren (»Ich habe kein Problem, ich habe nur schwierige Patienten.«)

vorhanden, die es zu überwinden gilt. Die Situation, dass ein Arzt nur besonders schwierige Fälle behandelt, ist recht selten. Wenn er aber tatsächlich nur »schwierige« Patienten behandelt, müssen natürlich andere Anforderung an die Ergebnisse bei dem Vergleich der Qualitätsindikatoren gestellt werden. Es ist nicht sinnvoll, Krankenhäuser in Bezug auf Qualitätsindikatoren zu vergleichen, die unterschiedliche Ausrichtungen oder Patientenklientel mit unterschiedlichen Risikoprofilen behandeln, beispielsweise Krankenhäuser der Grundversorgung mit Universitätskliniken. Idealerweise wird eine sog. **Risikoadjustierung** durch **Stratifizierung** vorgenommen, die einen validen Vergleich zwischen Einrichtungen mit unterschiedlicher Patientenstruktur ermöglicht. Eine Stratifizierung kann beispielsweise nach dem Alter, den Vorerkrankungen und dem Gesundheitsstatus vorgenommen werden. **Surrogatparameter** für den Gesundheitsstatus sind beispielsweise der APACHE-Score oder die ASA-Klassifikation. Für einzelne **Qualitätsindikatoren** muss immer durch **Validierung** der Parameter untersucht worden sein, ob sie für die Messung des entsprechenden **Qualitätsziels** geeignet sind. National und international gibt es zahlreiche Institutionen, die Qualitätsindikatoren für das Gesundheitswesen definieren. Da die Ergebnisse dieser Indikatoren streuen, werden für jeden Indikator sog. **Referenz- oder Unauffälligkeitsbereiche** definiert.

Die Betrachtung der Qualität hat sich von der reinen **Qualitätskontrolle** hin zu einem allgegenwärtigen Qualitätsbewusstsein weiterentwickelt (▶ Abb. 5.2).

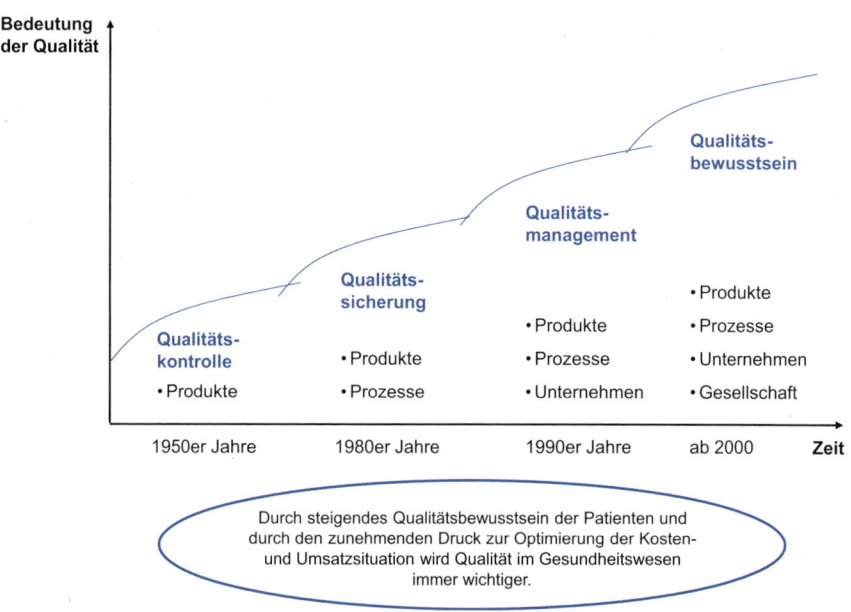

Abb. 5.2: Qualität hat in Unternehmen kontinuierlich an Bedeutung gewonnen.

In den 1950er Jahren wurde Qualität hauptsächlich reaktiv und retrospektiv kontrolliert. Erst in den 1990er Jahren wurde systematisch begonnen, Qualität proaktiv

5.1 Allgemeine Qualitätsmanagementtools

und prospektiv im Sinne eines **Qualitätsmanagements** zu gestalten und als wichtigen Bestandteil der Unternehmensführung anzusehen. Das **interne Qualitätsmanagement** umfasst alle Maßnahmen, die in einer Institution zur Erhaltung und Steigerung der Qualität beitragen. Beim **externen Qualitätsmanagement** wird die Qualität der Versorgung einrichtungsübergreifend von einer fremden Institution gemessen. Zurzeit ist ein steigendes Bewusstsein für Qualität sowohl bei den Leistungserbringern als auch bei den Leistungsempfängern zu verzeichnen. ▶ Abb. 5.3 zeigt die Vorteile von Qualitätsmanagement für alle relevanten Personen, d. h. für die »**Stakeholder**«, auf.

Einrichtung
- Erhöhung Kundenzufriedenheit
- Steigende Transparenz der Abläufe
- Motivationsfaktor
- Steigerung der Effizienz und Kosteneinsparung
- Verbesserung der internen Kommunikation und Kooperation

Leistungsfinanzierer
- Verbesserung des Kosten-Nutzen-Verhältnisses
- Erhöhung der Professionalität
- Nachhaltige Erfüllung des Versorgungsauftrages

Patient
- Angebot wird transparenter
- Gezieltere Auswahl der Einrichtung

Gesellschaft
- Erhöhung der Wohlfahrt (gesündere Menschen)
- Angleichung und Standardisierung des Leistungsniveaus in den verschiedenen Einrichtungen

Abb. 5.3: Vorteile von Qualitätsmanagement bei einem Leistungserbringer aus verschiedenen Perspektiven. Aktives Qualitätsmanagement bringt für alle Stakeholder Vorteile (Quelle: modifiziert nach Emde et al. 2007).

Zwischen Unternehmen besteht Wettbewerb (▶[**P7**]) bezüglich der Kundschaft. Qualitätsmanagement ist ein wichtiger Bestandteil geworden, um sich von anderen Unternehmen im Wettbewerb abzugrenzen (▶[**P7**]). Durch die Erbringung qualitativ hochwertiger Leistungen und die Kommunikation dessen haben Unternehmen die Möglichkeit dazu. Michael Porter hat mit den sog. **Generischen Strategien** oder **Wettbewerbsstrategien** ein Analysetool zur Verfügung gestellt, mit dem untersucht werden kann, wo sich die Unternehmen in Bezug auf die Qualität der Leistungen am Markt positioniert haben. ▶ Abb. 5.4 zeigt die generischen Strategien am Beispiel des Handels von Bekleidung.

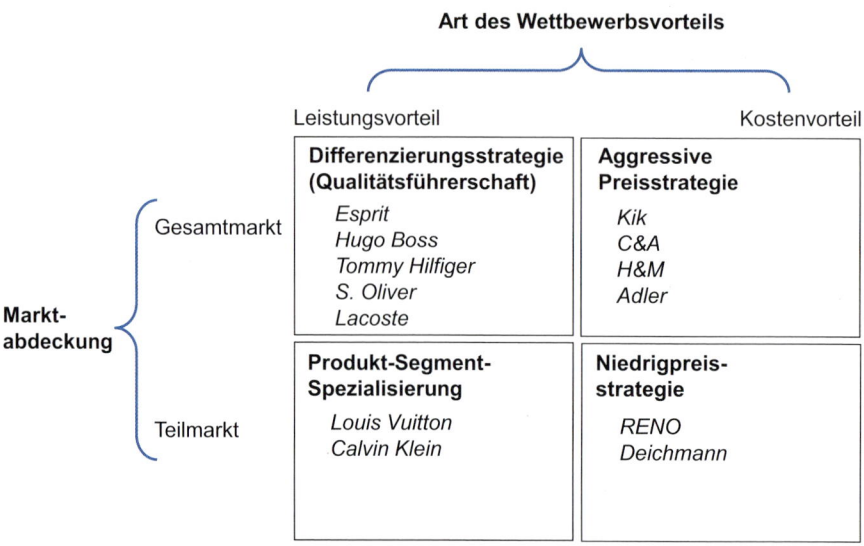

Abb. 5.4: Wettbewerbsstrategien (generische Strategien) nach Michael Porter am Beispiel Bekleidung. Bei der Behauptung von Unternehmen im Wettbewerb (▶ [P7]) werden vier verschiedene Strategien unterschieden (Quelle: modifiziert nach Meffert et al. 2008).

Es wird zunächst betrachtet, ob die Unternehmen ein Angebot für den **Gesamt-** oder nur für einen **Teilmarkt** zur Verfügung stellen. In diesem Zusammenhang wird vom Grad der **Marktabdeckung** gesprochen. Unternehmen mit einem qualitativ hochwertigen Angebot verfügen über einen **Leistungsvorteil**, jene mit einem weniger erstklassigen Angebot mit niedrigen Preisen über einen **Kostenvorteil**. Alle Menschen brauchen Kleidung, die sie bei unterschiedlichen Unternehmen kaufen. Neben dem Preis und der räumlichen Nähe spielen auch die Qualität der Ware, der Ladeneinrichtung und der Services eine entscheidende Rolle. Durch die Aufmachung der Ladenräumlichkeiten wird die Zielgruppe bereits aktiv selektiert. Schon ein Wachmann im Eingangsbereich stellt für viele Menschen eine unüberwindbare mentale Hürde dar. Auch durch die Gestaltung des Preises werden bestimmte Käufergruppen vorselektiert. Der Preis wird vom Kunden oftmals als Surrogatparameter für hohe Qualität angesehen, da er die Qualität oftmals selbst nicht überprüfen kann.

Auch im Gesundheitswesen werden die unterschiedlichen generischen Strategien nach Michael Porter genutzt, um sich am Markt zu behaupten (▶ [P7]). So gibt es zahlreiche Augenoptikerketten wie Fielmann, Apollo, eyes and more, die mit Brillengestellen zum Nulltarif, festen Preismodellen und einer Zufriedenheitsgarantie werben. Die Brillengestelle, die Dienstleistungen, die Preisgestaltung bis hin zur Ladeneinrichtung sind unabhängig vom Standort in allen Filialen identisch. Dies dient der Markenbildung, d. h. dem »**Branding**«, und spielt in diesem Kontext eine wichtige Rolle. Zur Markenbildung gehören der Namen als solcher und das Design des Auftritts. Bei den Kunden entstehen Wiedererkennungseffekte und Assoziationen bezüglich der Qualität. Viele Menschen wissen sicher nicht, dass die Charité eine der größten Universitätskliniken Europas ist. Aber viele verbinden seit Jahren mit der **Marke (Brand)** »Charité« eine qualitativ hochwertige Versorgung. Starke Marken im pharmazeutischen Bereich sind beispielsweise Aspirin® von Bayer oder Voltaren® von Novartis.

Gerade auch im Gesundheitswesen sind medizinische Laien nicht in der Lage, die Qualität der erbrachten Leistung zu beurteilen. Krankenhäuser sind daher gut beraten, für gutes Essen, freundliches Personal und angenehme Räumlichkeiten zu sorgen, da sonst die Höhe der wahrgenommenen Qualität leiden kann. In vielen Krankenhäusern herrscht aus diesem Grund bereits eine hotelähnliche Atmosphäre. Aus zugigen Empfangshallen mit Bahnhofsatmosphäre sind in modernen Krankenhäusern Lobbys mit einladenden Sitzecken in modernem Design geworden. Auch in Arztpraxen sollte das Personal bezüglich Freundlichkeit und Service gut geschult sein, denn gerade bei ihnen ist es aufgrund der hohen Dichte und kurzen Entfernung für den Patienten leicht, den Anbieter wegen schlechter Erfahrungen zu wechseln.

Bei der Formulierung und Evaluation von Qualitätszielen sollten idealerweise die sog. »**SMART**«-**Kriterien** beachtet werden. SMART sind die Anfangsbuchstaben für:

- Spezifisch: Es wird festgelegt, was erreicht werden soll und wie dies geschehen soll.
- Messbar: Das Ergebnis muss durch vorab definierte Kriterien quantifizierbar sein.
- Attraktiv: Das Ziel muss anspruchsvoll und herausfordernd sein, damit die Zielerreichung eine Motivation darstellt.
- Realistisch: Das Ziel muss unter den bestehenden Umständen mit den zur Verfügung stehenden Ressourcen (▶ [**P1**]) realisierbar sein.
- Terminiert: Der Zeitrahmen bis zur Erreichung des Zieles muss vorgegeben sein.

Eine qualitätsorientierte Vergütung kann es sowohl im Verhältnis zwischen Arbeitnehmer und Arbeitgeber als auch zwischen Leistungserbringer und Leistungsfinanzierer geben. Diese Vergütungsform wird als »**Pay for Performance**« (P4P) bezeichnet. Durch aktives **Beschwerdemanagement** können Schwachstellen in der wahrgenommenen Qualität des Konsumenten aufgedeckt und behoben werden. Dies kann beispielsweise durch die Auslage von Fragebögen stimuliert werden. In anderen Dienstleistungszweigen, wie der Luftfahrt oder dem Hotelgewerbe, hat sich diese Form des Monitorings seit Jahren bewährt.

Bei der Verbesserung von Qualität besteht meistens ein aktuelles Problem als Ausgangssituation, beispielsweise wenn in einem Krankenhaus bei abdominal chirurgischen Eingriffen bei 30 % der Fälle präoperativ die Antibiotikaprophylaxe vergessen wird, während dies in anderen Kliniken in nur 5 % der Fälle passiert. Im ersten Schritt würde eine Analyse der Ist-Situation vorgenommen werden und basierend auf dieser Situationsanalyse weitere Schritte geplant werden. Bei dem geschilderten Problem wäre eine Möglichkeit, Poster mit Hinweisen zur Verabreichung der Prophylaxe an den OP-Türen in den Einleitungsräumen aufzuhängen. Der Erfolg dieser Maßnahme kann beispielsweise durch die Auswertung der Narkoseprotokolle automatisiert überprüft werden. In Abhängigkeit von den Ergebnissen würde entschieden werden, ob weitere Maßnahmen zur Verbesserung erforderlich sind. Diese würden dann wieder geplant, implementiert und bezüglich des Erfolgs überprüft werden. Zur ständigen Verbesserung der Qualität ist also ein zyklisches Vorgehen erforderlich. Dieses wurde erstmals von William Edwards Deming beschrieben und auch **PDCA-Zyklus** genannt. »PDCA« steht dabei für die Anfangsbuchstaben der jeweiligen Schritte des Zyklus (▶ Abb. 5.5).

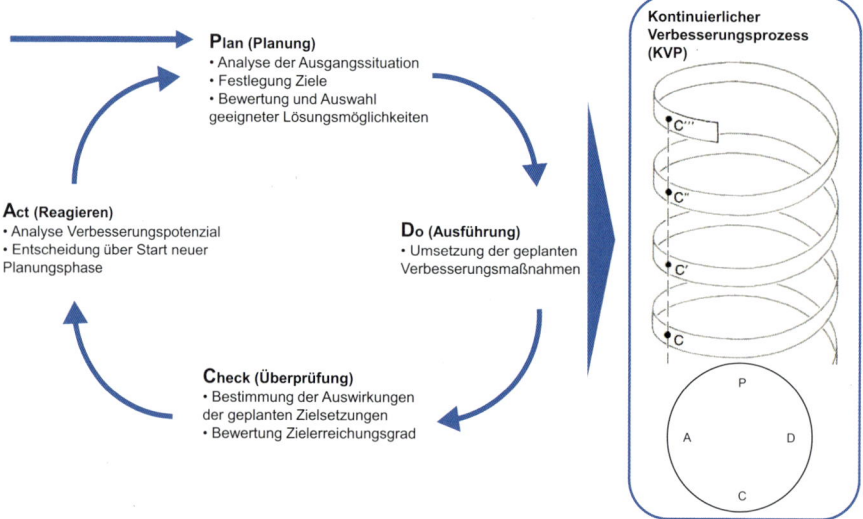

Abb. 5.5: Handeln nach dem Deming-Zyklus (PDCA-Zyklus) führt zu einer kontinuierlichen Qualitätsverbesserung (Quelle: modifiziert nach Dillerup et al. 2008).

Durch mehrmaliges Anwenden des Zyklus entsteht ein **kontinuierlicher Verbesserungsprozess** (**KVP**). Dieser kann theoretisch so lange fortgeführt werden, bis das Unternehmen besser als alle anderen Wettbewerber (▶ [P7]) geworden ist. Es ist dann »**best in class**« und sein Handeln ist »**best practice**«. Es müssen auch die Mitbewerber des Unternehmens beobachtet werden, denn diese entwickeln sich ebenfalls weiter (▶ [P7]). Die Idee der ständigen Verbesserung stammt aus der japanischen Philosophie und wird als **Kaizen** bezeichnet.

Qualitätszirkel sind ein Beispiel, bei dem unternehmensübergreifend durch den fachlichen Austausch die Qualität der eigenen Leistungen verbessert werden soll. Sie finden sich beispielsweise im ambulanten ärztlichen Bereich. In den Qualitätszirkeln werden Patientenfälle gemeinsam diskutiert. Ein besonders qualifizierter Tutor moderiert und strukturiert die Sitzung. Auch gemeinsame Tumorkonferenzen in der Onkologie sind ein Beispiel für solche Qualitätszirkel im klinischen Alltag.

Für in Krankenhäusern tätige Fachärzte sowie für Vertragsärzte besteht eine persönliche **Weiterbildungspflicht**. Innerhalb von 5 Jahren müssen 250 sog. »**Weiterbildungspunkte**« gesammelt werden. Kommt der Arzt dieser Verpflichtung nicht nach, kann dies finanzielle Sanktionen bis zum Entzug der Zulassung als

Vertragsarzt nach sich ziehen (▶ [**P8**]). Die Punkte werden durch die Teilnahme an von den Landesärztekammern zertifizierten Präsenzfortbildungen, durch Selbststudium von Fachbüchern und Distance-Learning-Tools mit Lernkontrolle gesammelt.

Standards erhöhen die Transparenz. Durch deren Implementierung, »**Standard Operating Procedures**« (**SOPs**) genannt, sollen die Abläufe für alle Beschäftigten in einem Unternehmen transparent gemacht werden. Zur Erhöhung der Akzeptanz solcher Standards und damit auch der Compliance sollten sie von interdisziplinären Teams gemeinsam, d. h. partizipativ, entwickelt werden. Neue Mitarbeiter sollten systematisch in die Standards eingearbeitet werden und die Unterlagen sollten für jeden ständig verfügbar sein. Dies kann durch die Einrichtung eines »Standard-Ordners« im Stationszimmer oder durch Hinterlegung im Intranet geschehen. Zu Standards gehören auch die sog. **klinischen Behandlungspfade** (**Clinical Pathways**). Durch die Standardisierung der Abläufe und das Abarbeiten von Checklisten sollen die Fehlerrate bei der klinischen Versorgung und das Vergessen von Maßnahmen reduziert werden. Außerdem soll ein effizienter Einsatz der Ressourcen in einer vorgegebenen Zeit sichergestellt werden (▶ [**P4**]). Standards in Form von **Checklisten** stellen auch bei Notfallsituationen einen interessanten Beitrag zur Strukturierung der notwendigen Schritte dar. In Notfallsituationen wird das menschliche Verhalten zum kritischen Erfolgsfaktor. Gerade in diesen Situationen werden oftmals Schritte vergessen. In der Luftfahrt werden Checklisten seit langem verwendet, und zwar nicht nur in Notfällen. Es gibt für jede Phase des Flugs eigene Checklisten, damit auch bei einer normalen Landung unter besten Wetterbedingungen tatsächlich gewährleistet ist, dass das Fahrwerk vor dem Aufsetzen ausgefahren wurde. An **Simulatoren** können Notfallsituationen in einem »risk-free environment« trainiert werden. Das Universitätsklinikum Mainz betreibt mit dem Lufthansa Flight Training Center einen Anästhesiesimulator und nutzt dabei die Erfahrung der Lufthansa bei der Simulatortechnik. Vom Assistenz- bis zum Chefarzt kann jeder sein Verhalten in seltenen Notfällen für den Ernstfall üben. Voraussetzung ist die menschliche Offenheit zum Lernen mittels solcher innovativen Technologien.

In **Leitlinien** wird der aktuelle Wissensstand zu bestimmten Erkrankungen und Therapieverfahren systematisch aufgearbeitet und es wird eine Empfehlung zur Behandlung gegeben. Vor Erstellung einer Leitlinie wird zunächst der abzugrenzende Bereich genau definiert. Es schließt sich eine systematische Literaturrecherche in medizinischen Datenbanken wie MEDLINE und EMBASE mit definierten Schlagwörtern an. Relevante Literatur wird gesichtet und die Ergebnisse werden synthetisiert. Basierend auf der Synthese des aktuellen medizinischen Erkenntnisstandes und der Bewertung der Qualität der durchgeführten Studien wird durch die Ersteller der Leitlinien eine Empfehlung an die Kliniker gegeben, zusammen mit einer Angabe zur Stärke der Empfehlung (level of evidence). Die Stärke der Empfehlung hängt von der Anzahl und der Qualität der durchgeführten Studien und von der Konsistenz der Ergebnisse der einzelnen Studien ab. Neben diesen Aspekten findet zwangsläufig immer auch eine subjektive Bewertung durch die Leitlinienersteller statt. Die Empfehlung ist also keine faktische, sondern eine normative Aussage. Dies wird manchmal sehr deutlich, wenn man Leitlinien zu demselben Thema aus unterschiedlichen Ländern vergleicht, und dort teilweise sehr unterschiedliche Empfehlungen findet, obwohl die wissenschaftliche Basis identisch ist. Leitlinien bieten dem Kliniker einen schnellen Überblick zu einer Fragestellung. Dabei sollten auf die Aktualität der Leitlinie geachtet und Empfehlungen nicht unkritisch übernommen werden. Es muss bei jedem Patienten im Einzelfall überprüft werden, ob die empfohlene Therapie geeignet ist. Obwohl Leitlinien vermehrt auch bei rechtlichen Auseinandersetzungen bei Verdacht auf Behandlungsfehler herangezogen werden, bleibt die Therapiefreiheit des Arztes prinzipiell von den Leitlinien unberührt. Es muss aber nachvollzogen werden können, warum im konkreten Fall von der Leitlinie abgewichen wurde.

Leitlinien werden von medizinisch wissenschaftlichen Fachgesellschaften und anderen Institutionen im Gesundheitswesen erstellt. Auch werden oftmals Leitlinien ausländischer Fachgesellschaften (»Guidelines«) zu Rate gezogen. Die medizinisch wissenschaftlichen Fachgesellschaften haben sich in der »Arbeitsgemeinschaft der Wissenschaftlichen Medizinischen Fachgesellschaften e. V.« (AWMF) zusammengeschlossen. Auf der Homepage der AWMF sind die Leitlinien thematisch nach Fachgebieten geordnet. Die Bundesärztekammer (BÄK) und die Kassenärztliche Bundesvereinigung (KBV) haben zusammen bei dem »Ärztlichen Zentrum Qualitätssicherung« (ÄZQ) eine Clearingstelle zur Bewertung von Leitlinien eingerichtet. Leitlinien werden auch vom Institut für Qualität und Wirtschaftlichkeit im Gesundheitswesen (IQWiG) bewertet. Das Institut ist eine Einrichtung des Gemeinsamen Bundesausschusses (G-BA) und bewertet außerdem die Disease-Management-Programme (DMP) der gesetzlichen Krankenkassen. Auf einer Internetseite des IQWiG werden für Patienten Gesundheitsinformationen in laienverständlicher Weise dargestellt.

5.2 Qualitätsmanagement im stationären Bereich

5.2.1 Qualitätsmanagement in Akutkrankenhäusern

Im stationären Bereich sind durch die Einführung einer pauschalierten Vergütung basierend auf dem DRG-System Anreize (▶ [P8]) zur frühestmöglichen Entlassung gesetzt wurden. Dies kann potenziell die Fehlerrate erhöhen und damit auch die Kosten für das Krankenhaus, wenn ein Patient aufgrund von Komplikationen nach der Entlassung erneut stationär aufgenommen werden muss. Für diesen Fall gibt es nämlich keine neue DRG-Fallpauschale. Ein adäquates Qualitätsmanagement zur Vermeidung von Fehlkosten (▶ [P4]) ist daher wichtig. Im akutstationären Bereich werden sehr invasive und risikobehaftete Maßnahmen durchgeführt. Die **Hygiene**- und die **Arzneimittelkommission** beschäftigen sich als institutionalisierte Gremien qua Amt mit qualitativen Aspekten im Krankenhaus. Wird Qualitätsmanagement als Unternehmensführungskonzept verstanden, sollte diesem auch personalisiert eine hohe Stellung eingeräumt werden. Dies kann beispielsweise durch das Errichten einer **Stabstelle Qualitätsmanagement** geschehen.

Neben dem unternehmerischen Eigeninteresse an der Erbringung qualitativ hochwertiger Leistungen, hat auch der Gesetzgeber die Krankenhäuser verpflichtet, die Qualität ihrer Leistungen zu sichern und zu verbessern. Mit der konkreten Gestaltung des Qualitätssicherungsverfahrens wurde der G-BA betraut. Zur fachlichen Entwicklung von entsprechenden Verfahren und Instrumenten wurde das Institut für Qualitätssicherung und Transparenz im Gesundheitswesen (IQTIG) gegründet.

Aus anderen Wirtschaftsbereichen außerhalb des Gesundheitswesens ist bekannt, dass die Qualität der Leistung mit der erzeugten Menge steigt, da **Lerneffekte** bei den Leistungserstellern eintreten. Dies führt auch dazu, dass die Leistungen kostengünstiger erbracht werden können, es besteht gegenüber anderen Unternehmen mit geringeren Mengen ein **komparativer Kostenvorteil.** Dies ist auch der Grund, warum es in vielen Fällen besser ist, Dienstleistungen und Güter einzukaufen, anstatt diese selbst zu produzieren. Kaum jemand käme auf die Idee, sich selbst aus einer Leiterplatte, einer Handvoll Bauelemente und einem Gehäuse ein Smartphone zu bauen, wenn er dies nicht professionell gelernt hätte. Auch im Gesundheitswesen lässt sich feststellen, dass die Leistungsmenge bzw. die Häufigkeit der Leistungserbringung mit der Qualität in Verbindung stehen. Wird eine komplexe Operation in einem Krankenhaus nur selten durchgeführt, ist die Gefahr höher, dass es mangels Erfahrungen des OP-Teams mit dem Ablauf des Eingriffs oder mit spezifischen Instrumenten zu Komplikationen kommt. Diese Überlegung hatte zur Folge, dass für bestimmte planbare stationäre Behandlungen, für die der Zusammenhang zwischen Leistungsmenge und Behandlungsqualität klar belegbar war, **Mindestmengen** eingeführt wurden. Führt ein Krankenhaus weniger als die durch die Mindestmengen vorgegebene Anzahl dieser Behandlungen durch, werden diese nicht mehr von der gesetzlichen Krankenversicherung erstattet. Solche Mindestmengen werden vom G-BA festgelegt. Bisher gibt es jedoch nur 10 Behandlungskomplexe, für die Mindestmengenvorgaben vorhanden sind. Das sind zumeist chirurgische Behandlungen wie zum Beispiel Lebertransplantationen und Kniegelenk-Totalendoprothesen (Knie-TEP). Auch wenn der positive Zusammenhang zwischen der Leistungsmenge und deren Qualität in der Fachwelt akzeptiert ist, ist die Frage nach der genauen Höhe einer Mindestmenge äußerst umstritten. Die Festlegung der konkreten Mindestmenge folgt demnach oft einem politischen Diskurs. Meist gibt es keine konkreten empirischen Belege, dass beispielsweise eine Mindestmenge von 50 Behandlungen pro Jahr zu einer höheren Behandlungsqualität führt als eine Mindestmenge von 40. Auch ermöglichen die Regeln bisher Ausnahmetatbestände. So dürfen Krankenhäuser weiterhin die entsprechende Leistung erbringen, auch wenn sie die Mindestmenge nicht erfüllt haben. Die Durchsetzung von Sanktionen bleibt schwierig.

Die Krankenhäuser sind per Gesetz verpflichtet, an einem externen Qualitätsvergleich teilzunehmen. Die Details dafür werden durch den Gemeinsamen Bundesausschuss (G-BA) in Form von Richtlinien erlassen. Die Krankenkassen haben die Möglichkeit zu einem Vergütungsabschlag, sollten die Krankenhäuser an dem externen Qualitätsvergleich nicht teilnehmen (▶ [**P8**]). Die externe Qualitätssicherung dient zur Bewertung und zur Kontrolle von Behandlungsergebnissen und der organisatorischen Abläufe in Krankenhäusern, aber auch zum Vergleich der Krankenhäuser untereinander. Die Qualität wird im Rahmen der externen Qualitätssicherung für ausgewählter Leistungsbereiche (z. B. Kardiologie und Herzchirurgie, Transplantationsmedizin, Gynäkologie, Perinatalmedizin, Orthopädie und Unfallchirurgie) anhand von Daten der Krankenhäuser bewertet. Ziel ist es, mithilfe der Ergebnisse gezielte Maßnahmen zur Qualitätsverbesserung anzuregen.

Die Krankenhäuser müssen die Daten jährlich melden. Die Werte des einzelnen Krankenhauses werden mit dem bundesweiten Durchschnitt verglichen. Ein hundertprozentiger Erfolg bzw. die vollständige Vermeidung von Komplikationen ist in der Regel nicht möglich. Es werden daher basierend auf der Literatur Grenzwerte definiert, ab denen die Ergebnisse eines Krankenhauses als auffällig eingestuft werden. Bei Auffälligkeit wird als nächster Schritt ein »strukturierter Dialog« zwischen dem IQTIG und dem Krankenhaus durchgeführt. Das IQTIG unterstützt die Krankenhäuser aktiv bei der Verbesserung der Qualität. Alle zwei Jahre werden die Einzelwerte der Krankenhäuser für bestimmte Qualitätsindikatoren in laienverständlicher Form in einem von jedem Krankenhaus selbst zu erstellenden **Qualitätsbericht** veröffentlicht. Damit besteht für die Krankenhäuser ein weiterer Anreiz (▶ [P8]) für ein optimiertes Qualitätsmanagement. Die Meldung der Ergebnisse für die Qualitätsindikatoren und auch der externe Qualitätsbericht sind gegenüber Manipulationen sehr anfällig.

Die Krankenhäuser stehen die Patienten betreffend zunehmend im Wettbewerb (▶ [P7]). Bei Patienten ist das Bewusstsein für Qualität in den letzten Jahren gestiegen und im Zeitalter der modernen Medien sind Informationen über die Qualität der erbrachten Leistungen über das Internet relativ leicht zugänglich. Bei elektiven Eingriffen können die Patienten das Krankenhaus gezielt auswählen (▶ [P8, P3]). Auf Internetportalen (www.krankenhaus.de; www.klinik-lotse.de; www.klinik-konsil.de) kann systematisch bezüglich der Ergebnisse für die Qualitätsindikatoren nach Krankenhäusern gesucht werden. Solche Portale werden auch von den Krankenkassen angeboten (TK Klinikführer, AOK Klinik-Konsil). Auch als Apps werden die Klinikführer schon angeboten. Bei der Weißen Liste können die Patienten ihre Erfahrungen und Bewertungen über Krankenhäuser, Arztpraxen und Pflegeheime hinterlegen. Die Bedeutung all dieser Tools bei der Wahl des Krankenhauses ist allerdings noch gering. Nach wie vor sind die Meinungen von anderen Ärztinnen und Ärzten, Freunden und Bekannten wichtiger als die Klinikführer.

Viele Patienten sind als medizinische Laien fachlich nicht in der Lage, die **Produktqualität** anhand der veröffentlichten Ergebnisse der Qualitätsindikatoren zu interpretieren. Anhand der Freundlichkeit des Personals hingegen kann die **Interaktionsqualität** der Einrichtung von jedem sehr leicht und schnell eingestuft werden, ebenso die **Servicequalität**. Dazu gehören beispielsweise die Darreichung der Verpflegung oder die Räumlichkeiten der Einrichtung. Ein zufriedener Patient verhält sich loyal und kommt bei planbaren Aufnahmen wieder. Der Krankenhausträger sollte daher auch bei diesen Qualitätsaspekten der Versorgung Wert auf einen hohen Standard legen. In diesem Kontext muss zusätzlich kritisch überprüft werden, ob Catering und andere Serviceleistungen durch **Fremdbezug** über einen externen Dienstleister erbracht werden können oder ob eine **Eigenerstellung** durch das Krankenhaus vorzuziehen ist.

Neben dem verpflichtenden externen Qualitätsvergleich besteht für Krankenhäuser die fakultative Möglichkeit zur Teilnahme an institutionalisierten Qualitätsmanagementtools. Die Krankenhäuser oder deren einzelne Abteilungen können sich nach der ISO-Normenreihe **EN ISO 9001/ISO 14001** zertifizieren lassen. Diese ISO-Normenreihe stellt das bekannteste und angesehenste Regelwerk zur Implementierung von Qualitätsmanagementsystemen dar. Im Rahmen der Zertifizierung werden konkrete Vorschläge zu den Vorgehensweisen des Qualitätsmanagements gemacht, welches so für die Mitarbeiter gut nachvollziehbar wird. Als **Zertifizierung** wird das Prüfverfahren durch einen anerkannten Prüfer bezeichnet, der durch eine **Akkreditierung** dafür zugelassen ist. Die Zertifizierung ist allerdings mit einem hohen Dokumentationsaufwand verbunden. Von der Selbstverwaltung, d. h. von den Verbänden der Krankenkassen und der Deutschen Krankenhausgesellschaft, wurde gemeinsam mit der Bundesärztekammer und dem Deutschen Pflegerat die »**Kooperation für Transparenz und Qualität im Gesundheitswesen**« (**KTQ**®) gegründet. Die KTQ zertifiziert Krankenhäuser mit einem gewissen Qualitätsniveau. Am Anfang des Verfahrens steht eine Selbstbewertung durch das Krankenhaus. Der Bewertungsprozess hilft den Krankenhäusern, die bestehenden Strukturen und Prozesse im Sinne einer Schwachstellenanalyse zu hinterfragen und Verbesserungspotenzial zu erkennen. Anschließend erfolgt eine Fremdbewertung anhand eines Katalogs von Qualitätskriterien durch externe Auditoren der KTQ.

Am Ende steht ein Zertifikat, das die Kliniken auch für ihre Außendarstellung verwenden können. Es ist nur eine Zertifizierung des gesamten Krankenhauses und nicht von Teilbereichen möglich. Während der Einführungsphase des KTQ®-Systems war eine Zertifizierung noch eine Möglichkeit, sich von den Wettbewerbern zu unterscheiden (▶ [**P7**]). Mittlerweile kann die KTQ®-Zertifizierung schon als Standard angesehen werden. Die konfessionellen Krankenhausverbände haben mit »**proCum Cert**« (**pCC**) ein ähnliches System wie KTQ® etabliert, das aber bei der Bewertung um weitere soziale Faktoren ergänzt wurde.

Eine Möglichkeit für Gesundheitseinrichtungen, sich dennoch anhand von Qualität von anderen abzuheben, bietet das **Total Quality Management** (**TQM**), was eine Art der Unternehmensführung ist. Dieses Konzept geht über die Definition der Deutschen Industrienorm (DIN) von Qualitätsmanagement hinaus. Nach DIN ist Qualitätsmanagement die Summe aller aufeinander abgestimmten Tätigkeiten zum Leiten und Lenken einer Organisation bezüglich Qualität. Es ist die kundenorientierte, interdisziplinäre und hierarchieübergreifende Zusammenarbeit aller beteiligten Berufsgruppen in allen Bereichen des Unternehmens notwendig. Das TQM geht einen Schritt weiter: Es wird bei allen Mitarbeitern des Unternehmens ein hohes Qualitätsbewusstsein induziert, so dass Qualität in den Mittelpunkt aller Tätigkeiten bei der Leistungserbringung gestellt wird. Ziel dabei ist eine dauerhafte Kundenzufriedenheit und damit ein langfristiger Geschäftserfolg des Unternehmens (▶ [**P6**]). TQM wird somit zum **Unternehmensführungskonzept** und damit zur langfristigen Überlebensstrategie. Bei der Umsetzung ist ein qualitätsorientierter Führungsstil (»quality commitment«), eine offene informelle Unternehmenskultur und eine Delegation von Verantwortungs- und Entscheidungskompetenz auf untere Hierarchieebenen (»employee empowerment«) notwendig. Die Unterstützung der Unternehmensphilosophie durch die Mitarbeiter ist ein wichtiger kritischer Erfolgsfaktor (»critical success factor«). Ziel ist es, dass die hohen Qualitätsstandards von den Kunden spürbar wahrgenommen werden.

Auch medizinische Behandlungsfehler haben im Bewusstsein der Patienten und in der Öffentlichkeit in den letzten Jahren an Bedeutung gewonnen und in der Rechtsprechung wird höheren Schadensersatzforderungen stattgegeben – mit der Folge steigender Versicherungsprämien (**German Malpractice Crisis**). Die Bundesärztekammer registriert die geltend gemachten Ansprüche bei medizinischen Behandlungsfehlern (**Medical Error Reporting System, MER**). Die häufigsten Diagnosen bei geltend gemachten Ansprüchen waren die Kox- und die Gonarthrose. Es ist daher konsequent, wenn gerade bei diesen Diagnosen die Qualität anhand von Qualitätsindikatoren gemessen und verbessert werden soll. Die Landesärztekammern haben hierzu Schlichtungsstellen eingerichtet.

Für die im Krankenhaus erworbenen, d. h. nosokomialen, Infektionen gibt es das »**Krankenhaus-Infektions-Surveillance-System**« (**KISS**). Die Krankenhäuser können auf freiwilliger Basis die Infektionsraten miteinander vergleichen. Es muss allerdings berücksichtigt werden, dass an diesem freiwilligen System tendenziell eher Einrichtungen mit hohem Interesse für eine gute Qualität teilnehmen und dass die bekannt gegebenen Infektionsraten daher nicht repräsentativ für Deutschland sind. Schon allein durch die systematische Auseinandersetzung mit der Infektionsproblematik und die Erhebung der Daten scheinen das Bewusstsein für Qualität weiter zu steigen und die Infektionsraten zu sinken. An dem KISS-System nehmen einzelne Stationen teil. Die Infektionsraten werden getrennt nach Infektionsarten und nach Art der Fachabteilung ausgewertet.

5.2.2 Qualitätsmanagement in Rehabilitationskliniken

Für Vorsorge- und Rehabilitationseinrichtungen wurde das externe Qualitätsmanagement-Tool »**QS-Reha**®« für den Qualitätsnachweis gegenüber den gesetzlichen Krankenkassen entwickelt. Neben Indikatoren für die Struktur-, Ergebnis- und Prozessqualität werden die Patienten- und die Mitarbeiterzufriedenheit gemessen. Die Kliniken erhalten eine Ergebnisrückmeldung und können sich mit anderen Kliniken vergleichen. Die Daten werden von den Rehabilitationskliniken selbst gemeldet. Für den Qualitätsnachweis gegenüber der Rentenversicherung gibt es das Tool »**QS-RV**«. Auch Rehabilitationseinrichtungen sind verpflichtet, ein einrichtungsinternes Qualitätsmanagement zu implementieren und gegenüber den Leistungsträgern (GKV und Rentenversicherung) nachzuweisen. Als interne Qualitätsmanagement-Tools finden, wie auch in Akutkrankenhäusern, die Zertifizierung nach DIN EN ISO und das EFQM Anwendung. Daneben existiert das rehabilitationsspezifische Tool der Deutschen Gesellschaft für medizinische Rehabilitation (**DEGEMED**® e. V.).

5.2.3 Qualitätsmanagement in stationären Pflegeeinrichtungen

Es gibt große qualitative Unterschiede zwischen den stationären Pflegeeinrichtungen. Um die Qualität der Pflege in den Pflegeheimen zu erheben, wurde bis 2020 eine jährliche Begehung aller stationären Pflegeeinrichtungen durch den Medizinischen

Dienst (MD) durchgeführt und die Qualität der Einrichtungen nach dem Schulnotensystem bewertet. Die Noten dieses sog. »Pflege-TÜVs« wurden veröffentlicht und sollten dem Qualitätsvergleich und der Qualitätsverbesserung in den Heimen dienen. Jedoch zeigte sich, dass auch bei erheblichen Qualitätsproblemen (z. B. bei der Dekubitusprophylaxe oder dem Ernährungszustand der Bewohner) viele Heime ausschließlich die Note 1 (»sehr gut«) erhielten. Der Bundesdurchschnitt lag im Jahr 2019 bei der Note 1,2. Das Problem dieses Bewertungssystem war es, dass beispielsweise schlechte Bewertungen in der Pflege durch eine attraktive Grünanlage kompensiert werden konnten. Das neue Prüfsystem setzt auf eine Differenzierung nach verschiedenen Qualitätsindikatoren und verzichtet auf eine Gesamtnote. Pflegeheime sind verpflichtet, interne Qualitätsdaten zu erheben und an eine Datenauswertungsstelle zu melden. Es müssen unter anderem die Mobilität, die Selbständigkeit und das Auftreten von Druckgeschwüren erfasst werden. Die Ergebnisse werden bundesweit verglichen und den Pflegeeinrichtungen wird mitgeteilt, ob sie besser oder schlechter als der Durchschnitt sind. Außerdem findet eine externe Qualitätsprüfung durch den MD statt, in der die Versorgung der Bewohner im Fokus steht.

Auch im Pflegebereich kommen wie in Akut- und Rehabilitationskliniken freiwillige interne Qualitätsmanagementsysteme zum Einsatz (z. B. DIN EN ISO).

5.3 Qualitätsmanagement im ambulanten Bereich

Seit 2016 gelten sektorenübergreifende Vorgaben zum Qualitätsmanagement. Hinsichtlich des einrichtungsinternen Qualitätsmanagements werden in vertragsärztlichen und vertragszahnärztlichen Praxen weitgehend die gleichen Regeln wie in Krankenhäusern angewendet und durch den G-BA festgelegt. Das bedeutet, auch Praxen müssen sich **Qualitätsziele** setzen, deren Erreichung regelmäßig überprüfen, Verantwortlichkeiten und Zuständigkeiten klar festlegen, ein Beschwerdemanagement und ein Risiko- und Fehlermanagement durchführen und Fehlerberichts- und Lernsysteme nachweisen. Auch Bereiche wie das Notfallmanagement, Hygienemanagement und die Arzneimitteltherapiesicherheit müssen in den Praxen klar geregelt werden und sind Teil des einrichtungsinternen Qualitätsmanagements.

Zur Unterstützung der Praxen hat die KBV »**QEP – Qualität und Entwicklung in Praxen**®« ins Leben gerufen. QEP ist eine Anwendung, die den Praxen praktische Tipps und Unterstützungshilfen zur Umsetzung des internen Qualitätsmanagements bietet. Dieses ist modular aufgebaut und enthält einen Qualitätsziel-Katalog mit konkreten Umsetzungsvorschlägen und Musterdokumenten.

Die Kassenärztlichen Vereinigungen sind verpflichtet, die Umsetzung der Vorgaben zum Qualitätsmanagement in zufällig ausgewählten Praxen stichprobenartig alle 2 Jahre zu überprüfen. Die Ergebnisse dieser Prüfung müssen in einem Jahresbericht veröffentlicht werden.

Auch wenn die meisten externen Qualitätssicherungsverfahren momentan noch auf Behandlungen im stationären Bereich fokussieren, soll das Institut für Qualitätssicherung und Transparenz im Gesundheitswesen (IQTIG) zukünftig auch Qualitätssicherungsverfahren für den ambulanten Bereich entwickeln und etablieren.

Fragen zur Selbstkontrolle

1. Welche drei Dimensionen der Qualität werden unterschieden?
2. Was versteht man unter Benchmarking?
3. Was ist ein Referenzbereich?
4. In welche Schritte gliedert sich der Deming-Zyklus und wozu dient er?
5. Wodurch entsteht ein komparativer Kostenvorteil?
6. Was sind Qualitätszirkel?
7. Welche Ziele haben klinische Behandlungspfade?

6 Gesundheitsökonomische Evaluationen oder warum Notfallbeleuchtungen im Flugzeug nicht ökonomisch sind

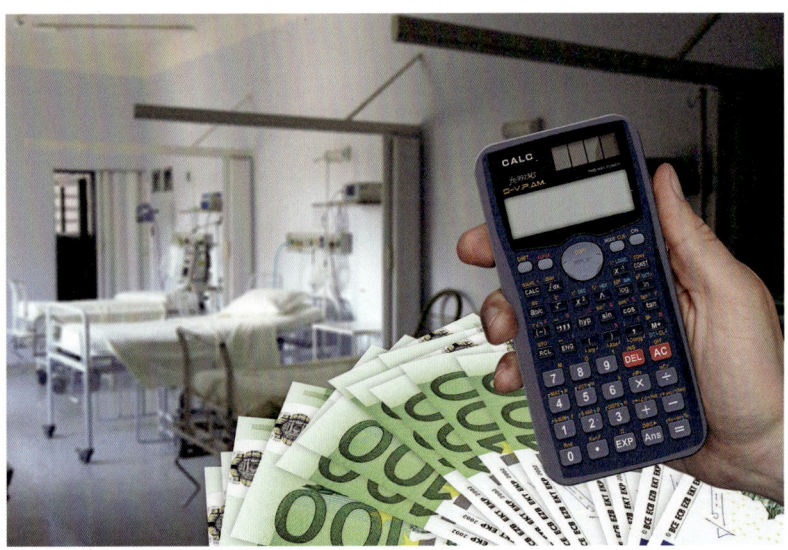

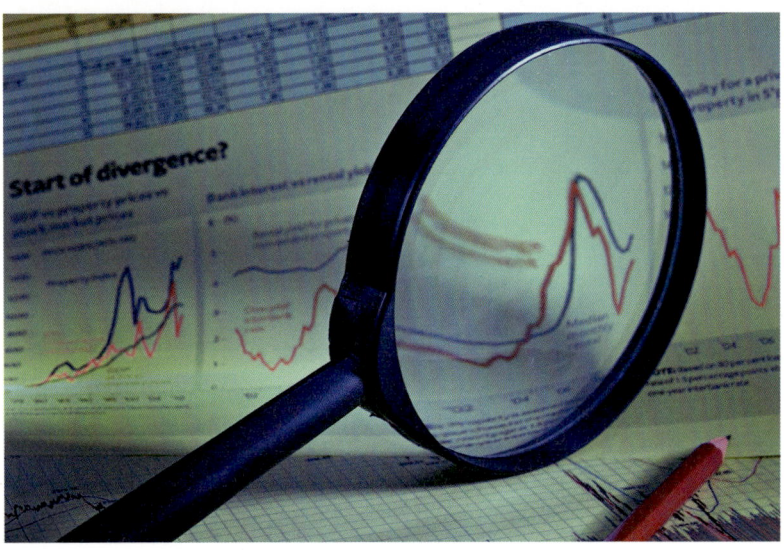

6 Gesundheitsökonomische Evaluationen

6.1	Kostenanalyse (Cost Analysis, CA)	176
6.2	Kosten-Minimierungsanalyse (Cost-Minimization Analysis, CMA)	179
6.3	Kosten-Effektivitätsanalyse (Cost-Effectiveness Analysis, CEA)	179
6.4	Kosten-Nutzwertanalyse (Cost-Utility Analysis, CUA)	181
6.5	Kosten-Nutzen-Analyse (Cost-Benefit Analysis, CBA)	187
Fragen zur Selbstkontrolle		188

Gesundheitsökonomische Evaluationen sind nichts anderes als die wissenschaftlichen Studienformen im Fach Gesundheitsökonomie. Durch sie werden gesundheitsökonomische Fragestellungen untersucht. Ebenso wie in der medizinischen Forschung, wo man Fragestellungen mittels randomisierter und klinisch kontrollierter Studien, Kohortenstudien oder Fall-Kontroll-Studien untersucht, gibt es auch in der Gesundheitsökonomie unterschiedliche Studientypen. Je nach Studienform können verschiedene Erkenntnisse gewonnen und unterschiedliche Schlussfolgerungen abgeleitet werden. Im Wesentlichen existieren fünf Formen der gesundheitsökonomischen Evaluationen (▶ Abb. 6.1). Allen fünf ist gemeinsam, dass bei ihnen Kosten ermittelt werden.

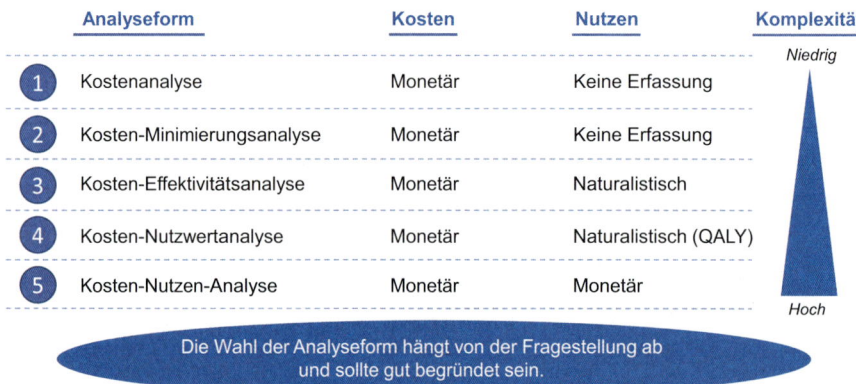

Abb. 6.1: Bei den gesundheitsökonomischen Evaluationen werden fünf Studientypen unterschieden.

Gesundheitsökonomische Abwägungen werden tagtäglich implizit im klinischen Alltag durchgeführt. In einer Studie gaben 13 % der befragten Ärztinnen und Ärzte im Krankenhaus an, ihren Patienten mindestens einmal pro Woche eine medizinisch notwendige Therapie aufgrund von Kostenüberlegungen (▶ [P1]) vorzuenthalten. Auch bei Budgetverantwortlichen in Krankenhäusern und bei Arzneimittelkommissionen finden implizit Kosten-Nutzen-Abwägungen statt. Gesundheitsökonomische Evaluationen stellen diese impliziten Abwägungen auf eine rationale Basis und bereiten eine Entscheidung durch einen Entscheidungsträger wissenschaftlich vor. Die Autoren dieses Buches schlagen dafür den Begriff »**Evidenzbasierte Ökonomie**« (**EBÖ**) vor.

Der wichtigste Entscheidungsträger im deutschen Gesundheitswesen ist der Gemeinsame Bundesausschuss (G-BA). Er entscheidet über den Leistungskatalog für die Versicherten der gesetzlichen Krankenversicherung. Aufgrund des im Sozialgesetzbuch V festgelegten Wirtschaftlichkeitsgebots muss der G-BA auch gesundheitsökonomische Aspekte bei der Entscheidung über die Erstattung einer Gesundheitstechnologie berücksichtigen. Für die Einschätzung der Wirtschaftlichkeit von Gesundheitstechnologien kann der G-BA das **Institut für Qualität und Wirtschaftlichkeit im Gesundheitswesen (IQWiG)** beauftragen. Das IQWiG ist eine Einrichtung des G-BA, aber als Stiftung privaten Rechts rechtlich unabhängig. Bei Arzneimitteln kann auch der GKV-Spitzenverband auf der Basis einer Kosten-Nutzen-Bewertung einen **Erstattungshöchstbetrag** für Arzneimittelgruppen festsetzen.

Kosten sind definiert als bewerteter Verbrauch von Gütern und Dienstleistungen für die Erstellung einer Leistung. Im Falle eines Krankenhauses ist die Leistung beispielsweise die Entfernung der Gallenblase. Dabei entstehen **Materialkosten,** wie z. B. für Narkotika und Verbandsmittel, und **Personalkosten** für ärztliches und nichtärztliches Personal. Bei den Material- und Personalkosten handelt es sich um **direkte Kosten**, da sie einen unmittelbaren Werteverzehr verursachen. Daneben entstehen **indirekte Kosten**, bei denen kein unmittelbarer Werteverzehr durch einen direkten Verbrauch von Ressourcen entsteht. Ein Beispiel dafür sind die Kosten, die aus dem Produktivitätsverlust bei einem Unternehmen entstehen, bei dem der Patient angestellt ist, da er während des stationären Aufenthalts seiner Arbeit nicht nachkommen kann. Direkte und indirekte Kosten lassen sich, mit einigen Einschränkungen, recht einfach in Geldeinheiten bestimmen. Anders verhält es sich mit den sog. **intangiblen Kosten**, welche nur sehr schwer in **Geldeinheiten**, d. h. **monetär**, zu bewerten sind. Beispiele dafür sind Schmerzen im Rahmen einer onkologischen Erkrankung oder der Verlust an Lebensqualität, der mit einer Chemotherapie einhergehen kann.

Durch Gesundheitsleistungen entstehen aber nicht nur Kosten, dem Patienten wird ja schließlich auch geholfen. Er hat also einen **Nutzen** von der Gesundheitsleistung bzw. der Gesundheitstechnologie. Als **Gesundheitstechnologien** werden Arzneimittel, Medizinprodukte und operative Verfahren bezeichnet. Der Nutzen kommt durch die positiven Auswirkungen der Gesundheitsleistung und der Gesundheitstechnologie zustande. Ökonomisch ausgedrückt ist der Nutzen die Fähigkeit eines Gutes oder einer Dienstleistung, die Bedürfnisse eines Individuums zu befriedigen, z. B. wird bei Gästen eines Restaurants nach dem Essen der Hunger beseitigt und Patienten werden durch die Gabe eines Analgetikums vom Schmerz befreit. Analog zu den Kosten kann man auch Nutzeneffekte in direkte, indirekte und intangible Nutzen einteilen. Direkte (z. B. ein vermiedener Krankenhausaufenthalt durch eine erfolgreiche ambulante Therapie) und indirekte (z. B. die Rückkehr einer erfolgreich behandelten Person zum Arbeitsplatz) Nutzeneffekte lassen sich vergleichsweise einfach in Geldeinheiten bewerten. Für intangible Nutzeneffekte, wie die verbesserte Lebensqualität infolge einer Therapie, gestaltet sich das analog zu den intangiblen Kosten schwierig. Einen Überblick über die verschiedenen Kosten- und Nutzenarten gibt ▶ Abb. 6.2.

Vor einer gesundheitsökonomischen Evaluation stellt sich die Frage, welche von den vielen möglichen Nutzenaspekten einer Gesundheitstechnologie für den Patienten besonders relevant sind und daher in der Evaluation berücksichtigt werden sollten. Dies kann beispielsweise mithilfe der **Conjoint-Analyse** beantwortet werden. Dabei werden Patienten nach ihren Präferenzen bezüglich der verschiedenen Nutzenaspekte befragt. Diese Analyseform kommt ursprünglich aus der Marktforschung und wird häufig im Bereich des Konsumgütermarketings genutzt, z. B. in Vorbereitung auf den Entwurf eines neuen Autos oder Turnschuhs.

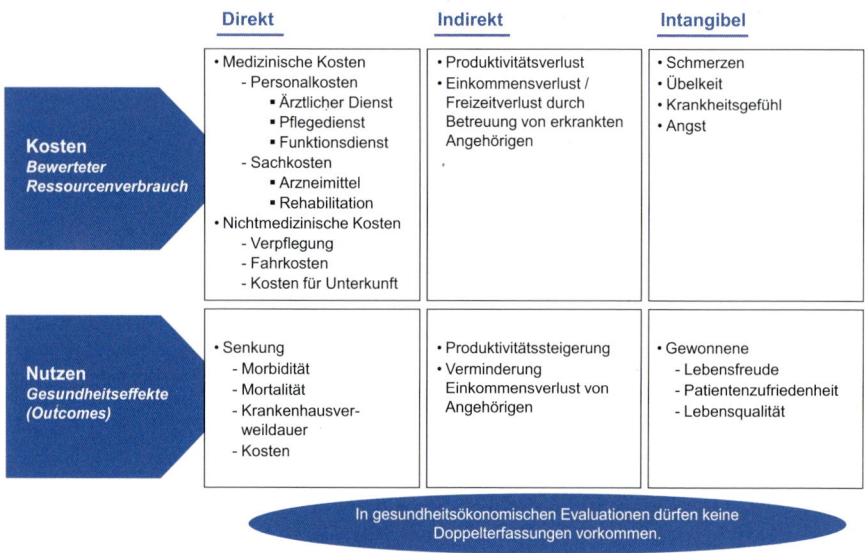

Abb. 6.2: Beispiele für verschiedene Kosten- und Nutzenarten.

Oftmals werden neue Gesundheitstechnologien mit etablierten Verfahren verglichen. Die Preise für die neuen sind dabei meist höher als für die älteren. In den gesundheitsökonomischen Evaluationen werden neben den Preisen die Gesamtkosten für den Einsatz der Technologien erhoben. Bei höheren Kosten für die neue Technologie werden die **Zusatzkosten** (oder **inkrementellen Kosten**) mit dem **Zusatznutzen** (oder **inkrementellem Nutzen**) verglichen. Die Unterschiede bei Kosten und Nutzen der neuen Technologie gegenüber der etablierten Technologie können auch in einem 4-Quadranten Koordinatensystem eingetragen werden. Die Nutzenunterschiede werden dann auf der x-Achse und die Kostenunterschiede auf der y-Achse eingetragen. Der Schnittpunkt beider Geraden wird durch die Vergleichstechnologie definiert. Sollte für eine Indikation noch keine therapeutische Option bestehen, wird der Nullpunkt durch die Gabe von Placebo bzw. durch

Nichtstun definiert (▶ Abb. 6.3). Eine neue Technologie mit geringerem Nutzen im Verhältnis zur etablierten Technologie (beide linken Quadranten des Koordinatensystems) sollte in der Regel nicht eingesetzt werden, da Patienten hier einen Nachteil erleiden könnten und eine effektivere Therapie vorenthalten würde. Eine Ausnahme wäre beispielsweise, wenn ein Patient die etablierte Therapie aufgrund von Nebenwirkungen nicht verträgt und andernfalls gar keine Therapie erhalten würde. Außerdem ist nicht ausgeschlossen, dass die Technologie im Einzelfall nicht trotzdem medizinisch sinnvoll sein kann, denn der Nutzen wird meist anhand von Durchschnittswerten aus klinischen Studien ermittelt. Daraus lassen sich aber keine Aussagen für den individuellen Patienten ableiten. Die Entscheidung liegt letztlich beim ärztlichen Personal, das über die gesetzlich gesicherte Therapiefreiheit verfügt. Bei größerem Nutzen und geringeren Kosten der neuen Technologie (unterer rechter Quadrant des Koordinatensystems) sollte diese aber immer bevorzugt werden (▶ [**P4**]). Sie bietet einen medizinischen Vorteil und spart Ressourcen für das Gesundheitswesen. Durch die Einsparung können wiederum andere Patienten profitieren, da damit andere Technologien finanziert werden können. Bei größerem Nutzen und höheren Kosten (oberer rechter Quadrant des Koordinatensystems) sollte die Technologie, zumindest aus medizinischen Gründen, auch bevorzugt werden. Das Gesundheitswesen ist dazu da, Menschen zu helfen, und nicht primär, um Kosten zu sparen, d.h., allein aus Kostengründen sollte eine bessere neuere Technologie Patienten nicht vorenthalten werden. Allerdings stellt sich immer irgendwann die Frage, wieviel an zusätzlichen Kosten man für einen zusätzlichen Effekt zu tragen bereit ist. Je höher diese Kosten werden, desto größer werden auch die Opportunitätskosten, sodass sich irgendwann die Frage stellt, ob das Geld nicht für andere Behandlungen sinnvoller investiert ist (▶ [**P3**]). So kosten einige moderne Krebsmedikamente heute pro Patient mehrere 100.000 Euro, versprechen aber keine Heilung, sondern oft nur eine lediglich um Wochen oder wenige Monate verlängerte Lebenserwartung.

Wegen der auch im Gesundheitswesen begrenzten Ressourcen (▶ [**P1**]) müssen Entscheidungsträger aber Entscheidungen über die Erstattungsfähigkeit von neuen Gesundheitstechnologien treffen. Die Entscheidung, wie viel eine neue Technologie mit höherem Nutzen kosten darf, kann wissenschaftlich nicht beantwortet werden. Eine Preisregulierung durch den Markt, d.h. allein über das Zusammenspiel von Anbietern und Nachfragern wie auf einem Wochenmarkt, findet im Gesundheitswesen aufgrund des Marktversagens nicht statt. Das ist im Grunde auch gut so, denn sonst kämen nur Personen mit entsprechenden finanziellen Mitteln in den Genuss teurer lebensrettender Technologien. Der Preis hat aber einen wichtigen Einfluss auf die Gesamtkosten einer Gesundheitstechnologie. Das Dilemma der fehlenden Marktpreisbildung, der Unmöglichkeit zur Vorhersage von angemessenen Preisen durch wissenschaftliche Methoden sowie der Wunsch der Leistungsfinanzierer zur Ausgabenbegrenzung kann nur durch Verhandlungen zwischen den Herstellern der Gesundheitstechnologie und den Entscheidungsträgern (▶ [**P4**]) aufgelöst werden. Dieser Ansatz wird seit 2011 beispielsweise bei der Bewertung neuer Arzneimittel umgesetzt, bei der in Abhängigkeit vom tatsächlichen Arzneimittelnutzen für die Patienten Erstattungspreise mit dem Hersteller verhandelt werden (frühe Nutzenbewertung). Grundlage dafür sind allerdings transparente Informationen zu den

Kosten und Nutzen der Technologie, wie sie u. a. gesundheitsökonomische Evaluationen zu liefern versuchen.

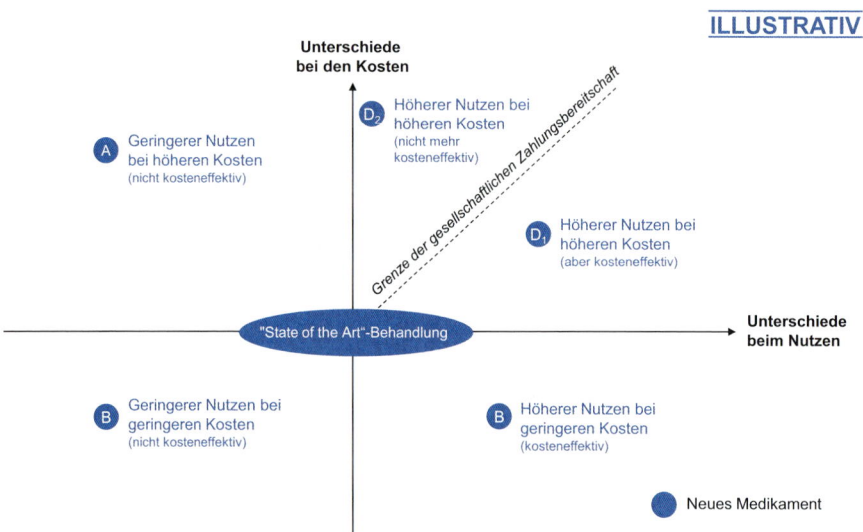

Abb. 6.3: Bei der gesundheitsökonomischen Bewertung einer neuen Gesundheitstechnologie sind im Vergleich zur Standardtherapie vier Konstellationen möglich.

Bei der Bewertung einer Gesundheitstechnologie stößt man auf eine weitere Herausforderung. Kosten und Nutzen einer Technologie entstehen oftmals zu unterschiedlichen Zeitpunkten. So fallen beispielsweise die Kosten für die Durchführung einer Impfung, d. h. die Sachkosten für das Arzneimittel und die Personalkosten für die Verabreichung, aktuell an; der Nutzen entsteht aber mitunter erst Jahre oder Jahrzehnte später durch die Verhinderung einer Erkrankung bei den Geimpften und durch die Erzeugung einer sog. Herdenimmunität mit der Verhinderung der weiteren Ausbreitung einer Infektionserkrankung. Es liegt in der Natur des Menschen, das Kosten und Nutzen abhängig vom Zeitpunkt ihres Auftretens bewertet werden. Dazu ein fiktives Beispiel: Stellen Sie sich vor, mit der einmaligen Gabe eines Medikamentes kann in genau 10 Jahren einen Krankenhausaufenthalt vermieden werden, was dann zu einer Einsparung, also einem Nutzen, in Höhe von 1.000 Euro führen würde. Wäre die Einsparung hingegen sofort realisierbar, könnte man das Geld ab jetzt am Kapitalmarkt anlegen und hätte in 10 Jahren vermutlich mehr als 1.000 Euro. Das bedeutet nichts anderes, als dass eine Einsparung, ganz einfach weil sie erst in 10 Jahren realisiert wird, zum gegenwärtigen Zeitpunkt niedriger bewertet würde. Diese unterschiedliche Bewertung in Abhängigkeit vom Zeitpunkt des Auftretens gilt nicht nur für monetäre Werte. So sind Patienten mit Schmerzen lieber sofort vom Schmerz befreit als erst in einem Jahr. Um also eine Verzerrung der Ergebnisse einer gesundheitsökonomischen Evaluation durch die unterschiedlichen Zeitpunkte der entstehenden Kosten und des erzeugten Nutzens der Gesundheitstechnologie zu verhindern, müssen alle Werte auf einen gemeinsamen Zeitpunkt bezogen werden. Dies geschieht durch **Diskontierung**: Der aktuelle monetäre Wert zukünftiger Kosten und Effekte wird als **Gegenwartswert** oder als **Barwert** bezeichnet.

International besteht allerdings Einigkeit darüber, dass sog. **Zukunftskosten** (»future costs«) aus ethischen Gründen nicht in die Kosten-Nutzen-Betrachtung einfließen sollten. Zukunftskosten sind jene durch andere Erkrankungen, die aufgrund einer erhöhten Lebenserwartung durch die Behandlung der ersten Erkrankung entstehen. Dies wären beispielsweise Kosten für eine onkologische Erkrankung, die ein Patient zwanzig Jahre nach erfolgreicher Therapie eines Myokardinfarktes erleidet und die letalitätsbedingt ohne die erfolgreiche Behandlung des Myokardinfarktes nicht aufgetreten wäre.

Wichtig ist auch, dass die Zeithorizonte für die betrachteten Kosten und Nutzen identisch sind, da sonst Verzerrungen entstehen. Von der Länge des betrachteten Zeitintervalls hängen auch die Art und die Höhe der zu betrachtenden Kosten ab. Bei akuten Erkrankungen kann das betrachtete Intervall relativ kurz sein, bei chronischen ist ein entsprechend längerer Betrachtungszeitraum notwendig.

Gesundheitsökonomische Analysen können aus unterschiedlichen **Perspektiven** durchgeführt werden (▶ Abb. 6.4). Durch die Perspektive wird festgelegt, aus welcher Sicht die gesundheitsökonomische Analyse durchgeführt wird. Beispielsweise kann eine Erhebung der Kosten bei Schlaganfallpatienten aus der Perspektive der Krankenkassen erfolgen. Es werden dann die Kosten für die Krankenhausbehandlung, den Rettungsdienst, die Rehabilitation und die anschließende ambulante ärztliche Versorgung erhoben – also genau jene Bereiche, in denen die Krankenkasse tatsächliche Ausgaben hat. Aus der Perspektive der Pflegekasse würden die Kosten für eine eventuell notwendige anschließende ambulante oder stationäre Pflege erhoben werden. Aus der Perspektive der Patienten würden beispielsweise nur die Zuzahlungen betrachtet werden, die sie selbst zu tragen haben. Bei der **gesamtgesellschaftlichen Perspektive** werden alle Kosten untersucht. Gemäß dem ökonomischen Prinzip (▶ [**P4**]) in seiner Ausprägung als Maximalprinzip, nach dem mit den vorhandenen Ressourcen (▶ [**P1**]) in einer Gesellschaft der größtmögliche Nutzen erzielt werden soll, ist es sinnvoll, gesundheitsökonomische Evaluationen aus der Perspektive der gesamten Gesellschaft durchzuführen. Aufgrund des sektoralen Denkens im deutschen Gesundheitswesen wird ein gesamtgesellschaftlicher Ansatz aber meistens nicht oder nur unvollständig verfolgt. Viele der heute durchgeführten gesundheitsökonomischen Evaluationen werden hauptsächlich aus der Perspektive der gesetzlichen Krankenkassen durchgeführt.

Gesundheitsökonomische Daten (z. B. verbrauchte Ressourcen) werden oftmals im Rahmen von klinischen Studien als sog. »**piggy-back-Studien**« erhoben. Der Ressourcenverbrauch innerhalb von klinischen Studien wird oftmals zu hoch angesetzt, da viele Untersuchungen durch das Studienprotokoll unter den Gesichtspunkten einer arzneimittelrechtlichen Zulassung und der Sicherheit des Patienten erstellt (**protocol-driven costs**) wurden und der Ressourcenaufwand daher höher ist als im klinischen Alltag. Die klinischen Studien werden zudem in den meisten Fällen vor der Markteinführung der neuen Gesundheitstechnologie durchgeführt (Phase III bei Arzneimitteln) oder in der frühen Phase nach der Markteinführung. Durch den daraus resultierenden routinemäßigen Gebrauch der Technologie treten Lerneffekte bei den Anwendern auf, so dass der Ressourcenverbrauch sinkt: Eine Ärztin entscheidet beispielsweise aufgrund ihrer klinischen Erfahrung, für welche Patienten die Gesundheitstechnologie am besten geeignet ist und in welcher Dosierung, so dass in »**real-life**« der Einsatz der Technologie oftmals zielgerichteter (z. B. mit niedrigeren Dosierungen als unter Studienbedingungen) und damit mit geringeren Kosten erfolgt.

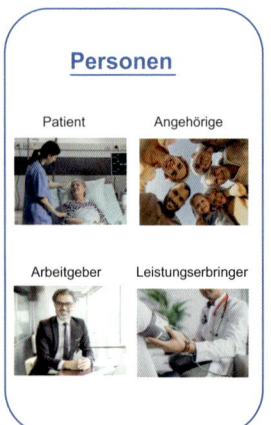
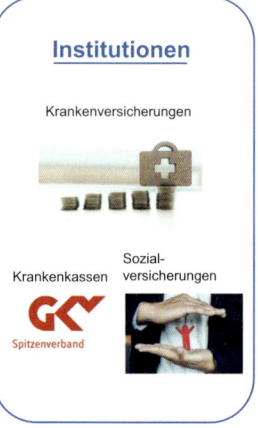
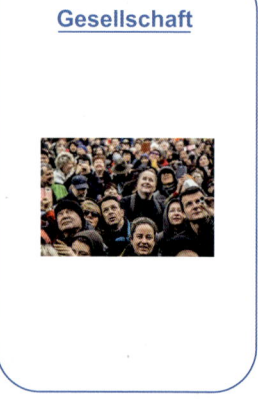

Möglichkeit der Ressourcenallokation gemäß dem Maximalprinzip

Aus der gewählten Perspektive folgt, welche Kostenarten berücksichtigt werden müssen. Analysen sind aus mehreren Perspektiven getrennt möglich. Eine Begründung für die Wahl der Perspektive ist unbedingt erforderlich.

Abb. 6.4: Perspektiven bei gesundheitsökonomischen Evaluationen (Bilder: Freepik.com)

Gesundheitsökonomische Fragestellungen sind oftmals sehr komplex, so dass nicht alle notwendigen Parameter durch eine einzelne klinische Studie erhoben werden können. Eine komplexe Fragestellung wäre beispielsweise, die Kosten für verschiedene medizinische Verfahren wie Arzneimittel und Operationen innerhalb eines Therapiegebiets miteinander zu vergleichen, um die therapeutische Alternative mit dem günstigsten Verhältnis aus Kosten und Nutzen zu ermitteln. Die Kosteneffektivität dieser unterschiedlichen Gesundheitstechnologien kann unmöglich in einer einzelnen klinischen Studie verglichen werden. Eine extrem hohe Fallzahl wäre nötig, die Durchführung der Studie würde ihrerseits hohe Kosten verursachen und wäre auch sehr zeitintensiv. Auch ethische Bedenken würden eine Rolle spielen. Um dennoch gesundheitsökonomische Analysen vornehmen zu können, kommen **Modellierungen** zur Anwendung. In ihnen werden die Ergebnisse unterschiedlicher Studien zusammengefasst. Zusätzlich können mittels mathematischer Verfahren Aussagen über Gesundheitseffekte einer Technologie für einen längeren Zeitraum, also auch über die Zeitdauer einer klinischen Studie hinaus, getroffen werden. Modellierungen werden sehr häufig im Bereich des Impfens und bei onkologischen Erkrankungen eingesetzt. Die einfachste Form ist der Entscheidungsbaum (▶ Abb. 6.5).

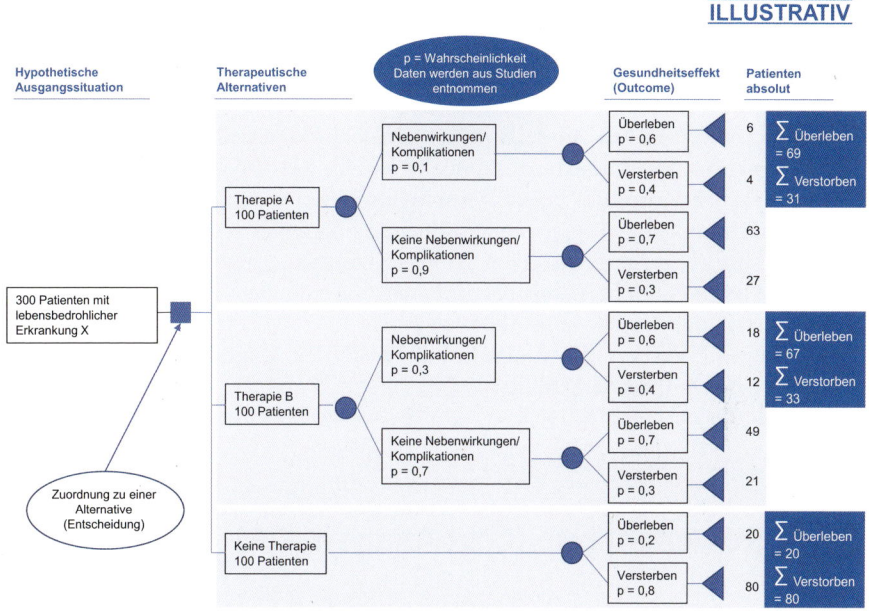

Abb. 6.5: Beispiel für einen einfachen Entscheidungsbaum.

Der Ausgangspunkt des Entscheidungsbaums wird als **Wurzel** bezeichnet, die Verästelungen als **Knoten**. Basierend auf einer definierten Ausgangssituation wird eine Entscheidung getroffen, z. B. die Zuordnung zu einer Therapieform nach einer Diagnosestellung. Die Entscheidungssituation wird beim Entscheidungsbaum grafisch als **Quadrat** dargestellt. Nach der Entscheidung wird der weitere Verlauf durch die Behandlung bzw. durch die eine Alternative (z. B. Unterlassung einer Behandlung) bestimmt. Es können beispielsweise Komplikationen oder Nebenwirkungen vorkommen, die mit einer gewissen Wahrscheinlichkeit auftreten. Auch wenn keine Behandlung erfolgt, treten Ereignisse auf, die im Entscheidungsbaum abgebildet werden müssen. Die Verästelung des Baums anhand von Ereignissen und die Wahrscheinlichkeit ihres Auftretens wird durch Kreise grafisch dargestellt. Folgt man den einzelnen **Ästen** bis zum Schluss, gelangt man zu den **Enden**, die als Dreiecke dargestellt werden. Bei den Enden wird eine Aussage über den betrachteten Gesundheitseffekt getroffen, z. B. über die Häufigkeit des Überlebens oder über die Gesamtkosten. Manchmal, wenn keine empirischen Daten vorliegen, müssen auch Annahmen formuliert werden, die dann aber gut begründet sein müssen. Insgesamt liegt durch die Verwendung der Ergebnisse unterschiedlicher Studien und durch das Treffen von Annahmen eine gewisse **Unsicherheit** der Aussagen bei Modellierungen vor. Die **Robustheit** des Ergebnisses der Modellierung kann durch sog. **Sensitivi-**

tätsanalysen überprüft werden. Bei diesen werden die Werte der Parameter innerhalb realistischer Bandbreiten verändert und es wird beobachtet, ob sich die Kernaussage der Berechnung durch diese Variation verändert.

Anhand der Modellrechnung können mit der **Szenariotechnik** auch unterschiedliche Szenarien entwickelt werden. Dabei werden die Werte der Parameter meistens so verändert, als würden die günstigsten oder die schlechtesten Bedingungen vorherrschen. Das Ergebnis der Analyse ist dann ein **Best-Case-Szenario** und ein **Worst-Case-Szenario**.

Mithilfe eines **Markov-Modells** lassen sich Gesundheitseffekte über den Zeitraum einer klinischen Studie hinaus modellieren. Sie werden dann eingesetzt, wenn zu einem frühen Zeitpunkt bereits gesundheitsökonomische Aussagen zu der Gesundheitstechnologie getroffen werden sollen, naturgemäß aber noch keine Ergebnisse aus klinischen Langzeitstudien vorliegen können. Diese Situation wäre beispielsweise bei der Entscheidung über die Erstattung einer neuen Impfung durch den Gemeinsamen Bundesausschuss (G-BA) gegeben.

Nachfolgend werden die fünf Grundformen der gesundheitsökonomischen Evaluationen detailliert dargestellt.

6.1 Kostenanalyse (Cost Analysis, CA)

Bei Kostenanalysen werden die Kosten von Entscheidungen, Erkrankungen oder Gesundheitstechnologien rein deskriptiv zusammengestellt. Bei der Erhebung der Kosten für Krankheiten wird diese Studienform auch als **Krankheitskostenanalyse** bezeichnet. Krankheitskostenanalysen dienen in erster Linie dem Informationsgewinn über die relative Bedeutung einer Erkrankung und sind damit eine wichtige Grundlage für die rationale Zuteilung (▶ [**P4**]) der knappen Ressourcen (▶ [**P1**]) im Gesundheitssystem. Sie ermöglichen beispielsweise Abschätzungen zur Belastung des Sozialsystems und bieten damit eine zusätzliche fundierte Entscheidungshilfe für eine gezielte Kapazitäts- und Ressourcenplanung. Zudem können Krankheitskostenanalysen Hinweise auf prioritäre Versorgungsbereiche geben. Gibt es beispielsweise in einer Krankheitskostenanalyse Hinweise auf ein hohes Maß an indirekten Kosten durch krankheitsbedingte Arbeitsunfähigkeit, kann als eine Schlussfolgerung darüber nachgedacht werden, eine zügigere Wiedereingliederung von Patienten zu erreichen, auch wenn diese möglicherweise mit erhöhtem medizinischen Aufwand und damit höheren direkten Kosten einherginge. Darüber hinaus können die Ergebnisse von Krankheitskostenanalysen bei der Durchführung von gesundheitsökonomischen Modellrechnungen (z. B. als Inputvariablen) sowie bei der Unterstützung von gesundheitspolitischen Überlegungen (z. B. Planung von Präventionskampagnen) hilfreich sein. Ein Beispiel für eine öffentlich beworbene Kostenanalyse, der auch eine Krankheitskostenanalyse zugrunde liegt, zeigt ein Plakat des Aktionsbündnisses Nichtrauchen e.V. zum Weltnichtrauchertag (▶ Abb. 6.6).

6.1 Kostenanalyse (Cost Analysis, CA)

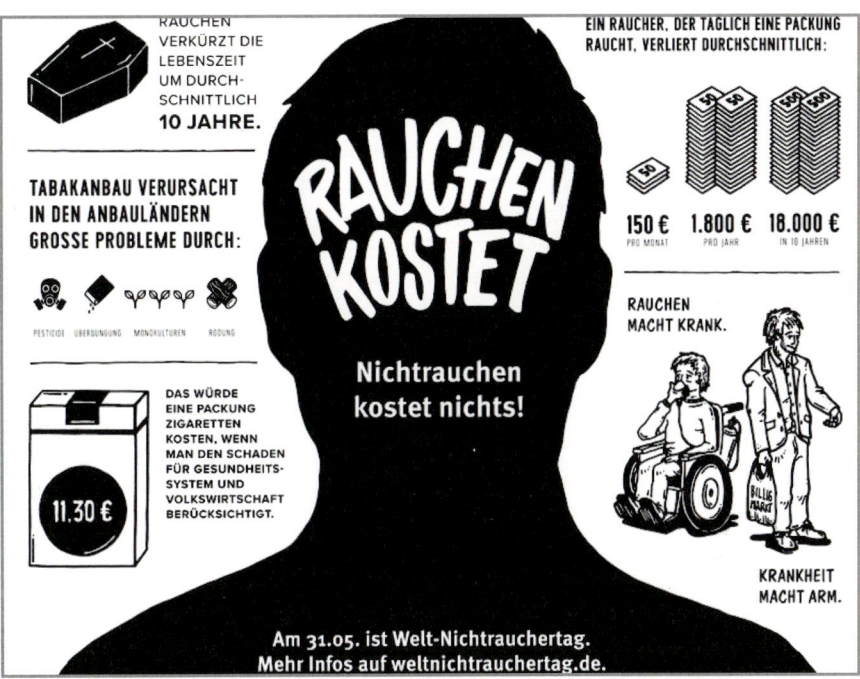

Abb. 6.6: Die (Krankheits-) Kostenanalysen zum Weltnichtrauchertag machen deutlich, dass Rauchen Kosten auf vielen Ebenen nach sich zieht (Quelle: Das Aktionsbündnis Nichtrauchen e.V. (ABNR)).

Häufig führen auch die Krankenversicherungen Krankheitskostenanalysen durch, bei denen beispielsweise die Frage beantwortet werden soll, was die Behandlung von Versicherten mit einem Herzinfarkt aus der Perspektive der gesetzlichen Krankenkasse kostet. Die Ermittlung der Kosten erfolgt dabei in drei Schritten. Im ersten Schritt wird überlegt, welche **Kostenarten** bedeutsam sind. In unserem Beispiel entstehen direkte medizinische Kosten für den Rettungsdienst, das Krankenhaus, die Rehabilitationsklinik und die ambulanten Arztbesuche. Im nächsten Schritt wird die Höhe der Kosten für jede Kostenart separat ermittelt. In diesem Fall könnte das Ergebnis sein, dass der Transport durch den Rettungsdienst 800 Euro kostet, der Krankenhausaufenthalt 6.000 Euro, die anschließende Behandlung in der Rehabilitationsklinik 4.000 Euro und jeder ambulante Arztbesuch 40 Euro. Im letzten Schritt werden die Kosten für jede Kostenart mit der jeweilig in Anspruch genommenen Menge multipliziert. Bei unserem Beispiel wurde, bis auf die ambulanten Arztbesuche, jede Position einmal in Anspruch genommen. Bei der Kostenart »ambulante Arztbesuche« würden bei durchschnittlich fünf Arztbesuchen Gesamtkosten in Höhe von 200 Euro entstehen. Am Ende werden alle Kosten addiert. Im hier betrachteten Beispiel würden die Gesamtkosten 11.000 Euro betragen. Die Berechnung der Gesamtkosten durch Addition der Einzelkosten wird als **Bottom-up-Verfahren** bezeichnet. Die Berechnung von Einzelkosten aus den Gesamtkosten (also das umgekehrte Vorgehen) wird als **Top-down-Verfahren** bezeichnet. Beispielsweise könnten in einer Spezialklinik die Kosten für die Behandlung eines einzelnen Patienten dadurch errechnet werden, indem alle angefallenen Kosten ermittelt und die Gesamtkosten dann durch die Anzahl der Patienten geteilt werden.

Auch von einzelnen Krankenhäusern werden Behandlungskosten erhoben und an das Institut für das Entgeltsystem im Krankenhaus (InEK) weitergeleitet. Diese **Kalkulationskrankenhäuser** erheben die Kosten nach einem standardisierten Verfahren getrennt nach dem Ort der Entstehung, also der **Kostenstelle**, und nach der **Kostenart**. Letztere gibt an, ob es sich um Personal- oder Sachkosten handelt und wofür die Kosten im Detail entstanden sind, also für den ärztlichen oder pflegerischen Dienst, für Arzneimittel oder Medizinprodukte. Basierend auf diesen Berechnungen der Kalkulationskrankenhäuser legt das InEK jährlich den jeweiligen relativen Wert der DRG-Fallpauschalen fest. In der **Kostenmatrix** des InEK werden die Behandlungskosten nach Kostenart und Kostenstelle aufgezeigt (siehe Beispiel-DRG »Akuter Myokardinfarkt ohne invasive kardiologische Diagnostik«, ▶ Abb. 6.7). Krankenhäuser können so ihre eigenen **Istkosten** mit den vorgegebenen Sollkosten vergleichen und anpassen.

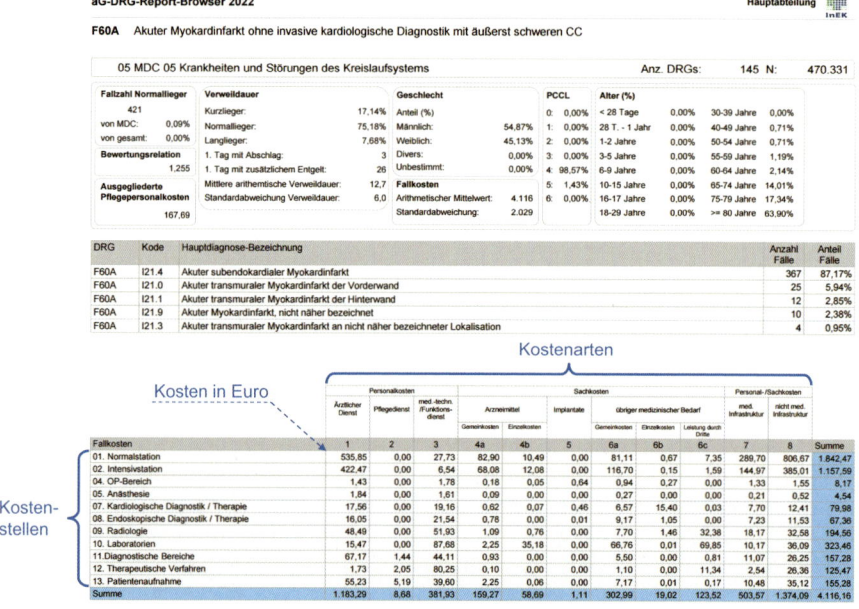

Abb. 6.7: Kosten einer Herzinfarktbehandlung aus Krankenhausperspektive. Im InEK DRG-Report-Browser können die Normkosten einzelner DRG-Fallpauschalen differenziert eingesehen werden (Quelle: InEK DRG Report-Browser Hauptabteilungen 2022).

6.2 Kosten-Minimierungsanalyse (Cost-Minimization Analysis, CMA)

Bei der Kosten-Minimierungsanalyse werden verschiedene Gesundheitstechnologien für dieselbe Indikation mit demselben medizinischen Nutzen bezüglich der Kosten miteinander verglichen. Gemäß dem ökonomischen Prinzip (▶ [**P4**]) in seiner Ausprägung als Minimalprinzip sollte aus Kostengründen diejenige Gesundheitstechnologie gewählt werden, die bei gleichem Nutzen die geringsten Kosten verursacht. Die Kosten-Minimierungsanalyse als Form der gesundheitsökonomischen Evaluation kann allerdings nur dann sinnvoll angewendet werden, wenn die verschiedenen zu betrachtenden Gesundheitstechnologien tatsächlich alle einen vergleichbaren Nutzen haben, was in der Realität jedoch nur recht selten der Fall ist. Ein Beispiel wäre der Einsatz von **Generika**, also von Arzneimitteln, die sich im Hinblick auf den Wirkstoff und die Dosierung nicht vom Originalpräparat unterscheiden. Doch selbst hier kann es Unterschiede in der Wirksamkeit oder bei Nebenwirkungen geben, z. B. durch andere Begleitstoffe oder Darreichungsformen. So kann man beobachten, dass die Kosten-Minimierungsanalyse in Bereichen Anwendung findet, in denen eigentlich kein gleicher Nutzen postuliert werden kann. Ein Beispiel für die falsche Verwendung der Kosten-Minimierungsanalyse ist die Angabe der Tagestherapiekosten verschiedener Antibiotika auf einem mikrobiologischen Befund. Diese Angabe impliziert, dass die Wirksamkeit der unterschiedlichen Antibiotika vergleichbar ist und dass das Antibiotikum mit den geringsten Tagestherapiekosten gewählt werden sollte (▶ [**P4**]). Die Wirksamkeit ist aber unterschiedlich, wie auch die Art und Häufigkeit der auftretenden Nebenwirkungen. Es kann sein, dass das Antibiotikum mit den geringsten Tagestherapiekosten die höchsten Folgekosten für die Therapie der Nebenwirkungen induziert und damit die höchsten **Gesamtkosten**. In den meisten Situationen ist also eine Gleichwertigkeit der zu vergleichenden Gesundheitstechnologien nicht gegeben, so dass neben den Kosten als Input auch der Output durch die Gesundheitstechnologie, d. h. der Nutzen, betrachtet werden muss. Dies geschieht durch die im Folgenden dargestellten gesundheitsökonomischen Evaluationsformen.

6.3 Kosten-Effektivitätsanalyse (Cost-Effectiveness Analysis, CEA)

Bei dieser Analyseform werden die Kosten der Gesundheitstechnologien ihrem Nutzen gegenübergestellt. Der Nutzen wird dabei in sog. **natürlichen Einheiten** gemessen. Das sind beispielsweise gerettete Lebensjahre, Veränderung des Blutdrucks in mmHG, Veränderung des Gesamtcholesterins in mmol/l, gewonnene Arbeitstage oder verhinderte Pflegetage. Wird eine Einheit gewählt, die für verschiedene Erkrankungen anwendbar ist, können auch die Kosten von medizinischen Leistungen für unterschiedliche Indikationen miteinander verglichen werden, beispielsweise wie hoch die Kosten für ein gerettetes Lebensjahr bei der Sekundärprävention des Myokardinfarktes sind und wie hoch die Kosten für ein gerettetes Lebensjahr durch das Brustkrebs-Screening für Frauen sind. Es können auch die Kosten für Gesundheitstechnologien aus dem nichtmedizinischen Bereich betrachtet werden. So kann z. B. analysiert werden, wie hoch die Kosten pro gerettetem Lebensjahr durch den Einbau von Feinstaubfiltern im Auto, die Verwendung von Airbags oder den Bau von Kreisverkehren zur Reduzierung der Unfallhäufigkeit sind. Den Vergleich der Kosten mit dem Output gemessen in natürlichen Einheiten kennen wir auch aus anderen Lebensbereichen: Wenn beispielsweise die Reisekosten unterschiedlicher Transportmittel (PKW, Bus, Bahn, Flugzeug, Schiff) verglichen werden sollen, können die durchschnittlichen Kosten pro zurückgelegtem Kilometer errechnet werden oder bei Maßnahmen zum Klimaschutz die Kosten pro eingesparter Tonne CO_2.

Der Preis neuer Gesundheitstechnologien ist oft höher als der von älteren zur Verfügung stehenden Optionen. Es stellt sich dann oftmals die Frage, ob die neue Technologie wirtschaftlich ist (▶ [P4]) und eingeführt werden sollte. Vor einer solchen Frage steht z. B. die Arzneimittelkommission eines Krankenhauses oder der Gemeinsame Bundesausschuss (G-BA). Zur Erleichterung der Entscheidung können die Unterschiede bei den Kosten und dem Nutzen der neuen gegenüber der alten Technologie in das 4-Quadranten Koordinatensystem eingetragen werden (▶ Abb. 6.3). Hat eine neue Gesundheitstechnologie einen höheren Nutzen bei höheren Kosten (rechter oberer Quadrant), kann allerdings keine wissenschaftlich basierte gesundheitsökonomische Aussage darüber getroffen werden, ob die zu betrachtende Maßnahme durchgeführt oder erstattet werden sollte. Aufgrund des höheren Nutzens wäre es auf jeden Fall ethisch geboten, ansonsten würde man dem Patienten ja eine Technologie mit einem höheren Nutzen vorenthalten. In dieser Situation können gesundheitsökonomische Evaluationen aber Aussagen machen, in welchem Verhältnis zusätzlicher Nutzen und zusätzliche Kosten stehen. Bedingt durch die Knappheit der Ressourcen (▶ [P1]) ist es letztlich aber eine gesellschaftliche Entscheidung, wieviel Mehrkosten man für den zusätzlichen Nutzen bereit ist aufzuwenden. Diese Frage kann aber nur normativ, d. h. wertend, beantwortet werden. Dahinter steckt die Frage der **Zahlungsbereitschaft** (»**willingness-to-pay**«) und der **Zahlungsfähigkeit** (»**ability to pay**«) der Leistungsfinanzierer. Das sind die Versicherungen, die Patientinnen und Patienten, der Staat und die Arbeitgeber.

Ein in der Ökonomie weit verbreitetes Phänomen ist, dass bei der Einführung einer völlig neuen Technologie oftmals ein sehr hoher zusätzlicher Nutzen erzeugt wird. Beispielsweise hat die Erfindung des Smartphones als **Sprunginnovation** die Kommunikation der Menschheit revolutioniert. Heutige neue Smartphones haben gegenüber älteren Modellen allerdings einen geringeren **Zusatznutzen** als den Nutzen, der mit der Erfindung des ersten iPhones erreicht wurde. Ökonomen sprechen vom **abnehmenden Grenznutzen**. Bei Smartphones sind ein höherauflösendes Display, die Entwicklung besserer Kameras oder Akkus **Schrittinnovationen**. Trotz des abnehmenden Grenznutzens sind diese Schrittinnovationen mit der Generierung eines Zusatznutzens wichtig. Auch in der Medizin existiert das Phänomen des abnehmenden Grenznutzens. Das betrifft vor allem heute gut erforschte Gebiete wie Herz-Kreislauf-Erkrankungen. In anderen Bereichen, wie der Onkologie, sind dagegen noch viele Sprunginnovationen möglich, z. B. durch neuere Entwicklungen in der Gen- und Genomforschung, die auf das Individuum abgestimmte (personalisierte) Medikamente ermöglichen. Auch bei noch bisher unerforschten seltenen Erkrankungen können Sprunginnovationen erreicht werden.

6.4 Kosten-Nutzwertanalyse (Cost-Utility Analysis, CUA)

Die Kosten-Nutzwertanalyse ist eine weiterentwickelte Unterform der Kosten-Effektivitätsanalyse. Es werden wie bei der Kosten-Effektivitätsanalyse die Kosten erhoben und der Nutzen wird in natürlichen Einheiten abgebildet. Im Gegensatz zur klassischen Kosten-Effektivitätsanalyse sind diese natürlichen Einheiten allerdings nicht irgendwelche, sondern sog. **qualitätsadjustierte Lebensjahre,** im Englischen als »**Quality Adjusted Life Years**« (**QALYs**) bezeichnet. Die Idee dahinter ist eigentlich sehr eingänglich. Untersucht man beispielsweise die Wirksamkeit von onkologischen Therapien bei lebensbedrohlichen Erkrankungen, betrachtet man als Nutzen meist, wie lange die Patientinnen und Patienten überleben. Das ist zunächst auch naheliegend, unterschlägt aber, in welchem Zustand dieses Überleben erfolgt. Aus Sicht eines Patienten ist der Erfolg einer Therapie natürlich anders zu bewerten, wenn er anschließend körperlich fit seine Rente auf Mallorca verjubeln kann, als wenn er als Pflegefall die geretteten Lebensjahre im Pflegeheim verbringen muss. Diesem Umstand wird mit QALYs begegnet, indem die Lebenszeit in einem bestimmten Zustand mit einem sog. **Nutzwert** multipliziert wird, der als Maß für die Einschränkung der Lebensqualität herangezogen wird (Lebenszeit × Nutzwert). Dabei gilt ein Nutzwert von 1 als die beste vorstellbare Lebensqualität, ein Wert von 0 hingegen als die schlechteste denkbare Lebensqualität, die häufig mit dem Tod assoziiert ist. Lebensqualität hängt natürlich von vielen Faktoren ab, z. B. vom Einkommen, von der Persönlichkeit oder vom sozialen Umfeld. Da aber in gesundheitsökonomischen Evaluationen der Einfluss von Gesundheitstechnologien auf die Lebensqualität untersucht werden soll, wird nur die **gesundheitsbezogene Lebensqualität,** auf Englisch »**Health related Quality of Life (HrQoL)**«, betrachtet. Erhöht eine Gesundheitstechnologie die Lebenserwartung um zehn Jahre und verbringen Patienten diese bei bester Lebensqualität (also einem Nutzwert von 1), beträgt der Nutzen der Maßnahme 10 QALYs, also zehn Jahre bei 100 % Lebensqualität (10 Jahre × Nutzwert von 1). Haben Patienten nur die Hälfte an Lebensqualität (also einem Nutzwert von 0,5), beträgt der Nutzen 5 QALYs, also zehn Jahre bei 50 % Lebensqualität (10 Jahre × Nutzwert von 0,5).

Lebensqualität wird sehr individuell in Abhängigkeit von der aktuellen gesundheitlichen Situation, der Persönlichkeit des Befragten und dem kulturellen Hintergrund empfunden. Stellen wir uns vor, wir wollen für den Gesundheitszustand unter einer Querschnittslähmung die gesundheitsbezogene Lebensqualität ermitteln. Abhängig von den eigenen Krankheitserfahrungen der Befragten wird man völlig unterschiedliche Einschätzungen erhalten. So wird eine Patientin, die seit ihrer Kindheit auf einen Rollstuhl angewiesen ist, vermutlich eine ganz andere Einschätzung zu ihrer Lebensqualität abgeben als eine Spitzensportlerin, die als Folge eines Autounfalls erst seit kurzem in diesem Zustand leben muss. Es muss daher ein ausreichend großes Kollektiv für die Erhebung der Lebensqualität befragt werden, um den individuellen Einfluss zu minimieren. Meist werden die für die jeweilige Gesundheitstechnologie in Frage kommenden Patienten befragt und keine Gesunden. Die Erhebung sollte dynamisch über die Zeit erfolgen, da sich Lebensqualität im Verlauf einer Erkrankung auch ändern kann (▶ Abb. 6.8).

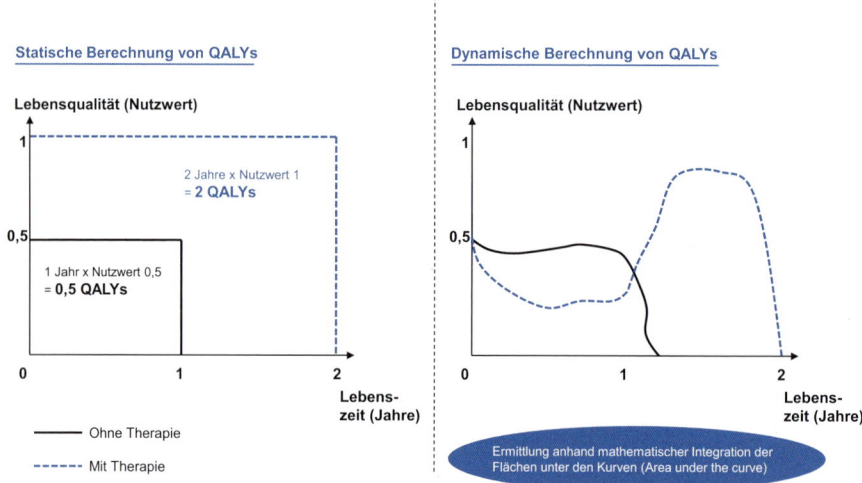

Abb. 6.8: Die Ermittlung der qualitätsadjustierten Lebensjahre (QALYs) kann auf zwei Arten geschehen.

Eine veränderte Lebensqualität im Zeitverlauf betrifft insbesondere chronische Erkrankungen. Beispielsweise kann bei einer onkologischen Erkrankung bei Applikation einer zytostatischen Therapie die Lebensqualität aufgrund von Nebenwirkungen zunächst akut abnehmen, dann aber wegen des therapeutischen Effektes stark über das Ausgangsniveau hinaus ansteigen. Die Berechnung der QALYs erfolgt in diesen Fällen durch die Integration der Fläche unter der Lebensqualitätskurve. Die Erhebung der Lebensqualität geschieht anhand standardisierter Befragungstechniken. Dabei werden Befragungsbögen und strukturierte Interviews unterschieden.

Befragungsbögen

Bei den Fragebögen werden Patienten mehrere Fragen zusammen mit einer **Skala** präsentiert. Die Skala kann durch mehrere Kästchen oder eine Linie definiert werden. Die beiden Enden der Linie oder die beiden äußeren Kästchen zeigen dabei jeweils die Extreme der möglichen Zustände an. Bei der Frage nach Schmerzen, einem äußerst wichtigen Aspekt der Lebensqualität, wären die Extreme beispielsweise durch die Zustände »Schmerzfreiheit« und »schlimmster vorstellbarer Schmerz« gekennzeichnet. Die Kästchen zwischen den Endpunkten bzw. der Abschnitt auf der Linie dazwischen repräsentiert mögliche Zustände der Patienten bezüglich des untersuchten Parameters. Die Patienten werden nun gebeten, eine Zuordnung ihres Zustandes auf der Skala vorzunehmen. Dieses Verfahren wird als **Urteilsskalen-Verfahren** oder **»rating-scale-procedure«** bezeichnet. Für den Parameter »Schmerz« wird sehr oft die **visuelle Analogskala** (**VAS**) verwendet.

Für die Erhebung der Lebensqualität existieren zahlreiche Fragebögen, bei denen jeweils unterschiedliche Dimensionen der Lebensqualität untersucht werden. Ein in Deutschland häufig verwendeter validierter Fragebogen ist der **EQ-5D**. Es gibt auch spezifische Fragebögen für einzelne Erkrankungen und für spezielle Patientengruppen, z. B. für Kinder.

Strukturierte Interviews

Bei den strukturierten Interviews unterscheidet man im Wesentlichen zwei Verfahren, das sog. **Zeitausgleichsverfahren** oder **»Time-Trade-off-Verfahren«** und das **Standardlotterieverfahren,** auch **»Standard-Gamble-Verfahren«** genannt. Beiden ist gemeinsam, dass Befragte in eine konstruierte Entscheidungssituation gebracht werden: Ihnen wird angeboten, entweder keine Therapie durchführen zu lassen und dann dem natürlichen Krankheitsverlauf zu folgen, oder eine Therapie zu erhalten, die ihre Krankheit auf jeden Fall heilen wird. Diese Therapie wird in der Realität in den seltensten Fällen existieren.

Beim **Zeitausgleichsverfahren** erkaufen sich Befragte bei der Entscheidung für die Therapie die garantierte Heilung mit einer Verkürzung der Lebenserwartung. Am Anfang der Befragung wird der Interviewer eine sehr hohe Reduzierung der Lebenserwartung vorschlagen, z. B. um 20 oder 30 Jahre. In den meisten Fällen entscheidet sich der Patient daraufhin für den natürlichen Krankheitsverlauf. Im weiteren Verlauf des Interviews wird die Reduzierung der Lebenserwartung durch den Interviewer so lange verringert, bis die Befragten bereit sind, die Verkürzung der Lebenserwartung für einen garantierten Therapieerfolg in Kauf zu nehmen. Der Nutzwert für die Lebensqualität wird dann folgendermaßen errechnet:

$$\text{Nutzwert Lebensqualität} = \frac{\text{Durchschnittliche Restlebenserwartung} - \text{reduzierte Lebenserwartung durch die Behandlung mit hypothetisch garantiertem Erfolg}}{\text{Durchschnittliche Restlebenserwartung}}$$

Sollte der Patient keine reduzierte Lebenserwartung für den garantierten Erfolg akzeptieren, sich somit gegen eine Therapie entscheiden, ist seine Lebensqualität durch die Erkrankung nicht eingeschränkt. Aktuell entspricht sie dann 100 % bzw.

einem Nutzwert von 1. Die Berechnung der Lebensqualität durch das Time-Tradeoff-Verfahren sei anhand eines Beispiels nochmals dargestellt: Einem 27-jährigen männlichen Patienten mit einer Restlebenserwartung von 50 Jahren und einer angeborenen Fehlsichtigkeit, die die Benutzung einer korrigierenden Sehhilfe erfordert, wird angeboten, eine Augenoperation mit garantiertem Erfolg bezüglich des Ausgleichs der Sehschwäche zu erhalten. Die Restlebenserwartung reduziert sich dadurch aber um 20 Jahre. Der Patient akzeptiert das nicht. Der Interviewer verändert die Verringerung der Restlebenserwartung schrittweise. Der Patient entscheidet sich schließlich bei der Reduzierung der Restlebenserwartung um fünf Jahre für die Operation. Die Lebensqualität aufgrund der Sehschwäche entspricht dann also 90 %, oder einem Nutzwert von 0,9:

$$\text{Nutzwert Lebensqualität} = \frac{50\ \textit{Jahre Restlebenserwartung} - 5\ \textit{Jahre reduzierte Lebenserwartung durch die Behandlung mit hypothetisch garantiertem Erfolg}}{50\ \textit{Jahre Restlebenserwartung}} = 0{,}9$$

Beim **Standardlotterieverfahren** wird der Patient analog zum Zeitausgleichsverfahren in eine Entscheidungssituation gebracht. Die Therapie mit garantiertem Erfolg wird aber anstelle der reduzierten Lebenserwartung mit einer erhöhten Wahrscheinlichkeit für das Versterben erkauft. Dies sei an einem weiteren Fallbeispiel erläutert: Einer Patientin mit einer leichten Erkältungskrankheit wird im Interview eine Therapie mit garantiertem Erfolg angeboten. Die Wahrscheinlichkeit, unter dieser Therapie zu sterben, wird anfangs sehr hoch gesetzt, z. B. mit 40 %. Die Patientin willigt nicht ein. Der Interviewer reduziert die Wahrscheinlichkeit schrittweise. Bei 1 % würde sich die Patientin für die Therapie entscheiden. Diese 1 % entspricht dann der Reduktion der Lebensqualität durch die Erkältungskrankheit, womit bei diesem Erkrankungsbild eine Lebensqualität von 99 % vorliegen würde, diese wiederum entsprechen dem Nutzwert von 0,99. Hätte die Patientin eine Brustkrebserkrankung mit einer schlechten Prognose, würde sie sich vermutlich schon bei höheren Sterbewahrscheinlichkeiten für die Therapie entschieden. Aus dieser nun höheren Wahrscheinlichkeit lässt sich direkt eine stärkere Einschränkung der Lebensqualität ableiten.

Das Ergebnis einer Kosten-Nutzwertanalyse wäre beispielsweise, dass die Kosten einer neuen Gesundheitstechnologie gegenüber einer herkömmlichen 10.000 Euro pro gewonnenem QALY betragen. Da man QALYs für nahezu alle möglichen Gesundheitszustände ermitteln kann, ermöglicht die Anwendung dieser Outcomevariable in Kosten-Nutzwertanalysen einen Vergleich verschiedenster Interventionen auch über einzelne Indikationen und Therapiegebiete hinaus. In Analogie zu der Kosten-Effektivitätsanalyse können die Unterschiede bei Kosten und Nutzen neuer Gesundheitstechnologien gegenüber etablierten Verfahren grafisch in einem 4-Quadranten Koordinatensystem verglichen werden.

Durch die Kosten-Nutzwertanalyse kann berechnet werden, *wie hoch* die Kosten pro QALY sind. *Wie viel* die Leistungsfinanzierer, also z. B. die Krankenkassen, jedoch pro QALY ausgeben möchten, ist eine andere Frage, die, wie bereits beschrieben, mit

6.4 Kosten-Nutzwertanalyse (Cost-Utility Analysis, CUA)

gesundheitsökonomischen Evaluationen nicht beantwortet werden kann. Eine Antwort darauf kann nur von den Leistungsfinanzierern selbst bzw. der Gesellschaft gegeben werden. Steht man bei gegebenem Budget (▶[P1]) und vielen (▶[P2]) alternativen Gesundheitstechnologien (▶[P3]) vor der Frage, in welche man investieren sollte, kann man mithilfe der Kosten pro QALY für verschiedene Verfahren eine **Rang- oder Hitliste** (»league table«) erstellen. Verfahren, deren Kosten pro QALY unter der Schwelle der Zahlungsbereitschaft bzw. der Zahlungsfähigkeit liegen, bezeichnet man als kosteneffektiv. Liegen die Kosten darüber, wäre ein Verfahren nicht mehr kosteneffektiv. Ein Beispiel für eine solche Rangliste zeigt ▶ Abb. 6.9.

Bei einem gegebenen Budget wäre es aus ökonomischer Sicht sinnvoll, zunächst in diejenige Technologie zu investieren, die die geringsten Kosten pro gewonnenem QALY verursacht, d.h. am kosteneffektivsten ist (▶[P4]). Auch wenn die Notfallbeleuchtung im Flugzeug nach einer Notlandung den schnellsten Weg ins Freie weisen kann, sieht man, dass es viele andere Technologien gibt, die sehr viel kosteneffektiver sind (▶Abb. 6.9). Neben der Kosteneffektivität der Technologie muss aber auch die Anzahl der Betroffenen berücksichtigt werden. Bei einer großen Zahl von Betroffenen kann trotz hoher Kosteneffektivität ein vorgegebenes Budget überschritten werden. Es wird daher eine sog. **Budget-Impact-Analyse** durchgeführt, bei der die Gesamtkosten für alle zu behandelnden Patienten berechnet werden. Entscheidungsträger sollten neben diesen ökonomischen Aspekten aber auch ethische Überlegungen anstellen. So würde es beispielsweise fragwürdig erscheinen, einem onkologischen Patienten eine lebensnotwendige kostenintensive Therapie vorzuenthalten und das Budget stattdessen für Flatulenz zu verwenden (▶[P3]), und dass nur, weil die Therapie der Flatulenz möglicherweise kosteneffektiver ist.

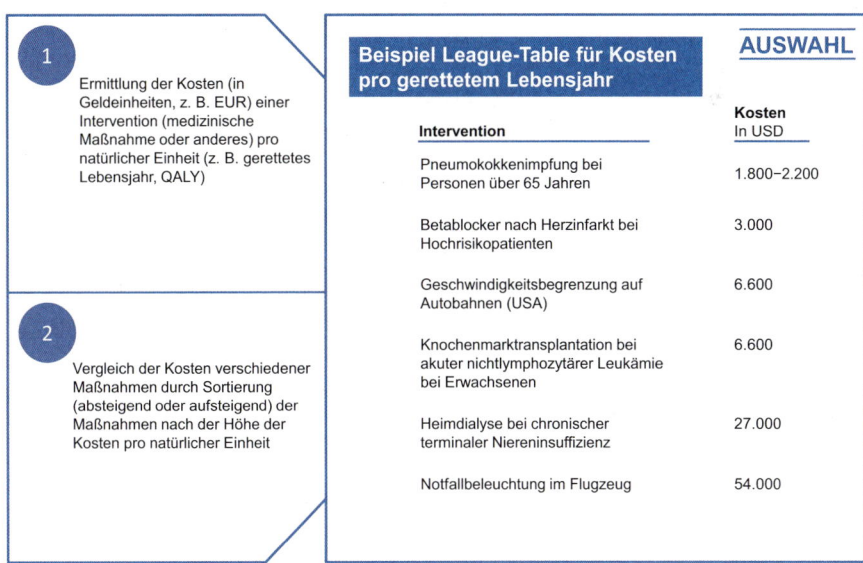

Abb. 6.9: Beispiel für eine Rangliste zum Vergleich der Kosten verschiedener Gesundheitstechnologien und Interventionen (Quelle: nach EuroQoL).

In einigen Ländern (z. B. Großbritannien) hat die Ressourcenallokation aufgrund von Kosteneffektivitätsüberlegungen (▶ [P4]) einen festen Stellenwert bei der Frage der Erstattungsfähigkeit von Leistungen. Deutschland gehört allerdings nicht dazu. Das hat verschiedene Gründe. Die starke sektorale Trennung der Budgets und die Vielzahl der Leistungsfinanzierer mit dezentralen Entscheidungen erschwert hierzulande eine rationale Allokation der Ressourcen für das Gesundheitswesen gemäß dem Maximalprinzip (▶ [P4]) bzw. führt sogar zur Fehlallokation von Ressourcen aufgrund falsch gesetzter ökonomischer Anreize (▶ [P8]) im Sinne eines **Silo-Denkens.** So wäre es aus der Perspektive einer Krankenkasse durchaus ökonomisch sinnvoll (▶ [P4]), eine neue kostenintensive Gesundheitstechnologie für die Behandlung eines Schlaganfalls mit nachgewiesener Reduzierung der Pflegebedürftigkeit nicht zu erstatten, da die Erstattung bei der Krankenkasse zu höheren Ausgaben führen würde. Die Folgekosten für die Pflegebedürftigkeit würden durch die Pflegeversicherung abgedeckt werden. Ein weiterer Grund für eine zaghafte Anwendung hierzulande liegt in den Schwächen begründet, die insbesondere das QALY-Konzept ohne Zweifel aufweist. So wird bei der Bildung des Nutzwertes angenommen, dass Lebensqualität und Verlängerung der Lebenserwartung gleichwertig seien. Es stellt sich dann aber die Frage, ob zehn gerettete Lebensjahre mit einer Lebensqualität von 20 % den gleichen Wert haben wie zwei gerettete Lebensjahre bei 100 % Lebensqualität. Nach dem QALY-Konzept besteht diese numerische Äquivalenz. Die Frage ist auch, ob die Erhöhung der Lebensqualität durch eine Gesundheitstechnologie von 20 % auf 40 % ebenso zu bewerten ist wie die Erhöhung von 60 % auf 80 %, d. h., ob Lebensqualität linear abgebildet werden kann, wie in dem QALY-Konzept angenommen wird. Es findet auch keine Altersgewichtung der geretteten Lebensjahre statt, d. h., es werden zehn gerettete Lebensjahre bei einer 70-jährigen Person genauso gewertet wie zehn gerettete Lebensjahre bei einer 30-Jährigen. Die unterschiedlichen Methoden zur Erhebung der Lebensqualität (mehrere Fragebögen, Time-Trade-Off, Standard-Gamble) führen darüber hinaus zu unterschiedlichen Ergebnissen. Das QALY-Konzept ist aber nach wie vor das international am häufigsten verwendete Konzept bei Kosten-Effektivitätsanalysen. Andere Konzepte, wie zum Beispiel die »Years of Healthy Life« (YHL), die »Health Adjusted Life Expectancy« (HALE), das »Healthy Years Equivalent concept« (HYE), das »Saved young life Equivalent-concept« (SAVE) und das »Disability Adjusted Life Years« (DALY), haben sich bisher nicht breit durchsetzen können. Insgesamt positiv zu sehen ist allerdings, dass die Lebensqualität der Patientinnen und Patienten berücksichtigt wird und nicht nur monetäre Aspekte bei der Evaluation einer Gesundheitstechnologie betrachtet werden.

6.5 Kosten-Nutzen-Analyse (Cost-Benefit Analysis, CBA)

Bei dieser Analyseform wird auch der Nutzen einer Gesundheitstechnologie in Geldeinheiten dargestellt. Sie ist von allen gesundheitsökonomischen Evaluationen die aufwendigste, anspruchsvollste und eingeschränkteste und wird daher nur selten durchgeführt. Das Ergebnis einer Kosten-Nutzen-Analyse wäre beispielsweise, dass die Kosten für die Sekundärprävention nach einem Myokardinfarkt für einen Patienten durchschnittlich 5.000 Euro betragen und der Nutzen durch die Verhinderung von Folgekosten für die Behandlung eines Re- oder Zweitinfarktes 6.000 Euro ausmachen. Die Gesundheitstechnologie hätte damit einen positiven Nettonutzen von 1.000 Euro und sollte durchgeführt werden (▶ [P4]).

Die Bewertung des Nutzens in Geldeinheiten ist in vielen Fällen kaum möglich. Was ist es denn wert in Euro und Cent, wenn Patienten nach einer erfolgreichen Therapie ihren Lebensmut wiedererlangen? In vielen anderen Fällen stellen sich eine Reihe von methodischen Schwierigkeiten, beispielsweise bei der Frage, wie hoch der Nutzen ist, wenn eine Gesundheitstechnologie, z. B. eine Grippeschutzimpfung, die Fehlzeiten am Arbeitsplatz reduziert. Dazu müssen diese Fehlzeiten monetär bewertet werden. Das macht man im Wesentlichen mit zwei Verfahren. Beim sog. **Humankapitalansatz** wird das Einkommen angesetzt, das der Patient in dieser Zeit verdient hätte. Es bildet aber nur schlecht den in dieser Zeit für das Unternehmen entstandenen Produktivitätsverlust ab. Bei längeren Fehlzeiten am Arbeitsplatz wird für die Bewertung auch der **Friktionskostenansatz** angewendet, denn die Stelle des Erkrankten könnte ja wieder neu besetzt werden. Beim Friktionskostenansatz wird daher anstelle der tatsächlichen Fehlzeit am Arbeitsplatz nur die Zeit berücksichtigt, bis die Stelle des Erkrankten neu besetzt werden könnte. Nicht abgebildet wird jedoch dann die anfänglich geringere Produktivität während der Einarbeitungszeit. Der Friktionskostenansatz ist wie der Humankapitalansatz ein hypothetisches Konstrukt, das die geltenden gesetzlichen Regelungen wie z. B. das Kündigungsschutzgesetz nicht berücksichtigt. Außerdem sind sie von Entwicklungen auf dem Arbeitsmarkt abhängig. In einer Phase hoher Arbeitslosigkeit wird eine Stellenneubesetzung zügiger umgesetzt werden als in einer Phase mit ohnehin hoher Beschäftigung und Fachkräftemangel. Sowohl der Humankapitalansatz als auch der Friktionskostenansatz bilden zudem etliche Bevölkerungsgruppen nur unzureichend ab, insbesondere, wenn sie noch nicht oder nicht mehr im Erwerbsleben stehen, z. B. bei Kindern und Rentnern. Im Jahr 2004 hat eine Jury von Sprachwissenschaftlern den Begriff »Humankapital« zum »Unwort des Jahres« gewählt, weil durch den Ausdruck Menschen allein auf eine ökonomisch interessante Größe reduziert würden.

Aus diesem Grund ist es wichtig darauf hinzuweisen: Der Blick auf Kosten und Nutzen im Gesundheitswesen ist aus ökonomischer Sicht sinnvoll (▶ [P4]), um bei dem begrenzten **Gesundheitsbudget** (▶ [P1]) die größtmögliche Wohlfahrt für die Gesellschaft zu erzielen. Das darf aber nicht dazu führen, das Gesundheitswesen als reinen Kostenfaktor zu betrachten. Gesunde Menschen können durch ihre Arbeitskraft ein Einkommen erzielen. Dadurch ist das Gesundheitswesen ein wichtiger Produktionsfaktor in einer modernen Gesellschaft. Kosten, die hier entstehen, sind zeitgleich auch Investitionen in das Humankapital einer Gesellschaft.

Fragen zur Selbstkontrolle

1. Was sind Kosten?
2. Wodurch unterscheiden sich direkte von indirekten Kosten?
3. Was sind intangible Kosten?
4. Nennen Sie Beispiele für Zukunftskosten.
5. Wozu dient Diskontierung?
6. Warum ist die Angabe der Perspektive so wichtig bei der Durchführung einer gesundheitsökonomischen Evaluation?
7. Wozu dienen Modellierungen?
8. Wodurch unterscheidet sich die Kosten-Nutzen-Analyse von allen anderen Formen der gesundheitsökonomischen Evaluationen?
9. Was sind natürliche Einheiten?
10. Welche Voraussetzung muss für die adäquate Anwendung der Kosten-Minimierungs-Analyse gegeben sein?
11. Was sind Nutzwerte und wie kann man sie ermitteln?
12. Was ist ein QALY?
13. Wozu dienen gesundheitsökonomische Evaluationen?

7 Gesundheitspolitik oder warum nach der Reform vor der Reform ist

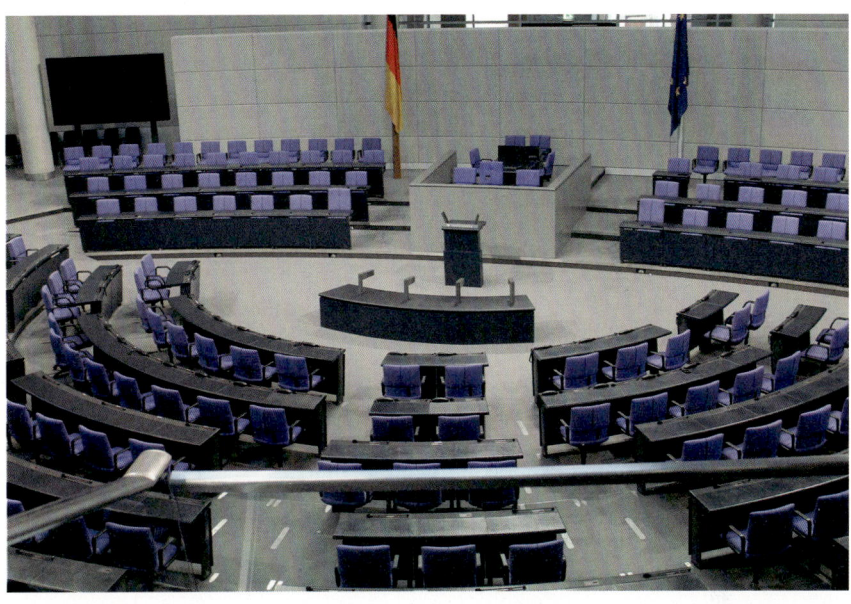

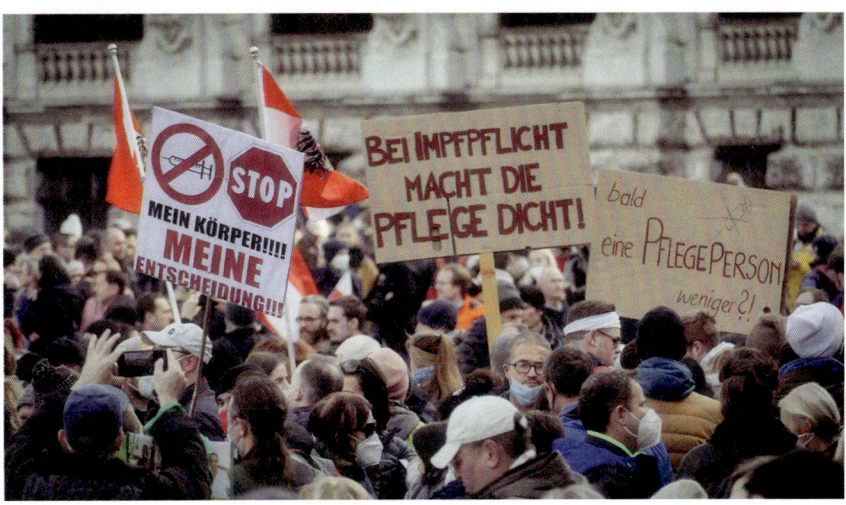

7 Gesundheitspolitik

7.1	Die Rolle des Staates	195
7.2	Die Selbstverwaltung im Gesundheitssystem	202
7.3	Interessenverbände	204
	7.3.1 Leistungsfinanzierer	205
	7.3.2 Leistungserbringer	205
	7.3.3 Berufsgruppen	206
	7.3.4 Fachgesellschaften	207
	7.3.5 Leistungsempfänger	207
	7.3.6 Zulieferindustrie	207
7.4	Die Rolle der Medien	208
7.5	Die Gerichtsbarkeit	210
Fragen zur Selbstkontrolle		210

Der Begriff »Politik« bezeichnet grundsätzlich alle Arten der Einflussnahme und Gestaltung sowie die Durchsetzung von Forderungen und Zielen im privaten oder öffentlichen Bereich. Unter »**Gesundheitspolitik**« versteht man den Bereich, der sich mit der Planung, Organisation, Finanzierung und Steuerung unseres Gesundheitssystems beschäftigt. Oft wird angenommen, dass Gesundheitspolitik in Deutschland allein vom Bundesgesundheitsministerium gemacht wird. Das ist aber falsch. Gesundheitspolitik ist Aufgabe zahlreicher Institutionen auf staatlicher und nichtstaatlicher Seite und umfasst längst nicht nur den engen Bereich des Gesundheitswesens. Welche Tragweite gesundheitspolitische Entscheidungen haben können, wurde unlängst im Rahmen der Bekämpfung der Covid-19 Pandemie deutlich. So reichen Regelungen tief in viele andere Lebensbereiche, wie Bildung, Wirtschaft, Arbeit, Wohnen, Ernährung, Verkehr, Umwelt, Familie und bis in unseren Alltag. Diese Tragweite in andere Bereiche hinein bezeichnet man auch als »**indirekte Gesundheitspolitik**«, im Englischen »**Health in All Policies**«. Aber aus welchem Grund erfordert unsere Gesundheit so eine weitreichende Aufmerksamkeit, wohingegen andere Bereiche unseres Lebens weniger reglementiert erscheinen? Grund dafür ist die Erkenntnis, dass eine Steuerung allein über die Marktmechanismen im Bereich der Gesundheit zu gesellschaftlich unerwünschten Ergebnissen führen würde und Produktionsfaktoren nicht so verwendet würden, dass sie das größtmögliche Maß an Wohlfahrt für die Gesamtgesellschaft bringen. Auf dem Gesundheitsmarkt existieren einige Besonderheiten, die dieses **Marktversagen** begünstigen. Das Vorliegen oder die Gefahr solcher Marktversagenstatbestände rechtfertigen dann Eingriffe durch die Politik.

Wie bereits im ersten Kapitel dargelegt, basiert unser Wirtschaftssystem auf dem ständigen Austausch von Leistungen in Form von Dienstleistungen oder Gütern und Gegenleistungen in Form von Geld (▶ [**P5**]). Dieser Tausch wird als Handel bezeichnet, der nur dann zustande kommt, wenn für beide Seiten ein Vorteil entsteht.

Handel ist daher quasi ein »permanenter Erzeuger von guter Laune« für beide Seiten. Käufer und Verkäufer kommen auf einem Markt zusammen. Auf dem gibt es das Angebot der Verkäufer und die Nachfrage der Käufer. In vielen Wirtschaftsbereichen reguliert sich der **Preis** der Leistung durch das Zusammenspiel von Angebot und Nachfrage. Wenn die Nachfrage steigt und das Angebot sinkt, steigen die Preise. Die hohe Nachfrage nach Wohnungen ist beispielsweise der Grund, warum die Mieten selbst in der lange als so preiswert geltenden Stadt wie Berlin mittlerweile teils unerschwinglich sind. Der Anbieter möchte seinen Gewinn maximieren (▶ [**P4**]). Bei hoher Nachfrage braucht er nicht zu befürchten, dass er bei steigenden Preisen auf seinen Produkten sitzenbleibt. Wenn die Nachfrage sinkt oder ein Überangebot an Waren durch Wettbewerber (▶ [**P7**]) besteht, muss der Verkäufer seine Preise senken. In der Covid-19 Pandemie konnten die Anbieter von FFP2-Atemschutzmasken anfangs noch sehr hohe Preise erzielen. Das Angebot war sehr knapp, so dass Schlagzeilen von aufgebrochenen Maskentransportern kursierten. Die Möglichkeit, damit Gewinne zu erzielen war aber nicht nur für Diebe, sondern auch für seriöse Unternehmen interessant, die anschließend auch mit der Produktion begonnen haben. In der Folge fielen die Preise und heute lohnt es wahrscheinlich nicht mehr, das Risiko eines Diebstahls auf sich zu nehmen. Das Zusammenspiel von Angebot und Nachfrage erklärt auch das geringe Einkommen in Friseurbetrieben. Durch ein Überangebot an Friseuren muss der einzelne Anbieter die Preise senken, um für den Kunden interessant zu sein (▶ [**P3**, **P4**, **P7**]). Durch die geringen Preise können nur geringe Gewinne realisiert werden, aufgrund derer die Friseurunternehmen nur geringe Gehälter zahlen können (▶ [**P6**]), da – wie in anderen Dienstleistungsbereichen auch – die Personalkosten im Friseurbereich einen großen Kostenfaktor darstellen.

Anders als auf einem Markt mit vielen verschiedenen Anbietern (▶ [**P7**]), was man als **Polypol** bezeichnet, sieht die Preisfestsetzung bei **Monopolen** aus. Bei ihnen wird der Markt von einem Anbieter dominiert, wie z. B. Amazon beim Onlineversandhandel oder Google bei der Onlinesuche. In der Monopolsituation kann der Anbieter die Preise festlegen, insbesondere wenn der Konsument auf die Produkte angewiesen ist und keine oder kaum andere Alternativen zur Verfügung stehen, die den Zweck auf ähnliche Weise erfüllen können. In dieser Marktsituation verliert der Preis seine ausgleichende Funktion zwischen den Marktteilnehmern. Auch im Gesundheitswesen haben wir Monopole. In der Notfallsituation ist der Patient auf die Behandlung im nächstgelegenen Krankenhaus angewiesen und es kann auch keine Verhandlung des Preises erfolgen. Die Kassenärztlichen Vereinigungen haben bis auf einige selektive neue Versorgungsformen das Monopol für die ambulante Behandlung von GKV-Versicherten. Ein Monopol besteht auch bei den Apotheken für die Abgabe apothekenpflichtiger Arzneimittel. Bei innovativen Arzneimitteln und Medizinprodukten haben die Erfinder über den Patentschutz ein zeitlich befristetes Monopol, damit sie durch die sog. Pioniergewinne die hohen Investitionskosten für die Forschung und Entwicklung refinanzieren können. Neben Polypolen und Monopolen gibt es auch noch Marktsituationen, die durch einige wenige Anbieter dominiert ist. Diese nennt man **Oligopole**. Hier besteht z. B. die Gefahr von Preisstarrheit (weil Unternehmen sich an der Preisgestaltung der wenigen Wettbewerber orientieren) oder sogar von Preis- und Mengenabsprachen. Eine Oligopolsituation herrscht in Deutschland beispielsweise bei Stromerzeugern oder bei Mineralölkonzernen. Im deutschen Gesundheitswesen gibt es solche Oligopole beispielsweise im Markt für den bundesweiten pharmazeutischen Großhandel, der von fünf großen Unternehmen geprägt ist, die zusammen einen Marktanteil von über 90 % erreichen.

Neben den monopol- und oligopolartigen Strukturen gibt es weitere Gründe, weswegen ein funktionierender Markt wie der auf einem Wochenmarkt im Gesundheitswesen nicht existiert, die weiteren Gründe sind:

- **Asymmetrische Informationsverteilung:** Patientinnen und Patienten sind als medizinische Laien nicht in der Lage, die Notwendigkeit von Leistungen zu beurteilen. Sie haben im Regelfall nur geringe und lückenhafte medizinische Kenntnisse, während Ärztinnen und Ärzte über ein hohes medizinisches Wissen verfügen. Das sollte nach Jahren des Medizinstudiums auch so sein, führt aber aus ökonomischer Sicht dazu, dass sich Patienten nicht souverän für ein Produkt und einen angemessenen Preis entscheiden können. Die Transaktionskosten, um an dieses Wissen zu kommen, sinken zwar in Zeiten von »Dr. Google«, dennoch ist der Aufwand, den Patienten betreiben müssten, viel zu hoch. Durch die asymmetrische Informationsverteilung wird der Markt hauptsächlich von den Leistungserbringern, also von der Angebotsseite, bestimmt, und nur sehr begrenzt von der Nachfragerseite.
- **Angebotsinduzierte Nachfrage:** Durch die asymmetrische Informationsverteilung infolge des Informationsvorsprungs, können Leistungserbringer ihren Patienten Leistungen anbieten, die nicht unbedingt medizinisch notwendig oder sinnvoll sind, die aber das eigene Einkommen positiv beeinflussen (▶ [**P4, P8**]).
- **Moral Hazard:** Durch die finanzielle Absicherung durch Versicherungen ändern Menschen ihr Verhalten – es wird risikobehafteter als ohne Versicherung. So kann jeder in Deutschland an Risikosportarten wie z. B. Bungee-Jumping teilnehmen, wohlwissend, dass er im Falle des Unfalls durch die Solidargemeinschaft abgesichert ist (▶ [**P8**]).
- **Externe Effekte:** Sie entstehen dann, wenn durch das eigene Verhalten auch andere Menschen betroffen sind. So erhöhen Autofahrer, durch ihre zunächst privatwirtschaftliche Konsumentscheidung zum Kauf eines PKWs das Unfallrisiko und die Schadstoffbelastung für die Allgemeinheit. Im Gesundheitswesen führt beispielsweise der Verzicht auf eine offiziell empfohlene Schutzimpfung nicht nur dazu, dass man selbst nicht geschützt ist, sondern dass man als Erregerreservoir auch andere Menschen anstecken kann. Die aus diesen Beispielen folgenden politischen Eingriffe wären beispielsweise die Erhebung von Kfz-Steuern oder die Diskussion um eine Impfpflicht bei bestimmten Infektionserkrankungen.
- **Geringe Preiselastizität der Nachfrage:** Als Preiselastizität der Nachfrage bezeichnet man die relative Veränderung der Nachfrage bei einer Preisänderung. Bei Produkten und Dienstleistungen, für die sich aus Konsumentensicht nach einer Preiserhöhung Alternativen auftun, wird ein stärkerer Nachfragerückgang zu beobachten sein. Erhöhen Butterhersteller ihre Preise, werden möglicherweise viele Konsumenten auf Margarine ausweichen. Die Nachfrage nach Butter würde stark sinken, d. h. die Preiselastizität der Nachfrage ist in diesem Fall hoch. Bieten sich allerdings keine Konsumalternativen und handelt es sich zeitgleich um un-

verzichtbare Konsumwünsche, wird eine Preisänderung kaum zu einer veränderten Nachfrage führen, die Preiselastizität der Nachfrage ist hier sehr gering bis starr. Gerade im Gesundheitswesen ist diese Situation recht häufig vorzufinden. Eine lebensbedrohlich erkrankte Person wird im Zweifel bereit sein »Haus und Hof« zu verkaufen, um eine lebensrettende Therapie zu erhalten, d. h., die Nachfrage würde sich auch nach einer Preiserhöhung kaum ändern. Die Anbieter solcher Therapien könnten ungerechtfertigt hohe Preise verlangen, weil sie wissen, dass die Patienten keine Alternative haben (▶ [**P8**]).

Ein weiterer Grund für das Marktversagen im Gesundheitswesen ist, dass die Konsumenten die Leistungen zum großen Teil nicht selbst finanzieren, sondern von institutionalisierten Leistungsfinanzierern wie den Krankenkassen finanziert bekommen. Dies alles führt dazu, dass Regelungen und Eingriffe zur Preisgestaltung im Gesundheitswesen vorgenommen werden müssen, was entweder durch die Verhandlungen zwischen den Leistungserbringern und den institutionalisierten Leistungsfinanzieren direkt im Rahmen der Selbstverwaltung geschieht oder durch staatliche Vorgaben. Ein Beispiel für staatliche Vorgaben ist die privatärztliche Liquidation nach der Gebührenordnung für Ärzte (GOÄ). Die GOÄ wird durch Rechtsverordnung vom Bundesgesundheitsministerium (BMG) mit der Zustimmung des Bundesrates erlassen.

Im Grundgesetz steht geschrieben, dass die Bundesrepublik Deutschland ein sozialer Bundesstaat ist. Daraus folgt das **Sozialstaatsgebot,** welches die Basis dafür ist, dass durch gesundheitspolitisches Handeln alle Menschen in Deutschland bei Bedarf in den Genuss von Gesundheitsleistungen kommen sollen. Um dieses Ziel zu erreichen, müssen zwangsläufig Eingriffe in den Gesundheitsmarkt durch staatliche Regulierungen erfolgen. Außerdem soll das Niveau der gesundheitlichen Versorgung, d. h. die Wohlfahrt, maximiert werden. Es wird immer dann mehr Wohlfahrt erreicht, wenn mindestens eine Person eine Nutzensteigerung erfährt, ohne dass eine andere Person einen Nachteil davon hat. Dies wird als **Pareto-Kriterium** bezeichnet. Dass die Bundesrepublik Deutschland zudem ein föderaler Bundesstaat ist, erklärt auch, warum es so viele Akteure im deutschen Gesundheitswesen gibt (was das System u. a. so komplex macht): Neben den Einrichtungen auf Bundesebene, wie dem Bundesgesundheitsministerium, der Kassenärztlichen Bundesvereinigung, der Kassenzahnärztlichen Bundesvereinigung und der Deutschen Krankenhausgesellschaft, gibt es in jedem Bundesland ein Landesgesundheitsministerium, eine Kassenärztliche Vereinigung, eine Kassenzahnärztliche Vereinigung und eine Landeskrankenhausgesellschaft. Bei den gesetzlichen Krankenkassen existieren neben dem GKV-Spitzenverband für die einzelnen Krankenkassenarten Bundesverbände und in jedem Bundesland Landesverbände.

Die Aufgaben von Gesundheitspolitik in der Gesamtheit sind die Sicherstellung und die Förderung der Gesundheit der Bevölkerung. Dies umfasst im Wesentlichen drei Ebenen:

- Gesellschaftliche Ebene: Hier ist das Solidaritätsprinzip von herausragender Bedeutung. Jeder Bürger soll unabhängig von Einkommen und sozialem Status Anspruch auf die notwendige Gesundheitsversorgung haben.

- Medizinische Ebene: Ziel ist hier die Zurverfügungstellung bestmöglicher Qualität der Gesundheitsversorgung unter Wahrung der menschlichen Würde und Freiheit.
- Ökonomische Ebene: Hier steht die rationale Mittelverwendung mit dem Ziel der Wohlfahrtsmaximierung aller Bürger im Vordergrund.

Die Erstellung von Gesundheitszielen basiert dabei meist nicht auf einem systematischen Vorgehen mit Problemanalyse der Ist-Situation, Formulierung der Soll-Situation und Ableitung der Maßnahmen zum Erreichen derselben. In der Vergangenheit erfolgte oft keine ausreichende Priorisierung mit systematischer Fokussierung auf besonders relevante Aufgaben. Gerade während der Covid-19 Pandemie wurde schmerzlich deutlich, das teilweise erhebliche Defizite bestehen, gerade mit Blick auf die Strukturen des **öffentlichen Gesundheitsdienstes (ÖGD)**, den Personalnotstand in Pflegeberufen oder den Grad der Digitalisierung im deutschen Gesundheitswesen. Bei der Gesundheitspolitik ist auch oft keine Gesamtstrategie erkennbar und interdisziplinäre Strategien mit anderen Politikbereichen, die die Gesundheit der Menschen ebenso direkt oder indirekt beeinflussen, scheitern oft an Partikularinteressen. Wissenschaftliche Erkenntnisse können politische Entscheidungen zwar eine Datenbasis bieten, die eigentliche politische Entscheidung ist dann aber nicht allein von wissenschaftlichen Argumenten abhängig. Es spielen viele weitere Faktoren eine Rolle bei Entscheidungsfindungen, wie z. B. die subjektive Wertung des Entscheiders. Entscheidungen sind daher immer auch **normativ**.

An der Gestaltung der Gesundheitspolitik sind zahlreiche Akteure beteiligt, deren Organisation stark fragmentiert ist. Die Koordination aller Beteiligten auf eine Gesamtstrategie ist aufgrund der Vielzahl und der unterschiedlichen, teils völlig gegensätzlichen Interessen praktisch unmöglich. Die an Gesundheitspolitik beteiligten Akteure lassen sich grob in folgende Bereiche einordnen:

- Staat
- Selbstverwaltung
- Interessenvertretungen

In Deutschland wird Gesundheitspolitik historisch bedingt dezentralisiert durchgeführt. Die staatlichen Aufgaben umfassen die Erstellung von Rahmenvorgaben für das autonome Handeln der Selbstverwaltungspartner und Überwachungstätigkeiten. Die operativen Tätigkeiten werden von den Partnern der Selbstverwaltung übernommen. Dies hat den Vorteil, dass die Bundesministerien entlastet werden und dass auch das fachliche Know-how in einer spezialisierten Institution gebündelt werden kann. Der Nachteil ist, dass eben gerade wegen der Autonomie der Selbstverwaltungspartner die Bundesministerien nur einen eingeschränkten Einfluss auf die Gestaltung der Gesundheitspolitik haben, ein »Durchregieren« ist im deutschen Gesundheitssystem faktisch unmöglich.

7.1 Die Rolle des Staates

Im Bereich der Exekutive sind Bundes- und Landesministerien sowie die kommunalen Gesundheitsämter relevant. Folgende Bundesministerien sind gesundheitspolitisch tätig:

- Bundesministerium für Gesundheit (BMG)
- Bundesministerium für Arbeit und Soziales (BMAS)
- Bundesministerium der Finanzen (BMF)
- Bundesministerium für Bildung und Forschung (BMBF)
- Bundesministerium für Familie, Senioren, Frauen und Jugend (BMSFJ)
- Bundesministerium für Umwelt, Naturschutz, nukleare Sicherheit und Verbraucherschutz (BMUV)
- Bundesministerium für Wirtschaft und Klimaschutz (BMWK)
- Bundesministerium für Ernährung und Landwirtschaft (BMEL)
- Bundesministerium für Digitales und Verkehr (BMDV)

Das **Bundesministerium für Gesundheit** erarbeitet Gesetzesentwürfe, Rechtsverordnungen und Verwaltungsvorschriften für die Bereiche Prävention, Gesundheitsschutz und Krankheitsbekämpfung. Zu den zentralen Aufgaben des BMG zählen der Erhalt, die Sicherung und die Weiterentwicklung der gesetzlichen Kranken- und der gesetzlichen Pflegeversicherung. Dabei soll die Qualität des Gesundheitssystems verbessert, die Interessen der Patientinnen und Patienten gestärkt und dabei die Wirtschaftlichkeit gewährleistet werden. In den Zuständigkeitsbereich des BMG fallen auch die europäische und die internationale Gesundheitspolitik. Diese Bereiche werden im Zeitalter der Globalisierung und Harmonisierung innerhalb der EU immer wichtiger.

Dem Bundesgesundheitsministerium unterstehen vier nachgeordnete Bundesbehörden, die es bei der Erfüllung seiner hoheitlichen Aufgaben unterstützen:

- **Robert Koch-Institut** (RKI): Das RKI ist zuständig für die Bereiche Krankheitsüberwachung und Prävention. Zu den Aufgaben gehört die Erkennung, Verhütung und Bekämpfung von Krankheiten, insbesondere der Infektionskrankheiten. Das RKI ist darüber hinaus dafür zuständig, wissenschaftliche Erkenntnisse als Basis für gesundheitspolitische Entscheidungen zu erarbeiten. Das RKI berät auch die Bundesministerien, insbesondere das BMG, wirkt bei der Entwicklung von Normen und Standards mit und informiert und berät die (Fach) Öffentlichkeit. Gerade während der Covid-19 Pandemie sind das RKI und dessen Aufgaben auch einer breiten Öffentlichkeit bekannt geworden. Bekannt sind uns allen die regelmäßigen Pressekonferenzen mit BMG und RKI, in denen die aktuellen Fallzahlen zur Covid-Neuerkrankungsrate (Inzidenz) bekanntgegeben wurden. Beim RKI laufen alle Fallmeldungen aus den Gesundheitsämtern, den Ärztinnen und Ärzten sowie von Laboreinrichtungen zusammen, was eine Art vogelperspektivischen Blick auf das gemeldete Infektionsgeschehen erlaubt. Am RKI ist auch die Ständige Impfkommission (STIKO) angesiedelt, ein Experten-

gremium, das auf Basis wissenschaftlicher Erkenntnisse Impfempfehlungen entwickelt.
- **Bundesinstitut für Arzneimittel und Medizinprodukte** (BfArM): Das BfArM ist im Wesentlichen zuständig für die Zulassung von Fertigarzneimitteln. Zudem prüft es deren Risiken, sowie die Risiken von Medizinprodukten. Dazu sammelt und bewertet das BfArM Berichte zu unerwünschten Arzneimittelwirkungen sowie über Vorkommnisse im Zusammenhang mit der Anwendung von Medizinprodukten. Studien, die zu Arzneimitteln durchgeführt werden, müssen vom BfArM genehmigt werden. Eine weitere Aufgabe des BfArM ist die Überwachung des (legalen) Verkehrs von Betäubungsmitteln, z. B. Opiaten in der Anwendung als Schmerzmittel. Seit 2020 gehören auch die Aufgaben des ehemals eigenständigen Deutschen Instituts für Medizinische Dokumentation und Information (DIMDI) zum Verantwortungsbereich des BfArM. Dazu gehört die Informationsbereitstellung zu allen Bereichen der Medizin und die wissenschaftlichen Bewertungen der unterschiedlichen medizinischen Verfahren und Technologien im Rahmen eines sog. »**Health Technology Assessment**« (**HTA**). Darüber hinaus ist das BfArM nun auch der Herausgeber amtlicher medizinischer Klassifikationen für den deutschsprachigen Raum, beispielsweise der ICD (Internationale Klassifikation der Krankheiten) und des OPS (Operationen- und Prozedurenschlüssel). Beide Klassifikationen spielen eine wichtige Rolle z. B. bei der Vergütung von Krankenhausleistungen im Rahmen des DRG-Systems.
- **Paul Ehrlich-Institut** (PEI): Im Gegensatz zum BfArM erstreckt sich der Zuständigkeitsbereich des PEI auf die Zulassung und Überwachung von Impfstoffen (Impfstoffe und Sera für Mensch und Tier), biomedizinischen Arzneimitteln (z. B. monoklonale Antikörper) und Medizintechnik. Während der Covid-19 Pandemie wurde am PEI im Jahr 2021 das Zentrum für Pandemieimpfstoffe und -therapeutika (ZEPAI) eingerichtet. Das PEI forscht auch in diesen Bereichen und hat Beratungsaufgaben gegenüber Politik und Öffentlichkeit.
- **Bundeszentrale für gesundheitliche Aufklärung** (BZgA): Die BZgA ist zuständig für die Erarbeitung von Grundsätzen und Richtlinien zur praktischen Gesundheitserziehung der Bevölkerung und für die Koordinierung und Verstärkung der gesundheitlichen Aufklärung und Gesundheitserziehung. Die BZgA initiiert diverse Informations- und Aufklärungskampagnen für verschiedene Zielgruppen (▶ Abb. 7.1).

Dem BMG und dem Bundesministerium für Arbeit und Soziales (BMAS) untersteht das **Bundesamt für soziale Sicherung** (BAS). Mit verschiedenen Abteilungen ist es zuständig für:

- Die Aufsicht der Versicherungsträger (gesetzliche Unfallversicherung, gesetzliche Rentenversicherung, Pflegekassen, gesetzliche Krankenkassen), wenn sich deren Zuständigkeitsbereich über mehr als drei Bundesländer hinaus erstreckt (andernfalls sind die Bundesländer für die Aufsicht zuständig)
- Die Durchführung des Risikostrukturausgleichs in der gesetzlichen Krankenversicherung

Bundeszentrale für gesundheitliche Aufklärung
BZgA

infektionsschutz.de
Wissen, was schützt.

Stand: 26. Januar 2022

Den Corona-Impfschutz stärken und erhalten

Informationen zur Auffrischimpfung ab 12 Jahren

Sie haben vor einiger Zeit die Impfungen für einen vollständigen Corona-Impfschutz erhalten und fragen sich, ob der Impfschutz bereits nachgelassen haben könnte und Sie ihn auffrischen lassen sollten? Mit diesem Merkblatt möchten wir Ihre Fragen zur Auffrischimpfung (Booster-Impfung) beantworten und Sie bei Ihrer Entscheidung unterstützen.

Warum kann die Schutzwirkung der Impfung mit der Zeit nachlassen?

Die Schutzwirkung einer Impfung kann mit der Zeit nachlassen. Das ist auch bei anderen Impfungen bekannt wie zum Beispiel bei den Impfungen gegen Tetanus oder Keuchhusten. **Mit einer Auffrischimpfung kann der Schutz jedoch wieder gestärkt und erhöht werden. Durch die sehr ansteckende Omikron-Variante des Coronavirus ist die Auffrischimpfung besonders wichtig, um sich vor einer schweren Erkrankung an COVID-19 zu schützen.**

Von der nachlassenden Schutzwirkung sind alle Menschen betroffen. Die Schutzwirkung einer Impfung ist aber nicht bei jedem gleich stark. Studien zeigen, dass bei bestimmten Personengruppen die Wirkung der Corona-Schutzimpfung schneller nachlässt oder von Anfang an schwächer ist. Hierzu zählen vor allem Personen mit einem geschwächten Abwehrsystem – z. B. aufgrund einer Vorerkrankung oder bei höherem Alter. Für diese Menschen ist die Auffrischimpfung ganz besonders wichtig.

Mit welchen Impfstoffen kann man eine Auffrischimpfung bekommen?

Für eine Auffrischimpfung sind mRNA-Impfstoffe empfohlen, auch wenn zuvor ein anderer Impfstoff geimpft wurde. Zu den mRNA-Impfstoffen gehören Comirnaty® von BioNTech/Pfizer und Spikevax® von Moderna. Der Impfstoff von Moderna wird für Personen ab 30 Jahren empfohlen.

Die Auffrischimpfung kann gleichzeitig mit bestimmten anderen Impfungen erfolgen. Das gilt zum Beispiel für die Grippeimpfung.

Für wen ist eine Auffrischimpfung empfohlen?

Die Ständige Impfkommission (STIKO) empfiehlt allen Personen ab 12 Jahren die Auffrischimpfung. Besonders von Vorteil ist die Auffrischimpfung aktuell für folgende Personengruppen:

- **Menschen ab 70 Jahren**
- **Menschen mit einer Abwehrschwäche (ab 12 Jahren)**; bei Kindern und Jugendlichen mit einer schweren Abwehrschwäche (ab 5 Jahren).
- **Bewohnerinnen und Bewohner einer Alten- oder Pflegeeinrichtung**
- **Menschen, die in der Pflege oder in einer medizinischen Einrichtung arbeiten** und dadurch Kontakt zu Personen haben, die ein erhöhtes Risiko für einen schweren Verlauf einer Erkrankung an COVID-19 haben.

Diese Gruppen haben ein **erhöhtes Risiko**, sich oder andere mit dem Coronavirus **anzustecken** oder einen **schweren COVID-19-Verlauf** zu haben. Außerdem kann zum Beispiel bei Älteren oder Menschen mit einer Abwehrschwäche der **Impfschutz schneller nachlassen.**

Mehr Infos zur Impfempfehlung finden Sie unter:
www.rki.de/DE/Content/Infekt/EpidBull/Archiv/2022/03/Art_02.html

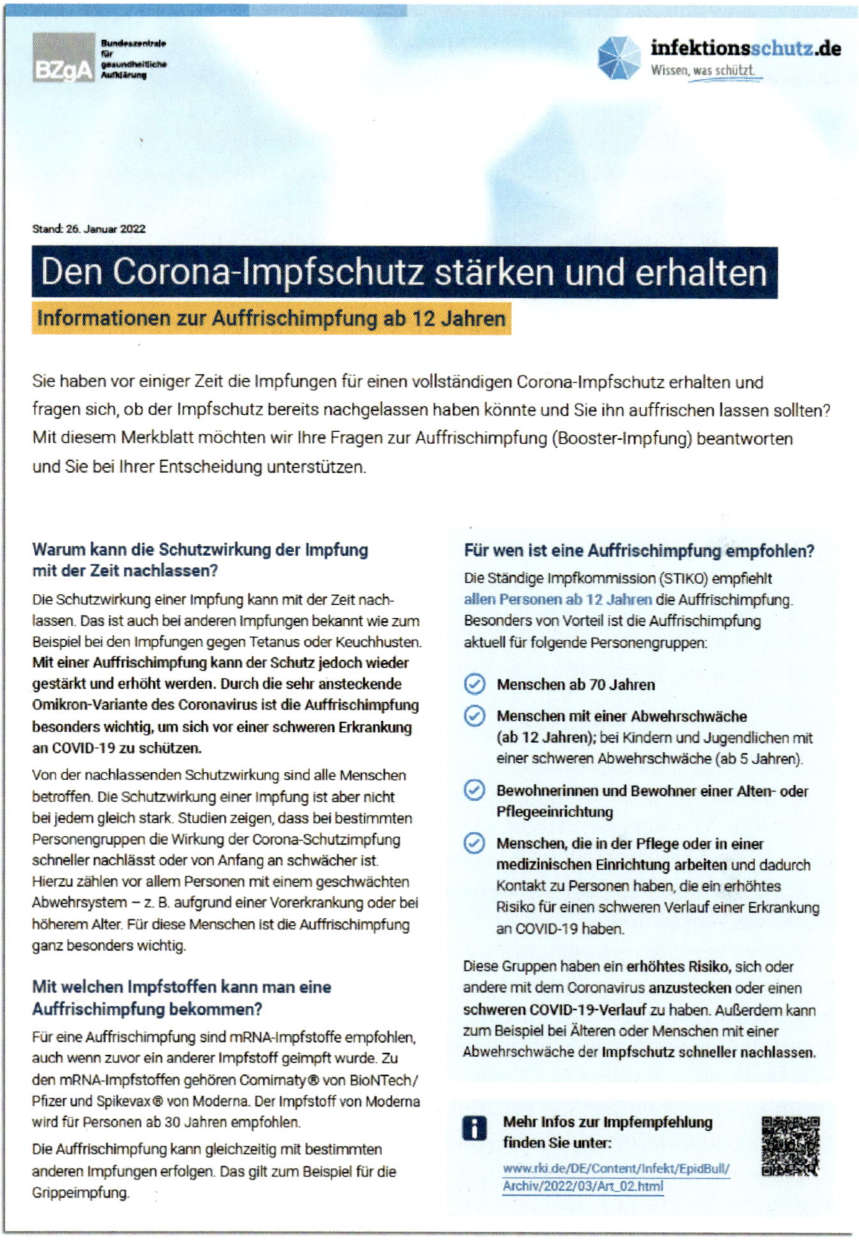

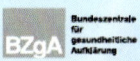

Abb. 7.1: Hier wird in einem Informationsflyer der BZgA die Zielgruppe bereits gegen Covid-19 geimpfter Personen angesprochen (Quelle: Bundeszentrale für gesundheitliche Aufklärung (BZgA)).

- Die Verwaltung des Gesundheitsfonds und der Zuschüsse als Folge der Covid-19 Pandemie
- Die Zulassung der strukturierten Behandlungsprogramme (Disease-Management-Programme)
- Den Finanzausgleich der sozialen Pflegeversicherung
- Die Durchführung des Lastenausgleichs in der gesetzlichen Unfallversicherung
- Die Bewirtschaftung der Steuerzuschüsse zur Sozialversicherung

Für die Kommunikation und Koordination der Sucht- und Drogenpolitik gibt es im Geschäftsbereich des BMG einen Drogenbeauftragten. Für die Berücksichtigung der Belange der Patientinnen und Patienten gibt es einen Patientenbeauftragten und für Belange der Pflege gibt es eine Pflegebeauftrage der Bundesregierung. Alle sind Mitglieder des Deutschen Bundestags, unterstehen in ihrer Funktion aber direkt dem Kabinett.

Auch dem Bundesministerium für Finanzen (BMF) kommt eine gesundheitspolitische Bedeutung zu, einerseits durch die erheblichen Steuerzuschüsse, die mittlerweile in das Gesundheitssystem fließen, andererseits ist das Gesundheitswesen als bedeutender Wirtschaftsfaktor für das BMF durch die Generierung eines nicht unerheblichen Steueraufkommens relevant. Durch die Vorgabe von Steuersätzen, wie z. B. der Mehrwertsteuer, hat das BMF auch Einfluss auf die deutschen Gesundheitsausgaben. Aufsichtsbehörde über die privaten Krankenkassen ist die Bundesanstalt für Finanzdienstleistungsaufsicht (BaFin), die dem BMF untersteht.

Das Bundesministerium für Bildung und Forschung (BMBF) kann über die Rahmenvorgaben für Bildung beispielsweise die Gesundheitserziehung gestalten. Damit wird die Primärprävention gestärkt, also der Bereich der Prävention, der schon vor Eintritt einer Erkrankung bedeutsam ist. Über die Gestaltung und Förderung von Forschungsvorhaben wird der medizinisch-technische Fortschritt gefördert. Auch über die Gestaltung von Ausbildungsbedingungen bei Gesundheitsberufen wirkt das BMBF auf das Gesundheitswesen ein.

Auch das Bundesministerium für Familie, Senioren, Frauen und Jugend (BMSFJ) geht Aktivitäten auf gesundheitspolitischen Feldern nach. So hat das BMSFJ beispielsweise das Nationale Zentrum Frühe Hilfen (NZFH) eingerichtet, welches den Auf- und Ausbau von Unterstützungssystemen der Jugendhilfe und des Gesundheitswesens für werdende Eltern sowie Eltern von Säuglingen und Kleinkindern fördern soll.

Im Bundesministerium für Ernährung und Landwirtschaft (BMEL) beschäftigt man sich u. a. mit Rahmenbedingungen zur Erzeugung gesunder Nahrungsmittel und der Lebensmittelkennzeichnung. Dazu gehört auch die Entwicklung des »Nutri-Score«, der mittlerweile bekannten fünfstufige Farb- und Buchstabenskala, die einen Überblick über die Nährwertbewertung eines Nahrungsmittels liefern soll. Damit sollen der Konsum ausgewogener Nahrungsmittel gesteigert und positive gesundheitliche Effekte gefördert werden.

Das Bundesministerium für Umwelt, Naturschutz, nukleare Sicherheit und Verbraucherschutz (BMUV) hat unter anderem einen Schwerpunkt »Umwelt- und Naturschutz«. Im Bereich »Gesundheit im Klimawandel« arbeitet das MBUV mit dem Bundesgesundheitsministerium, dem Bundesministerium für Ernährung und

Landwirtschaft und der Weltgesundheitsorganisation zusammen und richtet z. B. Frühwarnsysteme wie das Hitzewarnsystem des Deutschen Wetterdienstes, Ozonwarnungen des Umweltbundesamtes oder den UV-Index des Bundesamtes für Strahlenschutz (BfS) ein.

Der Aufbau einer flächendeckenden Versorgung mit schnellen Internetverbindungen, als ein Aufgabenschwerpunkt des Bundesministeriums für Digitales und Verkehr (BMDV), ist wiederum Basis für notwendige Digitalisierungsfortschritte im Gesundheitswesen.

Das Bundesministerium für Wirtschaft und Klimaschutz (BMWK) regelt u. a. die wirtschaftlichen Rahmenbedingungen für den mit 425 Mrd. Euro Umsatz und 5,7 Mio. Beschäftigten größten und konjunkturstabilsten Wirtschaftsbereich in Deutschland.

An den genannten Beispielen wird deutlich, dass Gesundheitspolitik auf Bundesebene viele Akteure hat. Auf **Landesebene** wiederum wird der Bereich Gesundheit oftmals mit weiteren sozialen Bereichen wie Familie, Arbeit, Jugend und Sport in den Ministerien abgebildet. Sie sind verantwortlich für die Umsetzung der Bundesgesetze in den einzelnen Bundesländern und haben folgende Aufgaben:

- Krankenhausplanung und Finanzierung von Investitionskosten (Sicherstellung)
- Krankheitsprävention und der öffentliche Gesundheitsdienst
- Aufsicht über regional agierende gesetzliche Krankenkassen
- Organisation von Rettungsdienst, Zivil- und Katastrophenschutz
- Gesundheitsförderung und Krankheitsprävention (Infektions- und Umwelthygiene, Suchthilfe)
- Überwachung von Betrieben zur Herstellung und zum Vertrieb von Arzneimitteln und Medizinprodukten
- Psychiatrische Versorgung
- Prüfungen und Erteilung der Approbation bei medizinischen Fachberufen

Zu einer der Kernaufgaben der Bundesländer zählt die Gewährleistung einer leistungsfähigen und bedarfsgerechten Krankenhausversorgung. Zu diesem Zweck stellen sie Krankenhauspläne und Investitionsprogramme auf. Einzelheiten der Krankenfinanzierung und -planung sind in den Landesgesetzen geregelt. Auch haben die Länder in der Regel die Fach- und Dienstaufsicht über die in Deutschland existierenden 377 **Gesundheitsämter**, die staatliche operative Aufgaben übernehmen und meist von den Kommunen betrieben werden. Eine Ausnahme hiervon gibt es z. B. in Bayern, wo die meisten Gesundheitsämter staatliche Einrichtungen sind. Die Gesundheitsämter sind ein wichtiger Teil des **öffentlichen Gesundheitsdienstes (ÖGD)**. Als ÖGD werden alle Institutionen des Gesundheitswesens zusammengefasst, deren Handeln auf den Schutz der Gesundheit der Bevölkerung ausgerichtet ist. Im weiteren Sinne zählen auf Bundesebene u. a. auch das RKI oder die BZgA dazu. Darüber hinaus existieren auch Institutionen, die Aufgaben der öffentlichen Gesundheit wahrnehmen, aber kein Bestandteil des ÖGD sind. Dazu gehören beispielsweise Behörden, die für die Lebensmittelüberwachung oder den Arbeitsschutz verantwortlich sind. Im Rahmen des ÖGD kommt den Gesundheitsämtern allerdings eine besondere Bedeutung zu. Sie haben vielfältige Aufgaben, wie die lokale

Umsetzung des Infektionsschutzgesetzes, Hygieneüberwachung, den Amtsärztlichen sowie Kinder- und Jugendärztlichen Dienst oder Schwangeren- und Schwangerenkonfliktberatung. Entsprechend vielfältig sind die beruflichen Qualifikationen der Mitarbeitenden in den Ämtern, die von Medizin, soziale Arbeit bis zur Hygiene reichen. Während der Covid-19 Pandemie wurde deutlich, dass gerade der ÖGD in den vergangenen Jahren eher verwaltet als weiterentwickelt wurde. Es zeigten sich sowohl technische Defizite (z. B. Fallübermittlungen per Faxgerät) als auch personelle Grenzen (z. B. keine Fallübermittlungen am Wochenende, eingeschränkte oder keine Kontaktnachverfolgung). Als eine Lehre aus der Pandemie haben die Gesundheitsminister der Länder im Jahr 2020 beschlossen, das für den ÖGD 4 Mrd. Euro zusätzlich bereitgestellt werden sollen, um die Bereiche Personal, Digitalisierung und technische Modernisierung für die Zukunft zu stärken.

Die Interessensvertretung der Länder auf Bundesebene findet im Bundesrat statt. Hier können sich die Ministerpräsidenten zu gesundheitspolitischen Fragen äußern. Die Zusammenarbeit und Koordination der Länder und die Abstimmung zwischen den Bundesländern und dem Bundesgesundheitsministerium erfolgt in der **Gesundheitsministerkonferenz (GMK)**. Für gesundheitspolitische Gesetze sind sowohl der Bundestag als auch der Bundesrat zuständig. Im Bundestag gibt es 25 Ausschüsse, von denen einige für die Gesundheitspolitik relevant sind, z. B. der Ausschuss für Gesundheit, der Ausschuss für Arbeit und Soziales oder der Ausschuss für Ernährung und Landwirtschaft. Die Ausschüsse setzen sich aus den Mitgliedern der jeweiligen Fraktionen entsprechend der Sitzverteilung des Bundestags zusammen.

Auf Bundesebene ist die soziale Absicherung im Sozialgesetzbuch (SGB) zusammengefasst. Für das Gesundheitswesen besonders relevant sind:

- SGB V Gesetzliche Krankenversicherung
- SGB VII Gesetzliche Unfallversicherung
- SGB IX Rehabilitation und Teilhabe behinderter Menschen
- SGB XI Soziale Pflegeversicherung

Der Bundesrat muss bei Gesundheitsgesetzen zustimmen, die die Finanzen der Länder betreffen. Sollte bei einem zustimmungspflichtigen Gesetz der Bundesrat die Zustimmung verweigern, muss der Vermittlungsausschuss (VA) angerufen werden. Diese Situation wird von Gesundheitspolitikern gefürchtet, da meist keine inhaltliche Anpassung der Gesetze erfolgt, sondern wie bei einem »Kuhhandel« Zugeständnisse bezüglich anderer Gesetze errungen werden.

Gesundheitsreformen stehen ständig auf der Tagesordnung der Gesundheitspolitik. Allein in den letzten Jahren wurden Dutzende größere und kleinere Änderungen vorgenommen und die Frequenz von Anpassungen wird immer engmaschiger. Während das Wort »Gesundheitsreform« von der Gesellschaft für deutsche Sprache im Jahr 1988 noch zum »Wort des Jahres« gewählt wurde, reichte es 8 Jahre später nur noch für eine Kandidatur zum »Unwort des Jahres«. Das Wort Gesundheitsreform ist jedoch nicht passend, es wird ja schließlich nicht die Gesundheit reformiert, sondern es werden Gesetze im Gesundheitswesen verabschiedet. Und das ist ein langer Weg. Die Eckpunkte der Reform werden zunächst in einem Arbeitspapier dargelegt. Sie ergeben sich aus den Wahlprogrammen der Parteien, Koalitionsvereinbarungen, Regierungserklärungen und Anregungen aus dem Gesundheitsministerium. Dabei kann man oft die parteipolitischen Linien der jeweiligen Regierungskoalitionen bzw. der für Gesundheit verantwortlichen Ministerinnen und Minister erkennen (▶ Abb. 7.2). Es folgen Arbeitsklausuren und Abstimmungsmeetings. Durch Verhandlungsmarathons (auch Krankenkassen verhandeln mit Krankenhäusern gern mal um 23:00 Uhr) und überzogene oder nicht ernst gemeinte Forderungen können die Ergebnisse der Klausurtagungen gezielt gesteuert werden. Die dann im Gesundheitsministerium erarbeiteten **Referentenentwürfe** gelangen zur Lesung in das Parlament und aus der nachfolgenden parlamentarischen Auseinandersetzung entstehen die **Kabinetts-** bzw. **Fraktionsentwürfe**. Im Rahmen der parlamentarischen Auseinandersetzung bringen auch die zahlreichen Interessenverbände ihre sehr unterschiedlichen, zum Teil völlig gegensätzlichen Vorstellungen ein. Für die Verabschiedung des Gesetzes ist die parlamentarische Mehrheit im Bundestag und meist auch die Mehrheit im Bundesrat notwendig. Die politischen Interessen der Parteien sind aber sehr verschieden oder oftmals völlig konträr. Unterschiedliche Machtverhältnisse in den beiden Kammern können die Entscheidungssituation zusätzlich beeinflussen. Ein Kompromiss ist dann notwendig und anstelle von Sprunginnovationen kommt es zu Schritt- bzw. Scheininnovationen der Gesundheitspolitik. So ist die heutige Finanzierung der Krankenkassen über einen Gesundheitsfonds nichts anderes als ein politischer Kompromiss, weil sich andere Reformkonzepte wie die Finanzierung über eine Kopfpauschale oder eine Bürgerversicherung aufgrund der Machtverhältnisse nicht durchsetzen konnten. Oftmals scheitern die im Bundestag verabschiedeten Gesetze auch an der Zustimmung des Bundesrates, so dass die Anrufung des Vermittlungsausschusses notwendig wird. Bei der nächsten Reform werden dann diejenigen Inhalte angegangen, die aktuell aufgrund der Widerstände nicht mit aufgenommen werden können, die aber bei der nächsten Reform durch geänderte politische Mehrheiten oder durch veränderte Rahmenbedingungen möglich werden.

Neben diesen nationalen Institutionen gewinnt auch die Europäische Union (EU) immer mehr Einfluss im Bereich der Gesundheitspolitik. Die europäische Versichertenkarte (European Health Insurance Card, EHIC) für Versicherte von gesetzlichen Krankenversicherungen ist ein Beispiel für das Ergebnis der europäischen Gesundheitspolitik. Die Europäische Arzneimittel-Agentur (European Medicines Agency, EMA), koordiniert die Arzneimittelzulassung und die Überwachung der Arzneimittelsicherheit auf europäischer Ebene. Einflussmöglichkeiten der EU bestehen auch durch die Zuständigkeit für den europaweiten Verbraucherschutz und über die Regelungen für den freien Dienstleistungs- und Warenverkehr.

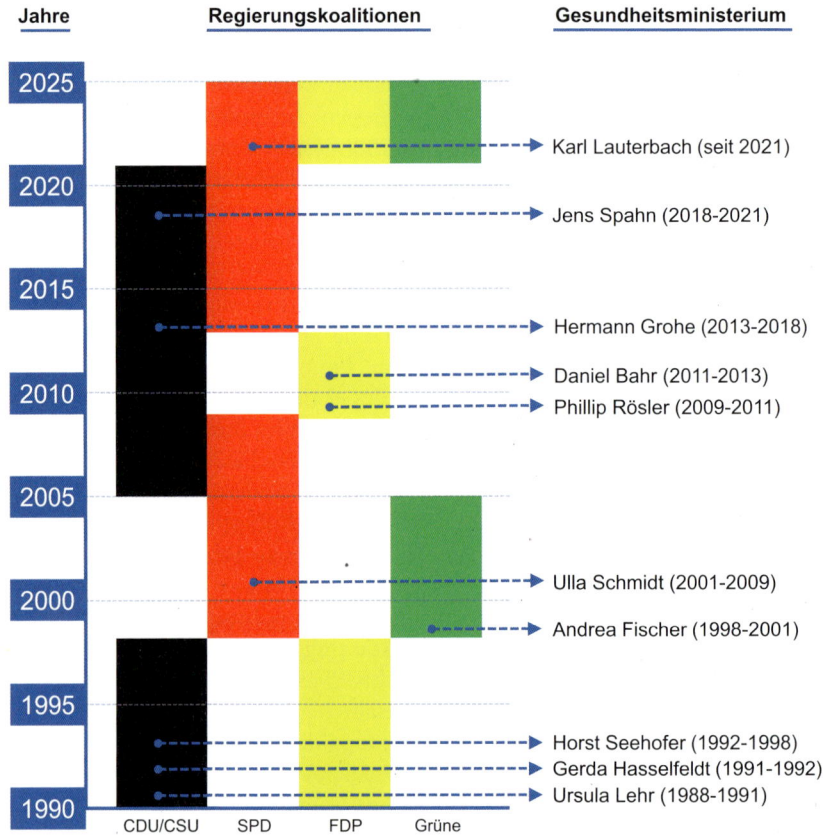

Abb. 7.2: Regierungskoalitionen und verantwortliche Ministerinnen und Minister für Gesundheit seit 1990. Die Linie der Gesundheitspolitik wird oft auch von den parteipolitischen Idealen der jeweiligen Regierungsparteien bestimmt (Quelle: modifiziert nach Wikipedia).

7.2 Die Selbstverwaltung im Gesundheitssystem

Zahlreiche Aspekte des Gesundheitswesens werden von den staatlichen Institutionen nicht im Detail geregelt. Oft werden nur Rahmenbedingungen formuliert und der Staat delegiert die konkrete Ausgestaltung an die Verbände der Krankenkassen und Leistungserbringer. Diese erarbeiten dann die Details im Rahmen des Selbstverwaltungsprinzips.

Die wichtigste Organisation im Rahmen der Selbstverwaltung im deutschen Gesundheitswesen ist der Gemeinsame Bundesausschuss (G-BA). Er legt fest, welche

Leistungen zu Lasten der GKV erbracht werden dürfen. Im G-BA sitzen jeweils fünf Vertreter des Spitzenverbandes Bund der Gesetzlichen Krankenversicherung (GKV-Spitzenverband) als Vertreter der Leistungsfinanzierer sowie fünf Vertreter von den Leistungserbringern. Diese setzen sich zusammen aus zwei Vertretern der Kassenärztlichen Bundesvereinigung (KBV), zwei Vertretern der Deutschen Krankenhausgesellschaft (DKG) und einem der Kassenzahnärztlichen Bundesvereinigung. Alle genannten Institutionen haben die Rechtsform einer Körperschaft des öffentlichen Rechts und sind damit mittelbarer Teil der Staatsverwaltung. Da die Leistungserbringer naturgemäß möglichst viele Leistungen erbringen möchten (▶ [P6]), die Leistungsfinanzierer aber möglichst wenig ausgeben möchten (▶ [P3]), gibt es zur Erleichterung der Entscheidungsfindung noch zwei unparteiische Mitglieder und einen unparteiischen Vorsitzenden. Des Weiteren sitzen im G-BA sechs Vertreter von Patientenorganisationen, die ein Anhörungs-, aber kein Stimmrecht besitzen. Neben diesem Plenum existieren Unterausschüsse, z. B. der Unterausschuss Arzneimittel, in denen die fachlichen Grundlagen für die Beschlussfassungen ausgearbeitet werden. Die Beschlüsse des G-BA werden in Form von Richtlinien herausgegeben und im Bundesgesetzblatt veröffentlicht. Sie haben untergesetzlichen Normcharakter und sind damit rechtsverbindlich.

Für den ambulanten Bereich gilt, dass Leistungen, die zu Lasten der gesetzlichen Krankenversicherung erbracht werden sollen, vom G-BA in den **Leistungskatalog** im Sinne einer Positivliste aufgenommen werden müssen. Dies wird als **Erlaubnisvorbehalt** bezeichnet. Im akutstationären Bereich dagegen können die Leistungen so lange zu Lasten der GKV erbracht werden, bis sie vom G-BA ausgeschlossen werden. Dies wird als **Verbotsvorbehalt** bezeichnet. So kommt es, dass viele Leistungen, wie z. B. die Durchführung eines PET-CTs, stationär erbracht werden, obwohl ein Krankenhausaufenthalt aus medizinischer Sicht dafür gar nicht notwendig wäre.

Leistungen für Versicherte der GKV müssen ausreichend, zweckmäßig und wirtschaftlich sein und dürfen das Maß des Notwendigen nicht überschreiten. Es existieren aber keine Definitionen, was jeweils als ausreichend, zweckmäßig, wirtschaftlich und notwendig anzusehen ist und nach welcher Methodik die Daten zur Überprüfung erhoben werden. Moderne Anforderungen gehen von einem Wirksamkeitsnachweis der Gesundheitstechnologie in randomisierten klinisch kontrollierten Studien aus. Dieser Nachweis muss für den Bereich der chemisch definierten Arzneimittel erbracht werden, bevor überhaupt eine Marktzulassung erfolgt. Im Bereich der Homöopathika fehlen diese Nachweise gänzlich, in anderen Bereichen, wie z. B. den operativen Verfahren und auch bei Medizinprodukten, gelten sehr viel geringere Anforderungen. Schätzungen gehen davon aus, dass rund 60 % aller medizinischen Interventionen niemals in randomisierten klinisch kontrollierten Studien untersucht wurden.

Die Beschlüsse des G-BA haben Auswirkungen auf den Großteil der deutschen Bevölkerung. Der G-BA verfügt allerdings über keine demokratische Legitimation. Allenfalls die Vertreter der gesetzlichen Krankenkassen sind indirekt über die Sozialwahlen von ihren Mitgliedern, den Beitragszahlern, gewählt worden. Die Deutsche Krankenhausgesellschaft ist als eingetragener Verein eine private Interessengemeinschaft der Krankenhäuser. Umso wichtiger ist es, dass die getroffenen Entscheidungen transparent und nach nachprüfbaren Kriterien erfolgen. Interessant ist bei dem Konstrukt G-BA auch, dass Vertreter der Krankenhäuser, der ambulant tätigen Ärzte und der Zahnärzte über den Leistungsumfang der jeweiligen anderen Leistungserbringer entscheiden. Bei den Leistungserbringern stehen auf Landesebene hinter der Kassenärztlichen Bundesvereinigung 17 Kassenärztliche Vereinigungen (jeweils eine für jedes Bundesland und zwei in Nordrhein-Westfalen) und hinter der Kassenzahnärztlichen Bundesvereinigung 17 Kassenzahnärztliche Vereinigungen. Die Deutsche Krankenhausgesellschaft subsumiert die Interessen der 16 Landeskrankenhausgesellschaften. Auf der Seite der Leistungsfinanzierer stehen hinter dem GKV-Spitzenverband zum Teil Bundesverbände der Krankenkassen, deren Bedeutung seit Gründung des GKV-Spitzenverbandes zurückgegangen ist. Hinter den Bundesverbänden stehen wiederum die Landesverbände. Alle Verbände verfügen über Geschäftsführungen, Vorstände und Aufsichtsräte, die Körperschaften zusätzlich über Vertreterversammlungen. Es ist klar, dass in diesem System ein erheblicher Abstimmungsaufwand notwendig ist und dass ein großes Rationalisierungspotenzial (▶ [P4]) für Verwaltungsausgaben besteht.

Im Bereich der Pflege existieren Bundesvereinigungen der Träger der Pflegeeinrichtungen. Diese verhandeln mit den Bundesverbänden der Krankenkassen Rahmenverträge (die Pflegefinanzierung erfolgt unter dem Dach der Krankenkassen) und erarbeiten Empfehlungen für die pflegerische Versorgung. Auf Landesebene werden die Verträge zwischen den Verbänden der Leistungserbringer für die ambulante und stationäre Pflege und den Landesverbänden der Pflegekassen sowie den Trägern der Sozialhilfe geschlossen.

7.3 Interessenverbände

Die Interessen der einzelnen Akteure im Gesundheitssystem sind sehr unterschiedlich und werden daher durch zahlreiche Verbände vertreten. Das Lobbyregister des deutschen Bundestages listet allein unter dem Themenbereich Gesundheit über 1.000 unterschiedliche Verbände und Interessenvertretungen. Sie bilden neben Einzelpersonen die »vorparlamentarische Opposition«. Beispielsweise im Bereich der Arzneimittel sind verschiedene Interessenverbände aktiv, teils mit höchst unterschiedlichen Forderungen. Allein im Hinblick auf Patentschutz sind die Interessen der im Verband der forschenden Arzneimittelhersteller (VfA) vertretenen Unternehmen ganz andere als die der Mitgliedsunternehmen von ProGenerika. Es ist klar, dass in diesem pluralistischen System, in dem es so viele unterschiedliche Akteure gibt und in dem die Interessen gegensätzlich bis widersprüchlich sein können, eine zielgerichtete und effiziente Gesundheitspolitik schwer möglich ist. Nachfolgend wird nur eine Auswahl der Interessenvertretungen exemplarisch vorgestellt.

7.3.1 Leistungsfinanzierer

Der wichtigste Interessenverband bei den Leistungsfinanzierern ist der **GKV-Spitzenverband**. Er vertritt die Interessen sämtlicher gesetzlicher Krankenkassen auf der Bundesebene und damit auch den Großteil der deutschen Bevölkerung. Durch die maßgeblichen Mitwirkungsmöglichkeiten im G-BA kommt ihm insgesamt eine herausragende Bedeutung zu. Die Bundesverbände der einzelnen Krankenkassenarten haben seit der Implementierung des GKV-Spitzenverbands im Jahr 2009 an Bedeutung verloren. Sie sind jetzt keine Körperschaften des öffentlichen Rechts mehr, sondern eingetragene Vereine. Sie stehen somit im Wettbewerb (▶ [P7]) mit dem GKV-Spitzenverband. Durch das Anbieten von entsprechenden Serviceleistungen für ihre Mitgliedskrankenkassen müssen sie ihre Daseinsberechtigung zunehmend unter Beweis stellen.

Auch Krankenkassen verfolgen politische Ziele. Wegen des staatlich verordneten bundesweit einheitlichen Beitragssatzes mit Einführung des Gesundheitsfonds müssen die Kassen ihre Ausgaben kontrollieren und sich diesbezüglich gesundheitspolitisch positionieren. Die Interessen unterscheiden sich dabei erheblich zwischen den Krankenkassen. Während sich die AOKen aufgrund hoher Ausgaben und einer relativ schlechten Einnahmebasis für die Weiterentwicklung des Risikostrukturausgleichs (Finanzausgleich zwischen den Kassen) einsetzen, fordern die Ersatzkassen mit einer guten Einnahmebasis (junge Gutverdiener als Mitglieder) seit Jahren dessen Abschaffung. Die Krankenkassen besitzen auch wissenschaftliche Institute (z. B. das Wissenschaftliche Institut der Ortskrankenkassen, WIdO) und Fachabteilungen, um politische Stellungnahmen zu unterstützen. Dabei sitzen Sie auf einem wahren Datenschatz, denn die Abrechnungsdaten der gesetzlichen Krankenkassen erlauben tiefgehende Einblicke in die Versorgungsrealität der Versicherten. Aus diesem Grund werden diese Daten auch zunehmend in der Forschung genutzt. Schlussfolgerungen aus wissenschaftlichen Daten haben immer normativen Charakter; derselbe Datensatz kann also unterschiedlich interpretiert werden. Der Verband der Privaten Krankenversicherung e. V., der die Interessen der Mitgliedsunternehmen der privaten Krankenversicherung vertritt, hat daher als Gegenpool zu den Instituten der gesetzlichen Krankenkassen das Wissenschaftliche Institut der PKV (WIP) gegründet.

Im Bereich der gesetzlichen Unfallversicherung vertritt der Spitzenverband der Deutschen Gesetzlichen Unfallversicherung e. V. (DGUV) die Interessen der Berufsgenossenschaften auf Bundesebene. Die unterschiedlichen Träger der gesetzlichen Rentenversicherung haben sich nicht zu einem Interessenverband zusammengeschlossen.

7.3.2 Leistungserbringer

Im deutschen Gesundheitswesen besteht zum Teil eine Vermischung zwischen der Erfüllung von hoheitlichen Aufgaben einerseits und der Interessenvertretung der Mitglieder andererseits. Diese interessante Sonderstellung nehmen die **Kassenärztlichen Vereinigungen** und die **Kassenzahnärztlichen Vereinigungen** ein. Als mittelbare Staatsverwaltung übernehmen sie hoheitliche Aufgaben, wie den Sicherstellungsauftrag und den Gewährleistungsauftrag für die ambulante ärztliche bzw. zahnärztliche Versorgung. Gleichzeitig vertreten sie aber auch die gesundheitspolitischen Interessen ihrer Mitglieder, also der Vertragsärzte bzw. Vertragszahnärzte.

Für den Bereich der Krankenhäuser gibt es 22 Interessenverbände. Es gibt in jedem Bundesland eine **Landeskrankenhausgesellschaft** und auf Bundesebene die **Deutsche Krankenhausgesellschaft (DKG)**. Es handelt sich um eingetragene Vereine. Die DKG nimmt durch die Stimmberechtigung im G-BA aber auch hoheitliche Aufgaben wahr. Neben diesen 17 allgemeinen Krankenhausverbänden mit eigenem Vorstand und Geschäftsführung existieren noch spezifische Krankenhausverbände:

- Verband der Universitätsklinika Deutschlands
- Bundesverband deutscher Privatkliniken
- Interessenverband kommunaler Krankenhäuser
- Katholischen Krankenhausverband Deutschlands
- Deutscher Evangelischer Krankenhausverband

Den Kassenärztlichen Vereinigungen und den Verbänden der Krankenhäuser kommt insgesamt aufgrund der Höhe der jeweiligen Umsätze eine herausragende Bedeutung in dem Verbändesystem der Bundesrepublik Deutschland zu.

7.3.3 Berufsgruppen

Neben den Kassenärztlichen Vereinigungen werden die Interessen von Ärztinnen und Ärzten auch von den **Landesärztekammern** vertreten. Bei den Kammern handelt es sich ebenfalls um Körperschaften öffentlichen Rechts mit hoheitlichen Aufgaben. Ärzte bzw. Zahnärzte sind nach Erteilung der Approbation Pflichtmitglieder bei der **Landesärzte-** bzw. **Landeszahnärztekammer**, in deren örtlichen Bereich sie die ärztliche Tätigkeit ausüben. Es gibt 17 Landesärztekammern, eine in jedem Bundesland und zwei im Bundesland Nordrhein-Westfalen (Kammer Nordrhein und Kammer Westfalen-Lippe). Die **Bundesärztekammer** bzw. die **Bundeszahnärztekammer** vertreten die übergeordneten Interessen und gelten als das »Parlament der Ärzteschaft«. Anders als bei den Landesärztekammern handelt es sich nicht um Körperschaften öffentlichen Rechts mit Staatsaufgaben, sondern um nicht rechtsfähige Vereine. Einmal jährlich findet der Deutsche Ärztetag statt, bei dem die Delegierten Positionen zu aktuellen Themen beziehen. Die Bundesärztekammer verabschiedet auch eine Musterberufsordnung, an der sich die Weiterbildungsordnungen in den Bundesländern orientieren.

Der **Marburger Bund** vertritt die Interessen der angestellten Ärztinnen und Ärzte und versteht sich selbst als Ärztegewerkschaft. Die niedergelassenen Ärzte haben sich im **NAV-Virchowbund** zusammengeschlossen. Ihre Interessen werden auch durch die KV und die KBV vertreten. Für Hausärzte gibt es außerdem den **Deutschen Hausärzteverband**. Der **Hartmannbund** vertritt die Interessen aller Ärztinnen und Ärzte und setzt sich außerdem für die Belange Medizinstudierender ein.

Auch für nichtärztliches Personal gibt es Verbände. So sind die Pflegeberufe unter dem Dachverband Deutscher Pflegerat in zahlreichen unterschiedlichen Berufs- und Interessenverbänden organisiert. Dazu gehören u. a. der Deutsche Pflegeverband (DPV), der Deutsche Hebammenverband oder der Deutsche Berufsverband für Pflegeberufe (DBfK). Daneben gibt es z. B. den Verband Deutsche Alten- und Behindertenhilfe (VDAB) oder den Deutschen Verband für Physiotherapie (ZVK). Sie alle haben aber nur einen sehr geringen Einfluss in der Gesundheitspolitik, nicht zuletzt, weil sie keine explizite Berücksichtigung in Gremien wie dem G-BA finden.

7.3.4 Fachgesellschaften

Für jede wissenschaftlich-medizinische Fachdisziplin gibt es mindestens eine, manchmal sogar mehrere Fachgesellschaften. Diese arbeiten zusammen in der Arbeitsgemeinschaft der Wissenschaftlichen Medizinischen Fachgesellschaften (AWMF). Hier gibt es zurzeit über 300 unterschiedliche Mitgliedsgesellschaften. Sie sind in Form von Vereinen organisiert und neben der wissenschaftlichen Weiterentwicklung ihrer Fachgebiete daran interessiert, dass ihre Fächer auch gesundheitspolitisch Berücksichtigung finden. Auch über einzelne Fachgesellschaften hinweg gibt es unterschiedliche Interessen. Das wird häufig deutlich bei der Entwicklung medizinischer Leitlinien, bei der unterschiedliche Fachgebiete (und jeder hält sein eigenes für besonders relevant) mit unterschiedlichen Termini und Ansichten zusammenarbeiten müssen, um gemeinsame Behandlungsempfehlungen abzuleiten.

7.3.5 Leistungsempfänger

Für fast jede Erkrankung gibt es eine Selbsthilfegruppe bzw. Patientenvertretung. Aufgrund der kleinen Größen dieser Gruppen reicht das fachliche Know-how oftmals nicht aus, um die Interessen gegenüber den Institutionen im Gesundheitswesen adäquat zu vertreten. Neben den krankheitsspezifischen Patientengruppen gibt es eine Abteilung für die Patientenbelange bei der Verbraucherzentrale Bundesverband sowie den Deutschen Behindertenrat (DBR), die BundesArbeitsGemeinschaft der PatientInnenstellen (BAGP) und die Deutsche Arbeitsgemeinschaft Selbsthilfegruppen. Diese vier allgemeinen Patientenvertretungen sind im G-BA, dem höchsten Organ der Selbstverwaltungspartner in der gesetzlichen Krankenversicherung, zumindest anhörungsberechtigt.

7.3.6 Zulieferindustrie

Bei den Apotheken gibt es für jede Apothekenart eigene Interessenverbände. In der ABDA (Bundesvereinigung Deutscher Apothekenverbände) haben sich die 17 Landesapothekerkammern und die Landesapothekerverbände zusammengeschlossen. Durch den Bundesverband Deutscher Krankenhausapotheker (ADKA) sind die Krankenhausapotheken vertreten. Die im Vergleich zu den Offizinapotheken sehr unterschiedlichen Interessen der Versandhandelsapotheken werden wiederum durch den Bundesverband Deutscher Versandapotheken (BVDVA) repräsentiert. Die Interessen des pharmazeutischen Großhandels werden durch den Bundesverband pharmazeutischer Großhandel (PHAGRO) verfolgt. Der Bundesverband Medizintechnologie (BVMed) und der Bundesinnungsverband Orthopädie-Technik sprechen für die Medizintechnikhersteller. Die rund 1.000 Arzneimittelhersteller haben sich je nach Schwerpunkt ihres Produktsortiments in verschiedenen Verbänden zusammengeschlossen. Der Verband forschender Arzneimittelhersteller (VfA) vertritt dabei die Interessen der großen multinationalen Konzerne zur Herstellung von innovativen patentgeschützten Arzneimitteln. Der Bundesverband der Pharmazeutischen Industrie (BPI) tritt für die Interessen der kleinen und mittelständischen pharmazeutischen Unternehmen ein. Der Bundesverband der Arzneimittelhersteller (BAH) hat einen Schwerpunkt bei den Herstellern für Phytopharmaka und Homöopathika. Hersteller von Nachahmerprodukten (Generika) werden durch Pro-Generika und den Deutschen Generikaverband vertreten.

Insgesamt kommt den Interessenverbänden der Pharmaindustrie neben den Verbänden für die Leistungserbringer (KBV, KZBV, DKG) aufgrund des Ausgabenvolumens für Arzneimittel und der historischen Bedeutung des Pharmastandorts Deutschland (ehemals »Apotheke der Welt«) eine besondere Bedeutung in der deutschen Gesundheitspolitik zu.

7.4 Die Rolle der Medien

Neben den institutionalisierten Stakeholdern spielen auch die Medien eine wichtige Rolle in der Gesundheitspolitik. Allerdings ist das Fachwissen über das deutsche Gesundheitssystem und über Gesundheitsökonomie bei den Journalistinnen und Journalisten oftmals nur rudimentär vorhanden. Auch die Rezipienten sind angesichts der Komplexität des deutschen Gesundheitssystems mit den Inhalten fachlich meistens überfordert. So kommt es, dass sich durch die öffentliche Darstellung zahlreiche Mythen der Gesundheitspolitik im Bewusstsein der Bevölkerung festgesetzt haben. Dazu zählt beispielsweise der Mythos der »Kostenexplosion im Gesundheitswesen«, der seit Jahren immer wieder bemüht wird. Schon die Begrifflichkeit »Explosion« ist nicht ganz passend. Zwar sind die Ausgaben stärker gewachsen als die Wirtschaftsleistung (▶ Abb. 2.6), dies ging aber allmählich vonstatten. Auch die Verwendung des Begriffs »Kosten« ist in diesem Kontext falsch. Kosten sind definiert als monetär bewerteter Verbrauch von Gütern und Dienstleistungen für die Herstellung betrieblicher Leistungen. Es handelt sich also um einen Begriff aus dem internen Rechnungswesen einzelner Betriebe. Wenn ein Krankenhaus beispielsweise feststellt, dass das Operationsbesteck-Set heute doppelt so viel kostet wie vor zehn Jahren, könnte vielleicht von einer Kostenexplosion gesprochen werden. Dann müsste aber noch die Inflation eingerechnet werden. Sind die Kosten dann immer noch stärker gestiegen als die allgemeine Preisentwicklung, muss verglichen werden, ob es sich um genau das gleiche Besteck handelt oder ob

Verbesserungen in der Technik vorliegen. Der Zusatznutzen muss dann entsprechend berücksichtigt werden. Bei der betrachteten Größe handelt es sich also nicht um »Kosten«, sondern um »Ausgaben«.

Kritiker meinen, dass Gesundheitsreformen es nicht vermögen, die Gesundheitsausgaben zu begrenzen. Die Frage ist allerdings, ob die Begrenzung der Gesundheitsausgaben das Ziel von Gesundheitspolitik sein sollte. Das Gesundheitswesen ist dazu da, den Menschen zu helfen, also Wohlfahrt zu erzeugen, und nicht um Ausgaben einzusparen. Die Ausgaben müssen sich an dem medizinischen Bedarf der Bevölkerung orientieren. Die Aussage der Kosten- bzw. Ausgabenexplosion unterstellt zudem, dass die Ausgaben vorher adäquat waren und weitere für nicht notwendige Leistungen getätigt werden. Es wird also von der Vergangenheit, d. h. von der Ist-Situation, auf eine Soll-Situation in der Zukunft geschlossen. Dies ist ein sog. **normativer Fehlschluss**. Auch bei der Beurteilung der Gesundheitsausgaben muss das Verhältnis von Inputs und Outputs betrachtet werden. So haben sich zwar die Ausgaben erhöht, aber der Output ebenso, was sich an einer verbesserten Überlebenschance bei einzelnen Krankheiten, aber auch in einem Anstieg bei der allgemeinen Lebenserwartung und einem Rückgang der Säuglingssterblichkeit zeigt. Interessant bei der öffentlichen Diskussion ist, dass die Ausgaben für Unterhaltungselektronik, wie z. B. für Flachbildschirme oder Smartphones, ebenfalls angestiegen sind, in diesem Bereich aber niemand von »Ausgabenexplosion« spricht, ganz einfach, weil den gestiegenen Ausgaben auch ein Mehrwert gegenübersteht.

Das Bruttoinlandsprodukt beinhaltet alle Wirtschaftssektoren. Die bloße Betrachtung der Gesundheitsausgaben in Relation zum Bruttoinlandsprodukt impliziert die Annahme, dass alle Industriebranchen in gleicher Weise wie in den Jahren zuvor wachsen sollen. Während in anderen Bereichen, wie den erneuerbaren Energien oder der Elektromobilität, Wachstum gewünscht und massiv staatlich unterstützt wird, werden Ausgaben für Gesundheit und damit für das Gesundheitswesen oftmals als »Opfergabe« angesehen. Dies ist insbesondere verwunderlich, da es sich beim Gesundheitswesen um den beschäftigungsintensivsten Wirtschaftsbereich handelt.

Häufig werden »Gesundheitsreformen« in den Medien auch als gescheitert bezeichnet. Es wird dann oft geschlussfolgert, dass die Gesetze keinen Einfluss auf die Gesundheitsausgaben haben. Allerdings ist dann die Frage, wie sich die Ausgaben ohne die staatlichen Interventionen entwickelt hätten. Betrachtet man die Ausgaben in etwas kleineren Zeitabschnitten, wie in Monatsintervallen, so erkennt man, dass die Gesundheitsausgaben vor der Verabschiedung und dem Inkrafttreten der Gesetze jeweils sogar stark angestiegen sind. Es handelt sich z. B. um sog. **Vorzieheffekte**, bei denen Versicherte Leistungen vor dem Inkrafttreten einer Rationierung vermehrt in Anspruch genommen haben.

Die Komplexität gesundheitspolitischer Entscheidungen und deren Kommunikation in den Medien wurde auch während der Covid-19 Pandemie deutlich. Selten in der Vergangenheit haben gesundheitspolitische Entscheidungen so eine Tragweite gehabt. Entsprechend groß war das Interesse an medialer Berichterstattung. Hierbei wurde allerdings deutlich, dass sich komplexe virologische, infektiologische und epidemiologische Themen schlecht dafür eignen, in einer Zeitungschlagzeile zusammengefasst zu werden. So ist es beispielsweise nicht auf breitem Feld gelungen, den Medienkonsumenten die Unsicherheit wissenschaftlicher Prognosen ausreichend zu vermitteln. Dennoch sei die Pandemie als positives Beispiel für die Rolle der Medien genannt, da wissenschaftlichen Erkenntnissen medial ein großer Raum gegeben wurde. Zudem stieß diese Berichterstattung auf ein breites öffentliches Interesse (80 Mio. »Hobbyvirologen«).

7.5 Die Gerichtsbarkeit

Bei den Verhandlungen zwischen den Leistungserbringern und den Leistungsfinanzierern, also beispielsweise zwischen Krankenkassen und Krankenhäusern, kommen oftmals keine Einigungen zustande. Die Leistungsfinanzierer (z. B. die Krankenkassen) möchten die Ausgaben möglichst minimieren (▶ [**P4**]), die Leistungserbringer (z. B. die Krankenhäuser) die Einnahmen maximieren (▶ [**P4**]). Es besteht dann die Möglichkeit zum Anrufen von **Schiedsstellen**. Sieht ein Akteur im Gesundheitswesen seine Rechte verletzt, so steht ihm der Weg der **Sozialgerichtsbarkeit** offen. Es gibt in jedem Bundesland ein Sozialgericht und als letzte Instanz das **Bundessozialgericht**. Auch die Entscheidungen des Europäischen Gerichtshofs (EuGH) haben immer größere Bedeutung im Inland. Dazu gehört beispielsweise die Bestätigung des Fremdbesitzverbots für Apotheken (Apotheken dürfen nur von Apothekern geleitet werden und nicht im Besitz einer Kapitalgesellschaft sein), die dazu geführt hat, dass DocMorris seine Pläne zur Etablierung einer Apothekenkette in Deutschland aufgeben musste. In einer jüngeren Entscheidung des EuGHs wurde z. B. festgestellt, dass EU-Bürger sich in dringenden Fällen auch im EU-Ausland behandeln lassen können, ohne dass ein nationales Gesetz eine Übernahme der damit verbundenen Ausgaben ablehnen darf. Begründet wird dies mit dem freien Waren- und Dienstleistungsverkehr in der EU, dem auch Krankenbehandlungen unterliegen.

Fragen zur Selbstkontrolle

1. Wie werden gesundheitspolitische Eingriffe gerechtfertigt?
2. Was ist Marktversagen?
3. Was sind Gründe für Marktversagen im Gesundheitswesen?
4. Inwieweit sind gesundheitspolitische Entscheidungen normativ?
5. Was besagt das Pareto-Kriterium?
6. Welche staatlichen Institutionen betreiben Gesundheitspolitik?
7. Was sind die Aufgaben des Gemeinsamen Bundesausschusses?
8. Wie setzt sich der Gemeinsame Bundesausschuss zusammen?

8 Management von Gesundheitseinrichtungen oder wie man auch morgen noch das Gehalt seiner Angestellten bezahlen kann

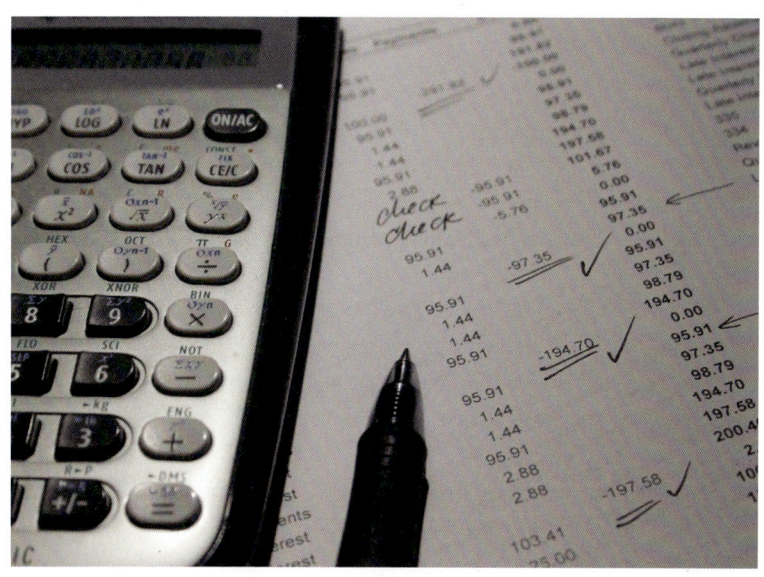

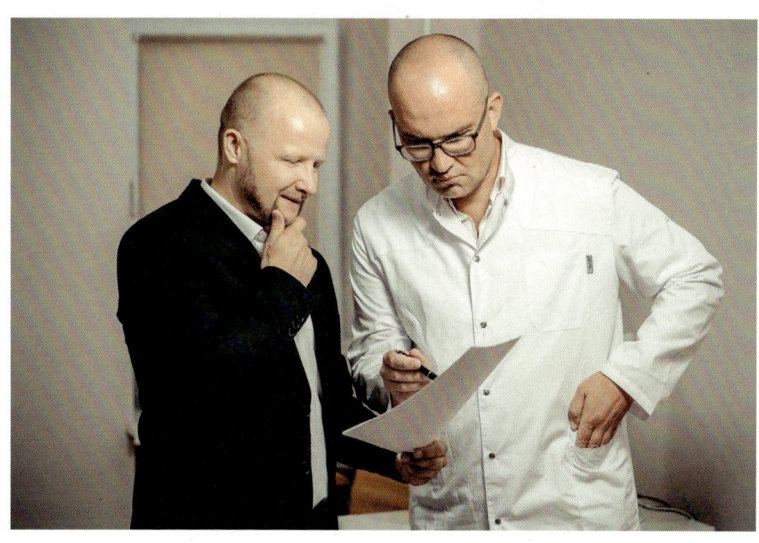

8 Management von Gesundheitseinrichtungen

8.1	Betriebswirtschaftliche Grundbegriffe	213
	8.1.1 Umsatz	213
	8.1.2 Kosten	214
	8.1.3 Gewinn	217
	8.1.4 Eigenkapital und Fremdkapital	218
	8.1.5 Wachstum	218
	8.1.6 Kernkompetenz	219
	8.1.7 Kennzahlen	219
	8.1.8 Key Factors	220
	8.1.9 Liquidität	220
	8.1.10 Lernkurve	220
	8.1.11 Stakeholder	220
	8.1.12 Substitutionseffekt	221
	8.1.13 Vision	221
8.2	Betriebswirtschaftliche Grundkonzepte	221
	8.2.1 betriebswirtschaftliche Analysemethoden	221
	8.2.2 Managementkonzepte	228
8.3	Krankenhausmanagement	232
8.4	Praxismanagement	234
	Fragen zur Selbstkontrolle	237

Die Ressourcen sind nicht nur generell und im Gesundheitswesen begrenzt, sondern auch auf der Ebene einzelner Unternehmen (▶ [**P1**]). Ob Arztpraxis, Krankenhaus oder Apotheke – alle Leistungserbringer im Gesundheitswesen sind wirtschaftlich tätige selbstständige Unternehmungen. Ein Unternehmen kann nur existieren, wenn die Einnahmen die Ausgaben dauerhaft übersteigen (▶ [**P6**]). Um dieses Ziel zu erreichen, müssen Unternehmen wirtschaftlich (▶ [**P4**]) geführt werden. Dafür bedarf es einiger betriebswirtschaftlicher Kenntnisse. An gesundheitsökonomischen Fakultäten erhalten angehende Betriebswirte eine medizinische Basisausbildung, die sie zu einer adäquaten Kommunikation mit Ärzten befähigen soll. Umgekehrt sollten klinisch tätige Ärzte Grundbegriffe und Konzepte der Wirtschaftswissenschaften verstehen, um gegenüber Geschäftsführern und Controllern etc. angemessen argumentieren zu können. Aussagen wie »billigere Kosten« sollten der Vergangenheit angehören.

In einer Marktwirtschaft wie Deutschland steht es jedem frei, sich wirtschaftlich zu betätigen. Dies wird als **Gewerbefreiheit** bezeichnet. Der Unternehmer trägt dabei ein **wirtschaftliches Verlustrisiko**. Auf der anderen Seite besteht die Aussicht auf das Erwirtschaften von Gewinnen. Es gibt in der Regel neben dem eigenen Unternehmen zahlreiche andere **Konkurrenzunternehmen**, die mit den gleichen Produkten oder Leistungen auch gerne Geld verdienen möchten (▶ [**P7**]). Die große Herausforderung liegt darin, den potenziellen Konsumenten vom eigenen Angebot zu überzeugen. Dies kann an vier Hebeln durch die Gestaltung folgender Bereiche geschehen:

- **Produkt**: Besonders angenehme Atmosphäre im Krankenhaus durch Ein-Bett-Zimmer, kostenfreies WLAN etc., freundlichen Service, qualitativ hochwertige medizinische Leistungen.
- **Ort**: Zum Beispiel die Errichtung eines Ärztehauses im Munich Airport Center, um gestressten Managern die Gesundheitsleistung direkt am Flughafen beim Umsteigen zu erbringen und die Zeit zum Hereinfahren in die Stadt zu sparen.
- **Preis**: Die Augenlaserbehandlung zur Korrektur von Fehlsichtigkeit muss von den Patienten selbst gezahlt werden. Ein niedriger Preis kann zur Gewinnung vieler Patienten führen, da vielleicht auch jene gewonnen werden, die noch unentschlossen sind und sich die Behandlung bei einem hohen Preis nicht leisten können. Aber auch ein hoher Preis kann je nach angestrebter Zielgruppe sinnvoll sein, da er bei den Konsumenten oftmals als Surrogatparameter für eine hohe Qualität wahrgenommen wird.
- **Werbung**: In einer Wissensgesellschaft werden wir ständig von Informationen überflutet. Durch Werbung kann die Aufmerksamkeit gezielt für ein Produkt beim Konsumenten erzeugt werden. Werbung im Gesundheitswesen findet man im Bereich der Arzneimittel, Altenheime, Treppenlifte und auch bei Akutkrankenhäusern. Der Klinikkonzern Vivantes hat beispielsweise Berliner Straßenbahnen in den Unternehmensfarben (»Corporate Design«) folieren lassen (»Die Gesundheitslinie«).

Diese vier Hebel werden als die »**4Ps**« oder als »**Marketing-Mix**« bezeichnet. Die 4Ps sind die Anfangsbuchstaben für die Wörter »**product**«, »**place**«, »**price**« und »**promotion**«. Ein Unternehmen muss sich und seine Produkte erfolgreich am Markt positionieren. Im Krankenhaus liegt die **Kernkompetenz** zum Erreichen dieses Ziels bei der Geschäftsführung. In der eigenen Praxis stehen Ärztinnen und Ärzte selbst plötzlich vor der Herausforderung, ein kleines Familienunternehmen erfolgreich managen zu müssen, d. h. wirtschaftlich zu führen und idealerweise besonders erfolgreich gegenüber den Wettbewerbern (▶[P7]) am Markt zu positionieren. Derartige Managementfähigkeiten werden im Medizinstudium aber nicht vermittelt. In diesem Kapitel wird ein Überblick über die grundlegenden Begrifflichkeiten und Konzepte aus der Betriebswirtschaftslehre gegeben, die im Zusammenhang mit der ärztlichen Tätigkeit relevant erscheinen.

8.1 Betriebswirtschaftliche Grundbegriffe

8.1.1 Umsatz

Der Umsatz ist die Summe der Einnahmen (Erlöse) eines Unternehmens. Im Krankenhaus werden diese aus der Patientenbehandlung, der Teilnahme am Notarztdienst (d. h. Verleihung der Ärzte an die Feuerwehr), durch Vermietung von Ladenflächen (Café, Blumenladen, Friseur), Betreiben von Parkhäusern etc. generiert. Der Umsatz wird folgendermaßen errechnet:

Umsatz = Menge × Preis

Um den Umsatz zu steigern (▶ [**P4**]) (und das ist meistens das Ziel von Unternehmen), muss man also entweder die verkaufte Produktmenge erhöhen, den Preis des Produkts oder beides. Für Gesundheitsleistungen sind die einzelnen Preise meistens extern vorgegeben, z. B. durch den Fallpauschalkatalog, den EBM oder die GOÄ. Zur Erhöhung des Umsatzes kann ein Leistungserbringer demzufolge nur die Menge erhöhen, die Leistungen müssen also ausgeweitet werden. Dies kann durch Erhöhung der Anzahl einzelner Leistungen erfolgen oder durch die Erweiterung des Leistungsspektrums. Eine andere Möglichkeit wäre, sich auf besonders hochpreisige Leistungen mit hoher Marge zu spezialisieren (**cherry-picking**). Das Leistungsspektrum kann zum Beispiel durch zusätzliches Anbieten von individuellen Gesundheitsleistungen (IGeL) oder Gesundheits-Check-Ups, durch Eröffnen einer Privatstation oder Errichtung eines Patientenhotels erweitert werden.

8.1.2 Kosten

Kosten sind definiert als bewerteter Verbrauch von Gütern und Dienstleistungen zur Erstellung einer betrieblichen Leistung. Im Falle eines Krankenhauses ist die betriebliche Leistung die Behandlung des Patienten, also z. B. eine Operation. Die erforderlichen Güter zur Erbringung dieser Leistung sind beispielsweise das chirurgische Besteck und die Anästhetika. Die Dienstleistung ist die manuelle Tätigkeit der Chirurgen am OP-Tisch und die Durchführung der Narkose durch den Anästhesisten.

Es werden **Personal-** und **Sachkosten** unterschieden. Im Gesundheitswesen machen Personalkosten den größten Kostenblock aus. Kosten, die analog zu der Produktionsmenge des Unternehmens steigen oder sinken, heißen **variable Kosten**, z. B. für Arzneimittel. Diese werden nur verbraucht, wenn Patienten da sind. **Fixe Kosten** existieren unabhängig von der Patientenzahl, z. B. Verwaltungskosten oder die Kosten für Gebäude. Personalkosten sind kurz- bis mittelfristig fix, können aber langfristig auch an den Bedarf angepasst werden und sind somit langfristig variabel. Um einen besseren Überblick über die Kostenstruktur eines Unternehmens zu erhalten, ist neben der Betrachtung der **Gesamtkosten** (also der Summe aus Fixkosten und variablen Kosten) auch die der **Durchschnittskosten** für ein hergestelltes Gut oder für eine Dienstleistung wichtig. Stellt das Unternehmen nur ein Produkt her, werden die Gesamtkosten einfach durch die hergestellte Menge dividiert. Produziert ein Unternehmen sehr unterschiedliche Güter, wie z. B. ein Krankenhaus (eine Entfernung des Blinddarms verursacht andere Kosten als eine Lebertransplantation), ist für die genaue Zuordnung der Kosten zu den einzelnen Produkten eine sehr differenzierte **Kostenträgerrechnung** notwendig. **Kostenträger** sind die hergestellten Produkte. (Oftmals wird dieser Begriff fälschlicherweise für die Leistungsfinanzierer verwendet, also z. B. für Krankenkassen.) Kosten werden an sog. **Kostenstellen** verursacht. Diese können nach den einzelnen Fachabteilungen (z. B. Anästhesie, Chirurgie, Innere) gegliedert sein oder nach Funktionen, z. B. Kostenstelle Gipsraum, Kostenstelle CT. Für jede gibt es einen **Kostenstellenverantwortlichen**, der dem Geschäftsführer über die Entwicklung der Kosten berichten muss. Diese Funktion ist meistens eine chefärztliche oder oberärztliche Aufgabe. Die entstehenden Kosten werden nach **Kostenarten** unterteilt. Das sind z. B. »ärztliches Personal«, »nichtärztliches Personal«, »Arzneimittel«, »Verpflegung«. Kosten, die den Kostenträgern direkt zugeordnet werden können (wie z. B. verbrauchte Arzneimittel), werden als **Einzelkosten** bezeichnet. Die Kosten, bei denen die direkte Zuordnung nicht geht, werden als **Gemeinkosten** bezeichnet (▶ Abb. 8.1). Zu ihnen gehören z. B. der Sozialdienst oder die Verwaltung eines Krankenhauses. Die Gemeinkosten werden durch **Schlüsselung** auf die Kostenträger oder die Kostenstellen verteilt. Die Schlüsselung kann z. B. anhand der Häufigkeit oder Dauer der Inanspruchnahme vorgenommen werden. Mittels der erhobenen Kostendaten können Optimierungspotenziale, d. h. Einsparpotenziale, identifiziert werden. Dies gelingt beispielsweise durch den Vergleich der Kostendaten mit denen anderer Unternehmen. Im Bereich der Krankenhäuser können die Kostendaten mit den veröffentlichten Daten vom Institut für Entgeltsysteme im Krankenhaus (InEK) verglichen werden. Die Daten vom InEK basieren auf den Kostendaten von rund 250 **Kalkulationskrankenhäusern**. Basierend auf deren Daten berechnet das InEK den relativen Wert der DRG-Fallpauschale. Mit der Fallpauschale werden im Krankenhaus die **Betriebskosten** abgegolten. Die **Investitionskosten** für Gebäude und Einrichtung sollen von den Bundesländern getragen werden.

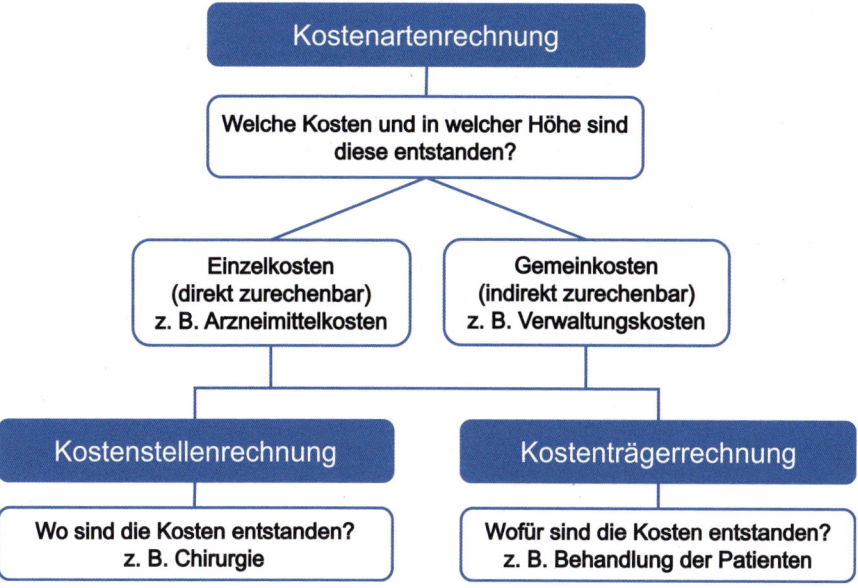

Abb. 8.1: Die Elemente der Kostenrechnung im Überblick.

In der Vergangenheit getätigte Ausgaben, die jedoch nicht durch Einnahmen in der Gegenwart und Zukunft ausgeglichen werden können, werden als versunkene Kosten (**sunk costs**) bezeichnet. Sie sind unwiederbringbar. Ein Beispiel dafür ist der Bau eines Flughafens, der entweder nie genutzt wird oder auch nach Inbetriebnahme höhere Kosten als Einnahmen produziert, oder ein neues, hochmodernes Ultraschallgerät, dass sehr störanfällig und ständig kaputt ist und deshalb im Klinikalltag nicht genutzt wird.

Wenn Geld für eine Alternative ausgegeben wird, kann es nicht mehr für etwas anderes verwendet werden (▶ [**P3**]). Es entstehen dann sog. **Opportunitätskosten** für die verpasste Chance, z. B. wenn Geld, anstatt es an der Börse gewinnbringend anzulegen, als Bargeld im Tresor liegen bleibt. Es werden dann keine Zinsen erzielt und durch die Inflation verliert das Geld sogar an Wert. Das Gleiche gilt für den Faktor Zeit. Wenn sich eine Ärztin entschließt, die Reinigung ihrer Wohnung selbst durchzuführen, entgehen ihr 100 Euro pro Stunde, die sie durchschnittlich verdienen könnte, wenn sie stattdessen ihre ärztliche Tätigkeit ausüben würde. In dem Fall würde es sich lohnen, eine Haushaltshilfe für 10 Euro pro Stunde einzustellen. Das Opportunitätskostenprinzip gibt dem Individuum auch selbst ein Gefühl dafür, was seine (freie) Zeit wert ist.

Kosten sind ein Begriff aus dem internen Rechnungswesen eines Unternehmens. Sie können hoch oder niedrig sein. Abzugrenzen vom Kostenbegriff ist der **Preis.** Der Preis eines Gutes oder einer Dienstleistung ist der monetäre Wert, also das, was der Kunde in Geld (Euro, Dollar, sonstige Währung) dafür bezahlen muss. In manchen Unternehmen werden die Preise durch die sog. **Zuschlagskalkulation** berechnet. Dabei errechnet das Unternehmen die entstehenden Kosten pro produzierte Einheit und schlägt noch etwas für den Gewinn drauf. Dies ist eine Möglichkeit für die Vorbereitung auf die Verhandlung der Pflegesätze in Pflegeheimen und Rehabilitationskliniken mit den Leistungsfinanzierern. In Märkten mit hohem Konkurrenzdruck funktioniert das nicht. Ein Bäcker wird nicht lange überleben, wenn er durch die Zuschlagskalkulation als Preis 2 Euro pro Brötchen errechnet hat. Dann muss er schnellstens seine Kosten und/oder die Gewinnmarge reduzieren und damit verbunden den Preis für das Brötchen senken.

Angeschaffte Geräte und Gebäude nutzen sich ab und verlieren an Wert. Sie müssen nach einer gewissen Zeit ausgetauscht werden. Für den Werteverlust müssen bei der Kostenkalkulation **kalkulatorische Kosten** oder **Abschreibungen** angesetzt werden.

Als **Istkosten** werden die aktuellen Kosten in einem Unternehmen oder innerhalb einer Kostenstelle bezeichnet. **Plan-** oder **Sollkosten** werden dagegen vorgegeben. Das Verhältnis von Ist- und Sollkosten wird als **Wirtschaftlichkeit** bezeichnet.

$$Wirtschaftlichkeit = \frac{Istkosten}{Sollkosten}$$

Sollkosten haben seit der Abschaffung des Selbstkostendeckungsprinzips und der Einführung einer pauschalierten Vergütung der Krankenhausleistungen eine herausragende Bedeutung bekommen. Die »InEK-Kostenmatrix« gibt die Höhe der

Kosten für eine DRG-Leistung gesplittet nach den Kostenarten und Kostenstellen wieder. Dies sind letztlich die Kosten, die das Krankenhaus von den Leistungsfinanzierern erstattet bekommt. Ein Krankenhaus muss daher in einer **Zielkostenrechnung** seine Kostenstruktur an die Gegebenheit der Fallpauschalen anpassen. Dies wird als »**Target Costing**« bezeichnet.

Kosten sind zunächst einmal virtuell vorhanden. Es erfolgen keine unmittelbaren Geldzahlungsströme. Für sie wird der Begriff **Auszahlung**, z. B. wenn das Krankenhaus dem Arzt das Gehalt überweist, oder **Einzahlung** verwendet, z. B. wenn die Krankenkasse dem Krankenhaus das Entgelt für die Behandlung des Patienten überweist.

8.1.3 Gewinn

Der Gewinn ist das, was bei dem Unternehmen am Ende übrigbleibt. Er errechnet sich folgendermaßen:

Gewinn = Umsatz – Kosten – Steuern

Da Steuern eine staatlich vorgegebene Größe sind, können zur Maximierung des Gewinns (▶ [P4]) (und das ist die Absicht von Wirtschaftsunternehmen) nur der Umsatz erhöht werden, die Kosten gesenkt werden oder beides. Die Höhe der Steuern hängt von der **Rechtsform** und der Art des Unternehmens ab.

Krankenhäuser sind von der Umsatzsteuer (Mehrwertsteuer) befreit, wenn mindestens 40 % der Patienten bei einer gesetzlichen Krankenkasse versichert sind. Niedergelassene Ärzte, die in der Rechtsform der **Personengesellschaft** agieren, müssen neben der **Einkommensteuer** die Sozialversicherungsbeiträge in voller Höhe bezahlen, da sie ja keinen Arbeitgeber haben, der die Hälfte übernimmt. **Kapitalgesellschaften** (z. B. Aktiengesellschaften, GmbHs) zahlen die **Körperschaftssteuer**. Durch die Rechtsform des Unternehmens werden Besteuerung, Gewinnverwendung und Gestaltung der Bilanz festgelegt. Aktiengesellschaften (AGs) können durch die Ausgabe von Aktien große Mengen Geld an der Börse aufnehmen. Dies ist z. B. wichtig für Investitionen zur Erforschung neuer Arzneimittel oder auch beim Aufbau einer Klinikkette. Sollte das Unternehmen insolvent werden, haften die Aktionäre. Das Unternehmen muss allerdings einen entsprechenden Gewinn erwirtschaften, um den Aktionären eine Dividende auszuschütten. Diese müssen ja einen Anreiz (▶ [P8]) haben, ihr Geld in die Aktien zu investieren und nicht auf dem Bankkonto liegen zu lassen. Bei der Gesellschaft mit beschränkter Haftung (GmbH) ist die Haftung auf das Stammkapital beschränkt. Für die Gründung einer GmbH ist ein Mindeststammkapital von 25.000 Euro notwendig. Dafür bekommen diese Unternehmen auch schwieriger Kredite, da die Bank im Insolvenzfall nur das Stammkapital erhalten würde und es neben der Bank meist noch andere Gläubiger gibt. Krankenhäuser agieren oft in der Rechtsform der gemeinnützigen GmbH (gGmbH). Es handelt sich im Prinzip um eine GmbH, bloß dass die erwirtschafteten Gewinne wieder in den Klinikbetrieb fließen und nicht an die Eigentümer der GmbH ausgezahlt werden. Die gGmbH ist steuerbegünstigt.

In einer Praxis übt ein Arzt einen freien Beruf aus und agiert als Personengesellschaft. Im Gegensatz zur Kapitalgesellschaft sind bei dieser Gesellschaftsform das Vermögen des Unternehmens und das Privatvermögen nicht getrennt und die Haftung ist auch nicht auf das eingesetzte Kapital beschränkt. Der Arzt haftet also voll mit seinem gesamten Eigentum.

In der **Gewinn- und Verlustrechnung (GuV)** werden Umsätze und Kosten gegenübergestellt. In Abhängigkeit von der Unternehmensform muss diese auch veröffentlicht werden. Übersteigen die Umsätze die Kosten, wird ein **Jahresüberschuss** erwirtschaftet, der auch als **Unternehmenserfolg** bezeichnet wird. Übersteigen die Kosten die Umsätze, entsteht ein **Jahresfehlbetrag**. Das Verhältnis von Gewinn zum eingesetzten Kapital gibt die **Rentabilität** an, das von Gewinn zu Umsatz die **Profitabilität**.

8.1.4 Eigenkapital und Fremdkapital

Durch eine finanzielle Beteiligung an einem Unternehmen wird dem Unternehmen Eigenkapital zugeführt. Dafür erwirbt der Investor Rechte, z. B. Mitspracherechte oder Beteiligung an Gewinnen, aber auch Pflichten wie die Haftung. Eigenkapitalgeber haften je nach Rechtsform mit dem ganzen persönlichen Vermögen, mindestens aber mit ihrer eigenen Einlage.

Fremdkapital wird dem Unternehmen dagegen ausgeliehen, z. B. in Form eines Bankkredits. Beim Fremdkapital besteht keine Haftung im Falle einer Unternehmenspleite: Fremdkapitalgeber haben dafür aber auch kein Mitspracherecht bezüglich der Unternehmensführung. Fremdkapital wird z. B. für bauliche Maßnahmen benötigt, Eigenkapital für das Unternehmenswachstum durch Unternehmensübernahme.

Eigen- und Fremdkapital werden in der **Bilanz** ausgewiesen. Diese ist in zwei Teile gegliedert. Die Summen der einzelnen Positionen beider Teile sind immer identisch, d. h., die Bilanz ist ausgeglichen. Auf der rechten Seite der Bilanz, den **Passiva**, stehen die Mengen des Eigen- und des Fremdkapitals. Die Passiva geben die **Mittelherkunft** des Unternehmens an. Auf der linken Seite der Bilanz, den **Aktiva**, steht das, was mit dem Geld gemacht wurde, also die **Mittelverwendung**. Diese Seite ist wiederum in Anlage- und Umlaufvermögen geteilt. **Umlaufvermögen** ist kurzfristig verfügbar, z. B. das Barguthaben. **Anlagevermögen** hingegen steht nicht kurzfristig zur Verfügung. Dazu gehören beispielsweise Gebäude oder langfristige Finanzinvestitionen.

8.1.5 Wachstum

Beim Wachstum wird zwischen organischem und anorganischem Wachstum unterschieden. **Organisches Wachstum** ist die Erhöhung des Umsatzes des Unternehmens durch eigene Anstrengungen, z. B. die Erbringung neuer Leistungen. Beim **anorganischen Wachstum** wird der Umsatz durch die Fusion mit anderen Unternehmen oder durch die Übernahme von anderen Unternehmen realisiert.

Bei der **Fusion** (**Merger**) schließen sich mehrere Unternehmen gleichberechtigt zusammen (wie z. B. Daimler und Chrysler). Im Krankenhausbereich haben sich beispielsweise die Kliniken in öffentlicher Trägerschaft des Landes Berlin zum Klinikkonzern Vivantes zusammengeschlossen. Bei der Übernahme, also der **Akquisition**, wird ein Unternehmen von einem anderen aufgekauft. Akquisitionen finden häufig in der pharmazeutischen Industrie statt, aber auch bei den privaten Klinikkonzernen (z. B. Rhön-Klinikum-AG, Helios, Sana, Asklepios etc.). Unternehmenszusammenführungen sind eine strategische Grundsatzentscheidung. Eine Übernahme oder eine Fusion mit Unternehmen aus einem anderen Industriebereich erfolgt bei der Integration. Bei der **vertikalen Integration** werden vor- oder nachgelagerte Unternehmen in der Wertschöpfungskette übernommen, beispielsweise wenn ein Krankenhaus ein Medizinisches Versorgungszentrum (MVZ) zur Einweisung und Nachbehandlung der Patienten übernehmen würde oder eine Rehabilitationsklinik zur Nachbehandlung. Um eine vertikale Integration handelte es sich auch, als der Pharmagroßhändler Celesio das Apothekenunternehmen DocMorris übernommen hat oder der Arzneimittel- und Medizinproduktehersteller Fresenius die Helios Kliniken und die Wittgensteiner Kliniken. Bei der **horizontalen Integration** werden Unternehmen auf derselben Stufe der Wertschöpfung zusammengeführt, also z. B. der Zusammenschluss zweier pharmazeutischer Unternehmen, z. B. Bayer und Schering. Die Eingliederung von Unternehmen aus ganz anderen Wirtschaftszweigen in das Geschäft wird **laterale Integration** genannt. Beispielsweise betreibt die EasyGroup, die als Fluggesellschaft EasyJet begonnen hat, inzwischen auch Cafés, Hotels, Pizzerien, Kinos, Autovermietungen, einen Online-Musikdienst, ein Online-Preisvergleichsportal und vieles mehr.

8.1.6 Kernkompetenz

Die Kernkompetenz spiegelt die Tätigkeit des Unternehmens wider, die es besonders gut beherrscht und über die es sich profiliert. Die Kernkompetenz eines Krankenhauses ist die Krankenbehandlung. Bei allen anderen Tätigkeiten, wie z. B. Reinigung, Catering, Sterilisation, IT etc., muss prinzipiell gefragt werden, ob diese Leistungen an andere Unternehmen mit der jeweiligen Kernkompetenz ausgelagert werden können, was als **Outsourcing** bezeichnet wird, z. B. Charité Facility Management. Die Entscheidung darüber wird **Make-or-buy-decision** genannt. Das Outsourcing von Leistungen ist aber nicht immer kostengünstiger (▶[**P4**]). Im Krankenhausbereich müssen externe Unternehmen im Gegensatz zu Krankenhäusern Umsatzsteuer bezahlen, was die Produktionskosten erhöht. Außerdem besteht die Gefahr, dass die wahrnehmbare Servicequalität nachlässt.

8.1.7 Kennzahlen

Mithilfe von Kennzahlen können große Datenmengen verdichtet werden. Im betriebswirtschaftlichen Kontext dienen sie der Unternehmensführung zur Information für die betriebliche Steuerung des Unternehmens. Anhand von Kennzahlen wie Umsatz, Gewinn und Verbindlichkeiten (Schulden) kann z. B. schnell ein grober Überblick über die wirtschaftliche Lage eines Unternehmens gewonnen werden. Auch die Festsetzung von wirtschaftlichen Unternehmenszielen und die Beurteilung ihrer Erreichung sowie der Vergleich zu anderen Unternehmen wird durch die Bestimmung dieser Kennzahlen möglich.

8.1.8 Key Factors

Key Factors oder Schlüsselfaktoren sind Faktoren, die für die Erreichung der Unternehmensziele von zentraler Bedeutung sind. Bei der Erstellung einer Gesundheitsleistung ist die Ergebnisqualität beispielsweise ein Schlüsselfaktor. Durch Identifizierung und Messung dieser Faktoren kann Einfluss auf die Prozesse genommen werden. Key Factors, von denen das Ergebnis maßgeblich beeinflusst wird, heißen **Critical Success Factors**.

8.1.9 Liquidität

Sie gibt an, ob das Unternehmen über genügend Eigenkapital verfügt, um seinen Zahlungsverpflichtungen nachzukommen. Es müssen immer Liquiditätsreserven vorhanden sein. Verfügt ein Unternehmen über keine Geldmittel mehr, was als **Illiquidität** bezeichnet wird, kann es seinen Zahlungsverpflichtungen nicht nachkommen. Es muss dann **Insolvenz** anmelden. Der Beobachtung der Liquidität kommt daher eine wichtige Bedeutung bei der Unternehmensführung zu.

8.1.10 Lernkurve

Die Lernkurve, auch Erfahrungskurve genannt, besagt, dass die Fehlerquote und der Materialverbrauch bei Erhöhung der Produktionsmenge sinken und damit die Qualität steigt und die Kosten sinken. Das Sinken der Kosten wird als **komparativer Kostenvorteil** oder auch als **Skaleneffekt** oder »**Economies of scale**« bezeichnet. Dies ist auch der Grund, weswegen viele Grundstückseigentümer ihr Eigenheim von einem Bauunternehmen bauen lassen, da dieses öfter Häuser baut und daher schneller fertig ist. Dieser theoretische Hintergrund der Lernkurve war Anlass, für bestimmte Operationen und andere Gesundheitsleistungen sog. **Mindestmengen** einzuführen. Werden diese von den Leistungserbringern unterschritten, werden die Kosten nicht mehr durch die gesetzlichen Krankenkassen erstattet. Die Höhe der Mindestmengen wurde aber willkürlich gesetzt, eine empirische Ermittlung für den Schwellenwert, ab dem die Qualität steigt und die Kosten sinken, existiert nicht. Eine weitere Möglichkeit zur Kostensenkung besteht, wenn eine Person oder ein Unternehmen nicht nur ein Produkt herstellt oder eine Leistung anbietet, sondern ein **Portfolio** aus ähnlichen Leistungen erbringt. Die Kosten sinken dann, weil die Gemeinkosten auf mehrere Leistungen umgeschlagen werden können, was als »**Economies of scope**« bezeichnet wird. Es entstehen dabei sog. **Synergieeffekte**. Aus diesem Grund stellen viele pharmazeutische Unternehmen nicht nur ein Medikament her, sondern eine ganze Reihe von Arzneimitteln, die sich zumeist chemisch in ihren Wirkstoffen ähneln.

8.1.11 Stakeholder

Stakeholder sind alle für das Unternehmen relevanten Bevölkerungsgruppen. Dazu gehören bei einem Krankenhaus beispielsweise:

- Patienten
- Einweisende Ärztinnen und Ärzte
- Krankenkassen
- Eigentümer
- Gesundheitsämter
- Deutsche Krankenhausgesellschaft
- Landesregierung

Im Sinne des Unternehmenserfolges gilt es, zu den relevanten Stakeholdern tragfähige Beziehungen aufzubauen. Nicht verwechselt werden dürfen Stakeholdern mit **Shareholdern**, was Unternehmensanteilseigner sind, also z. B. Aktionäre.

8.1.12 Substitutionseffekt

Bei steigenden Preisen wenden sich die Verbraucher teilweise anderen Produkten zu. Die Umsätze des Unternehmens mit den steigenden Preisen können dann trotzdem durch den geringeren mengenmäßigen Absatz zurückgehen. Beispielsweise steigen viele Leute bei hohen Benzinpreisen auf öffentliche Verkehrsmittel und Fahrräder um oder nehmen, wenn sie die Wahl haben, in der Apotheke lieber das günstigere Generikum als das teure Originalpräparat.

8.1.13 Vision

Die Vision beschreibt ein übergeordnetes Ziel des Unternehmens, z. B. die Marktführerschaft. Sie wird meist von der Unternehmensleitung top-down vorgegeben. Basierend darauf werden **Strategien** definiert, wie diese Vision erreicht und erhalten werden kann. Die Strategien werden durch die **operativen Tätigkeiten** umgesetzt. Neben der Vision gibt es weitere **Unternehmensziele**, z. B. als kompetenter Partner wahrgenommen zu werden oder eine hohe Mitarbeiterzufriedenheit zu haben.

8.2 Betriebswirtschaftliche Grundkonzepte

Zu den betriebswirtschaftlichen Grundkonzepten gehören Analysemethoden und Managementkonzepte.

8.2.1 betriebswirtschaftliche Analysemethoden

ABC-Analyse

Bei der ABC-Analyse werden die Produkte eines Unternehmens entsprechend ihrer Bedeutung für das Unternehmensergebnis in Klassen eingeteilt. Als Ergebnismaß kann zum Beispiel der Umsatz herangezogen werden. Die Klassifizierung der Produkte entsprechend ihrem Umsatz könnte wie folgt aussehen:

- **A-Produkte**: Hoher Gesamtumsatz
- **B-Produkte**: Mäßiger Gesamtumsatz
- **C-Produkte**: Geringer Gesamtumsatz

Im Krankenhaus können die Produkte durch die DRGs abgegrenzt werden. Die ABC-Analyse ist hilfreich, um sich einen Überblick zu verschaffen, wenn es darum geht, Hebel für Kosteneinsparungen oder Qualitätsverbesserungen oder andere Herausforderungen zu identifizieren.

Benchmarking

Beim Benchmarking findet ein Vergleich der Leistungen des eigenen Unternehmens mit denen anderer statt. Es werden z. B. Unternehmenskennzahlen oder auch Qualitätsindikatoren verglichen. Schneidet das Unternehmen im Vergleich zu anderen weniger gut ab, soll in einer Ursachenanalyse nach Schwächen gesucht werden und bei den »**Best-in-class-Unternehmen**« geschaut werden, was verbessert werden kann. Dies wird auch als »**learning from the best**« bezeichnet. Unternehmensspionage ist strengstens verboten. Anhand öffentlich zugänglicher Daten, wie z. B. Geschäftsberichten, Pressemitteilungen, Vorträgen etc., kann aber versucht werden, Daten über andere Unternehmen herauszubekommen. Benchmarking ist leichter innerhalb eines Konzerns möglich, bei dem die Leistungen der einzelnen Häuser miteinander verglichen werden können, z. B. innerhalb eines Krankenhauskonzerns. Auch zwischen den unterschiedlichen Abteilungen desselben Krankenhauses ist Benchmarking bedingt möglich.

Branchenanalyse (»Porters Five Forces«)

Mithilfe der Branchenanalyse oder auch Porters Five Forces genannt, kann systematisch analysiert werden, in welchem Ausmaß wettbewerbsrelevante Kräfte (▶ [**P7**]) auf ein Unternehmen in einer Branche einwirken. Nach Porter wirken fünf Wettbewerbskräfte auf Unternehmen ein. Die erste Kraft ist die aktuelle Konkurrenz (▶ [**P7**]), d. h. beispielsweise, welche Krankenhäuser oder Arztpraxen noch am Markt tätig sind. Diese Kraft wird bei der schematischen Darstellung der Porters Five Forces in einem Kreis in der Mitte dargestellt. Die vier weiteren Kräfte werden als Pfeile abgebildet und sind:

- **Markteintrittsbarrieren**: Wie leicht ist es für Konkurrenten, in den Markt zu kommen? Wie einfach ist es, ein Krankenhaus oder eine Praxis zu eröffnen?
- **Substitutionsmöglichkeiten**: Können die Patienten statt im Krankenhaus doch ambulant behandelt werden oder werden ambulante Leistungen plötzlich auch von Krankenhäusern mit erbracht?
- **Lieferanten**: Können diese durch Zusammenschluss höhere Preise für Medizinprodukte verlangen? Können Krankenhäuser durch Bildung von Einkaufsgemeinschaften der Verhandlungsmacht der Lieferanten entgegenwirken?

- **Abnehmer**: Wie entscheiden sich Patienten bei der Krankenhauswahl? Wie wird zukünftig mit den Krankenkassen verhandelt?

Die Branchenanalyse ist beispielhaft für den Krankenhausbereich dargestellt (▶ Abb. 8.2).

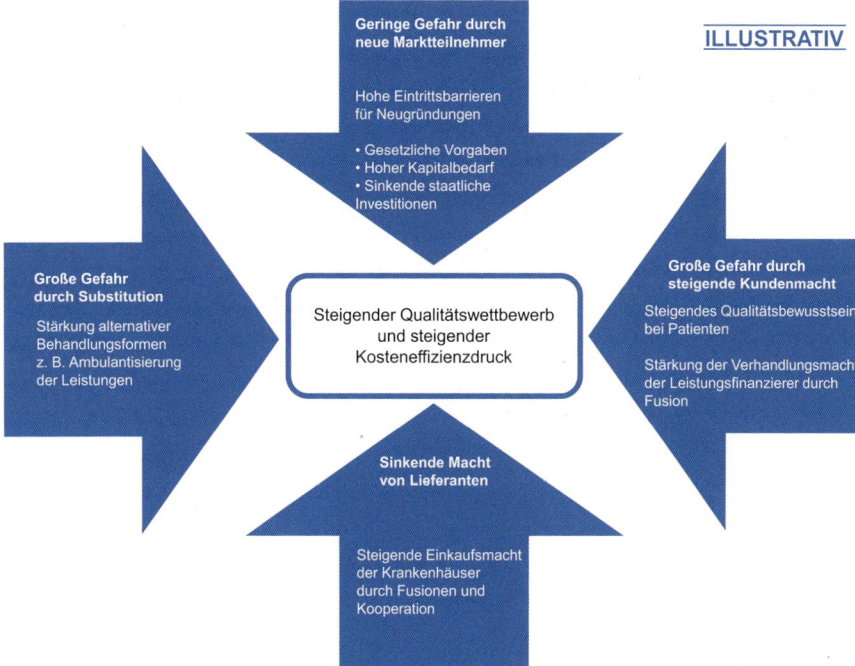

Abb. 8.2: Branchenanalyse (»Porters Five Forces«) für den akutstationären Bereich.

Break-Even-Analyse (Gewinnschwellenanalyse)

Mit der Break-Even-Analyse kann errechnet werden, ab welcher produzierten Menge Gewinne erzielt werden (▶ Abb. 8.3). Dies kann auf der Ebene des gesamten Unternehmens, auf der von Abteilungen oder eines einzelnen Produkts errechnet werden.

Die Preise für Krankenhausleistungen sind durch die DRG-Fallpauschalen festgesetzt. Bei dem gegebenen Preis einer DRG steigen also die Einnahmen linear mit der Anzahl der erbrachten Fälle. Die Fixkosten, z. B. für das Personal, sind immer unabhängig von der produzierten Menge vorhanden. Die variablen Kosten, z. B. für Arzneimittel, steigen linear mit der erbrachten Menge an. Insgesamt steigen so die Gesamtkosten, d. h. die Summe der fixen und variablen Kosten, mit der erbrachten Leistungsmenge an. Der Schnittpunkt der Erlös- und Gesamtkostengeraden ist der sog. **Break-Even-Punkt**. Wird bei der Leistungsmenge der Break-Even-Punkt überschritten, werden Gewinne erzielt. Ein Krankenhaus kann mithilfe der Break-Even-Analyse errechnen, wie viele Fälle es erbringen muss, um wirtschaftlich zu arbeiten. In einem weiteren Schritt kann dies auf die Bettenauslastung umgerechnet werden. Damit wird die Frage beantwortet, wie hoch die Bettenauslastung sein muss, damit das Krankenhaus Gewinne erzielt. Aus betriebswirtschaftlicher Sicht ist eine hohe Auslastung also sinnvoll (▶ [P4]). Diesem Zusammenhang folgend, hat man Krankenhäusern während der Covid-19 Pandemie Freihaltepauschalen bezahlt. Auf diese Art wurde ein ökonomischer Anreiz geschaffen (▶ [P8]), freie Betten für etwaige Covid-19 Patienten verfügbar zu halten.

Die Break-Even-Analyse wird von Unternehmen aller Wirtschaftszweige angewendet. Beispielsweise kann eine Airline damit berechnen, wie groß der »Sitzladefaktor«, d. h. die Auslastung des Flugzeugs, sein muss, damit der Flug kostendeckend bzw. gewinnbringend ist. Wird der Sitzladefaktor nicht erreicht, müsste die Verbindung gestrichen werden (▶ [P6]). Ein Krankenhaus kann aber nicht einfach eine Abteilung streichen, wenn es im Krankenhausplan des Bundeslandes aufgenommen ist oder ein Versorgungsvertrag mit den Krankenkassen besteht. Dann muss durch gezieltes Anwerben von Patienten die Erlössituation verbessert werden und/oder es müssen die Kosten gesenkt werden, damit die Gewinnschwelle überschritten wird (▶ [P6]). Die Break-Even-Analyse ist auch für Praxen geeignet, um bei gegebener Kostenstruktur den Mindestumsatz zu ermitteln, ab dem Gewinne erzielt werden.

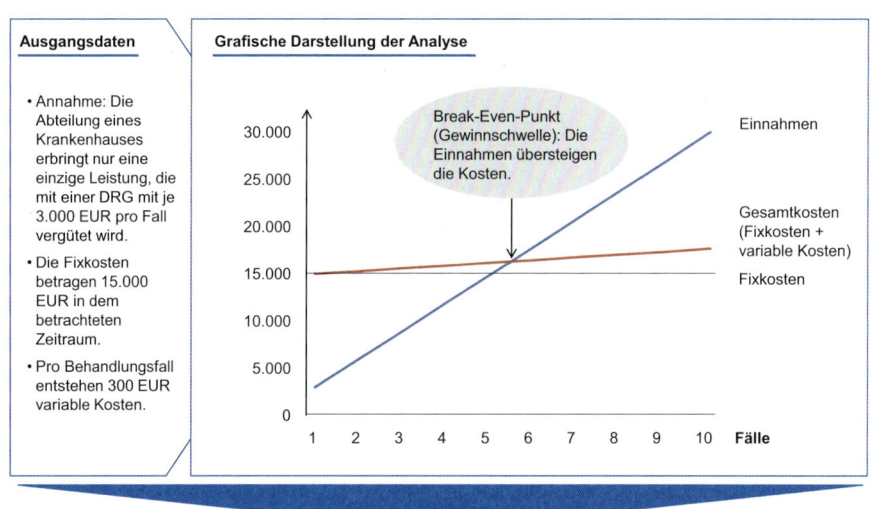

Die Gewinnschwelle wird in der Beispielsabteilung mit dem 6. Behandlungsfall erreicht.

Abb. 8.3: Beispiel für eine Break-Even-Analyse in einer Abteilung eines Krankenhauses.

Kosten-Nutzen-Analyse

Die Kosten-Nutzen-Analyse wird beispielsweise in Vorbereitung auf die Entscheidung bezüglich einer größeren Investition durchgeführt, z. B. wenn ein Krankenhaus überlegt, einen Herzkatheterplatz einzurichten. Es werden dann alle zukünftigen Kosten und alle zukünftigen Einnahmen abgebildet und einander gegenübergestellt.

Portfolioanalyse

Die Portfolioanalyse ist eine Möglichkeit zum zielgerichteten Management aktueller und potenzieller Produkte eines Unternehmens. Die Produkte werden in einer Vier-Felder-Matrix dargestellt. Die x-Achse zeigt den **relativen Marktanteil** des eigenen Produkts im Verhältnis zum Marktführer. Die y-Achse bildet das **Marktwachstum** des Zielmarkts des Produkts ab.

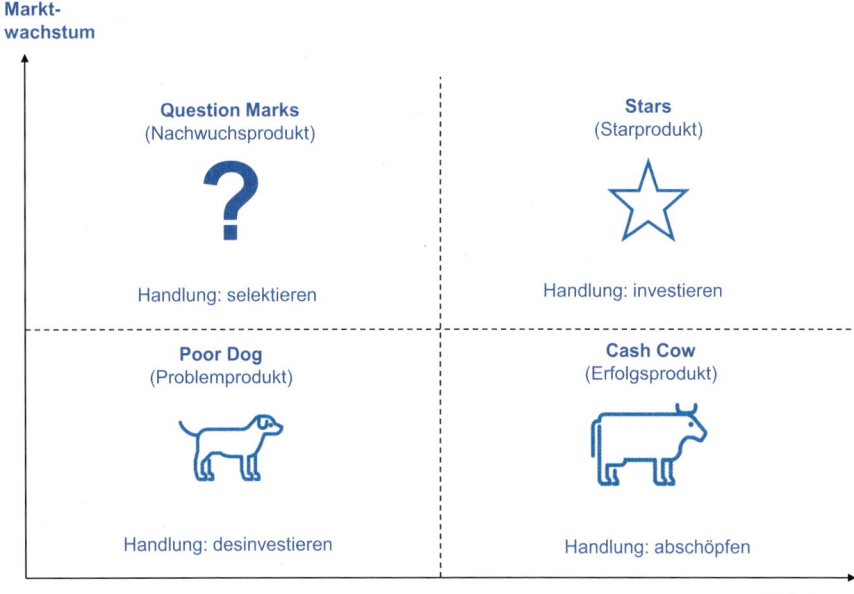

Abb. 8.4: Mit der Vier-Felder-Matrix kann eine Portfolioanalyse des Unternehmens durchgeführt werden und daraus können Strategien abgeleitet werden.

Die vier Quadranten der Vier-Felder-Matrix haben folgende Namen (▶ Abb. 8.4):

- Links unten »**Poor Dogs**«: Sie haben einen geringen Marktanteil und der Zielmarkt wächst auch nicht. Diese Produkte lassen sich schwer besser positionieren,

es sollten keine weiteren Investitionen vorgenommen werden bzw. Investitionen verringert werden. Dies wird als Desinvestition bezeichnet.
- Rechts unten »**Cash-Cow**«: Hoher Marktanteil, aber geringes Wachstum. Da der Markt nicht weiterwächst, kann auch nicht mehr viel herausgeholt werden. Auch in diese Produkte sollte nicht mehr viel investiert werden, sondern die Umsätze »abgeschöpft« werden. Cash-Cows sind die finanzielle Basis eines Unternehmens.
- Links oben »**Question Marks**«: Der Marktanteil ist noch gering, aufgrund des wachsenden Markts kann das Produkt aber noch entwickelt werden, es kann also noch viel herausgeholt werden. Wird das Produkt nicht aktiv entwickelt, besteht die Gefahr, dass es zum »Poor Dog« wird.
- Rechts oben »**Stars**«: Hoher Marktanteil und hohes Marktwachstum. Es gilt, den Marktanteil zu halten und den Markt weiter auszubauen. So kann das Produkt später zur Cash-Cow und damit zum neuen Umsatzträger des Unternehmens werden.

Für die Einordnung der Produkte kann man das Marktwachstum und den relativen Marktanteil sehr genau berechnen. Es gibt eigene Programme zur Erstellung der Vier-Felder-Matrix. Der Aufwand ist aber oftmals nicht notwendig. Meist reicht eine schematische Darstellung der Matrix und die ungefähre Einordnung in einen der vier Quadranten.

Die Portfolioanalyse kann von einem Krankenhaus beispielsweise genutzt werden, um eine Entscheidung über die Anschaffung von neuen Geräten zur Einführung neuer apparativer Prozeduren vorzubereiten oder auch um Spezialisierungen von Abteilungen zu planen. In der Abteilung Neurologie kann z. B. geschaut werden, wie weit die Versorgung demenzerkrankter Patienten entwickelt ist. Die Häufigkeit der Demenz wird in den nächsten Jahren weiter steigen, d. h., es kommt zum Marktwachstum. Produkte zur Behandlung der Demenz sind daher tendenziell in die oberen Quadranten einzuordnen. Krankenhäuser haben meist auch eine gute Vorstellung von ihrer Position im Verhältnis zur Konkurrenz. Andernfalls kann ein Blick in die Qualitätsberichte der Krankenhäuser weiterhelfen, in denen die Häufigkeit der am meisten gestellten Diagnosen der Fachabteilungen veröffentlicht ist. Sollte der Marktanteil relativ gering sein, handelt es sich um ein »Question Marks-Produkt« der neurologischen Abteilung. Zusammen mit anderen Faktoren kann dann entschieden werden, ob Investitionen zur Weiterentwicklung vorgenommen werden oder nicht.

SWOT-Analyse

»SWOT« ist die Kombination der Anfangsbuchstaben der Wörter »strengths«, »weaknesses«, »opportunities« und »threats«. Bei der SWOT-Analyse wird die Innenwelt des Unternehmens mit ihren Stärken (strengths) und Schwächen (weaknesses) analysiert. Zusätzlich wird die Umwelt des Unternehmens mit ihren Möglichkeiten (opportunities) und Gefahren (threats) untersucht. Treffen Stärken des Unternehmens auf Möglichkeiten, ergeben sich Chancen. Treffen Gefahren aus der Umwelt auf Schwächen des Unternehmens, entstehen Risiken. Bezüglich der Unternehmensführung gilt es, Chancen für das Unternehmen zu nutzen und sich auf Risiken vorzubereiten.

Vorgehensmodelle

Vorgehensmodelle werden verwendet, um zu überprüfen, ob die vorhandenen Strukturen, Maßnahmen, Prozesse, Produkte oder anderes dem Idealzustand entsprechen. Zunächst erfolgt die Beschreibung des Ideal- oder Sollzustands. Als nächster Schritt wird der Ist-Zustand beschrieben. Weichen Ist- und Idealzustand voneinander ab, besteht Handlungsbedarf und die Lücke (»Gap«) muss geschlossen werden. Es werden dann konkrete Maßnahmen zur Umsetzung abgeleitet. Beispielsweise kann mit dieser Analyseform geklärt werden, ob die vorhandenen Qualitätsmanagementsysteme (Ist-Zustand) den gesetzlichen Vorgaben (Soll-Zustand) entsprechen.

Wertschöpfungskette

Durch die Darstellung der Wertschöpfungskette eines Unternehmens oder einer Abteilung kann der Produktionsprozess systematisch analysiert werden und Rationalisierungspotenziale können aufgedeckt werden. Der Produktionsprozess der Leistung des Unternehmens (Güter, Dienstleistungen) erfolgt entlang der Wertschöpfungskette, die auch als »**Value Chain**« bezeichnet wird. Im Rahmen des Produktionsprozesses werden primäre von sekundären Aktivitäten unterschieden (▶ Abb. 8.5).

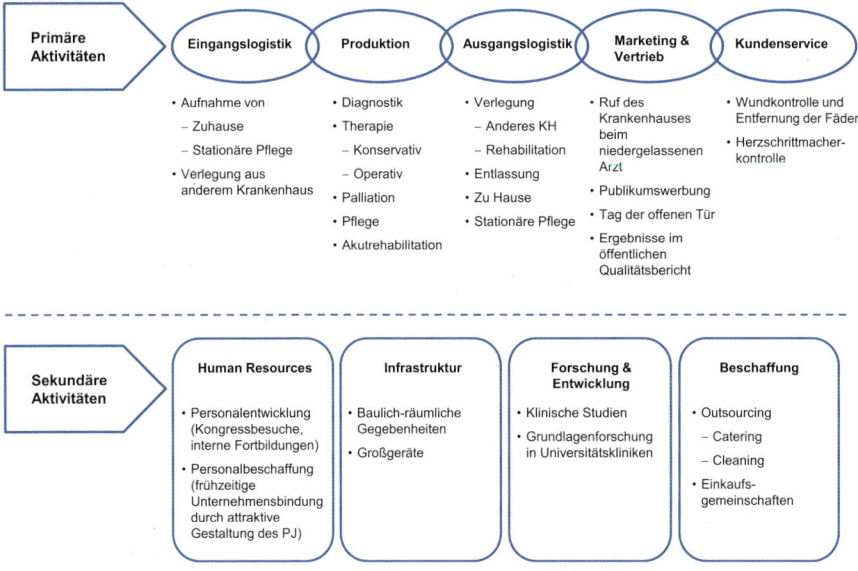

Abb. 8.5: Die Wertschöpfungskette eines Krankenhauses.

Primäre Aktivitäten dienen unmittelbar dem Produktionsprozess, während sekundäre unterstützend wirken. Es handelt sich allerdings um eine sehr grobe Einteilung. Primäre und sekundäre Aktivitäten sind eng miteinander verwoben und auch die sekundären Unternehmensaktivitäten, wie z. B. die Personalbeschaffung von qualifizierten Mitarbeitern oder die Forschung und Entwicklung bei Herstellern von innovativen Arzneimitteln, sind essenziell für den langfristigen Unternehmenserfolg.

8.2.2 Managementkonzepte

Beschwerdemanagement

Beschwerden der Patienten sind wertvolle Hinweise für die Verbesserung der Leistungen des eigenen Unternehmens. Für Patienten bietet es außerdem die Möglichkeit, etwas, was ihnen am Herzen liegt, zu artikulieren. Durch freundliches und aktives Zuhören fühlt sich Patienten ernst genommen und verstanden. Er wird auch bei berechtigter Beschwerde wahrscheinlich wiederkommen, d. h., er verhält sich loyal gegenüber dem Unternehmen. Wird die Beschwerde dagegen beschwichtigt, heruntergespielt oder anderweitig unprofessionell entgegengenommen, wird der Patient – sofern er eine Wahl hat (▶ [**P3**]) – nicht wiederkommen und seinem Verwandten- und Bekanntenkreis sowie dem einweisenden Arzt bei einer Krankenhausbehandlung negativ davon berichten.

Eine sinkende Besuchs- oder Einweisungsrate kann die Folge sein. Im Unternehmen sollte daher eine Kultur gelebt werden, in der Beschwerden als Chance gesehen werden, etwas zu verbessern und eine langfristige stabile Kundenbeziehung aufzubauen. Patienten können aktiv zu Beschwerden aufgefordert werden, was als Beschwerdestimulierung bezeichnet wird und beispielsweise durch Patientenfragebögen geschehen kann.

Change-Management

Schon Heraklit sagte: Panta rhei (alles fließt). Die Umwelt eines Unternehmens befindet sich im ständigen Wandel. Dies gilt insbesondere für das Gesundheitswesen durch ständige Gesundheitsreformen, für Rehakliniken, die in Akutkrankenhäuser umgewandelt werden, für Krankenhäuser, die plötzlich ambulante Leistungen erbringen, und für Patienten, die sich das Krankenhaus nicht mehr vom Arzt vorgeben lassen, sondern selbst nach Qualitätskriterien aussuchen. Wandel ist also ein ständiger und ganz natürlicher Vorgang. Für eine erfolgreiche Positionierung am Markt müssen sich die Unternehmen auf diesen Wandel einrichten (▶ [**P6, P7**]). Durch das Change-Management soll die Veränderung nicht nur reaktiv angegangen werden, sie soll aktiv im Sinne des Unternehmens gestaltet werden. Bei den Mitarbeitern des Unternehmens muss eine Änderungsbereitschaft und -fähigkeit erzeugt werden. Der Mensch ist ein Gewohnheitstier und stellt prinzipiell die größte Hürde bei Veränderungen dar. Nach einem anfänglichen Schock und ablehnender Haltung bei Veränderungen muss nicht nur eine Einsicht, sondern eine Akzeptanz bei den Mitarbeitern erzeugt werden. Hierfür bedarf es besonderer Führungsqualitäten.

Human-Ressource-Management

Im Gegensatz zum Zeitalter der Industrialisierung, in dem der Mensch eher als Maschine betrachtet wurde, stellt das Human-Ressource-Management den Mitarbeiter als kritischen Erfolgsfaktor für den Unternehmenserfolg in den Vordergrund. Mitarbeiter sind also eine wichtige Ressource, die es weiterzuentwickeln gilt. Neben qualitätsgefährdenden Gesichtspunkten sollten unter dem Human-Ressource-Aspekt auch die Abschaffung der 24-Stunden-Dienste, die Schaffung einer angenehmen Teamatmosphäre und eine angemessene Vergütung der ärztlichen Tätigkeit betrachtet werden. Durch aktives Human-Ressource-Management können die gut ausgebildeten Mitarbeiterinnen und Mitarbeiter langfristig an das Unternehmen gebunden werden. Viele Kliniken setzen sowohl bei der Akquise von neuem Personal als auch zur langfristigen Bindung von bestehenden Mitarbeitern auf Prämienzahlungen und/oder Vergünstigungen z. B. bei der Nutzung von öffentlichen Verkehrsmitteln oder bei Fitness- und Sportangeboten (▶ [P8]). Mit derzeit beobachtbarem Fachkräftemangel (z. B. in Pflegeberufen) wird sich der Arbeitsmarkt immer mehr in einen Arbeitnehmermarkt wandeln, d. h., der Nachfrageüberhang bei der Suche nach Fachkräften wird dazu führen, dass Aspekte des Human-Ressource-Managements an Bedeutung gewinnen und man als Unternehmen nicht nur für Kunden, sondern auch das eigene Personal attraktiv sein muss.

Just-in-Time-Konzept

Dieses Konzept wurde ursprünglich entwickelt, um die Lagerkosten zu minimieren (▶ [P4]). Produkte werden erst dann für den Verbraucher hergestellt, wenn sie nachgefragt werden. Bei Büchern ist ein Beispiel das sog. »Print on demand«. Das Konzept findet aber auch im Krankenhaus Anwendung, beispielsweise wenn der Patient bei einer elektiven Operation zeitnah aufgenommen wird. Es müssen dafür alle Vorbefunde etc. vorhanden sein. Der Patient sollte in einer ambulanten Sprechstunde für die Operation und Anästhesie aufgeklärt worden sein. Dadurch können stationäre Ressourcen eingespart werden (▶ [P4]); es bedarf aber eines guten Einweisungsmanagements.

Projektmanagement

Projektmanagement dient der Bewältigung von neuartigen komplexen Aufgaben. Hierzu gehört z. B. die Einführung eines neuen Qualitätsmanagement- oder EDV-Systems. Projekte sind dadurch gekennzeichnet, dass sie einmalig sind, einen definierten Anfang (z. B. Änderung der Gesetzeslage) und ein definiertes Ende (z. B. gesetzliche Frist) haben, meistens sehr komplex sind (dies ist relativ zu sehen; eines der wohl komplexesten Projekte war der Pyramidenbau) und ihnen ein begrenztes Budget (▶ [P1]) zur Verfügung steht. Die Herausforderung bei Projekten besteht also darin, das vorgegebene Ziel in der vorgegebenen Zeit unter Einhaltung des Budgets zu erreichen (▶ [P4]). Zunächst werden **Projektziele** definiert und ein **Projektmanager** bestimmt. Dieser beruft mit allen relevanten Personen, d. h. dem **Projekt-**

team, eine Anfangsbesprechung ein, ein sog. **»Kick-Off-Meeting«**. Es erfolgt eine Projektplanung mit dem Setzen von **Meilensteinen**. Das sind Punkte, an denen wichtige Zwischenziele des Projekts erreicht werden sollen. Zur Erreichung der Ziele werden **Teilaufgaben** definiert. Diese können in Form von sog. **Arbeitspaketen** an andere Personen oder auch an externe Unternehmen delegiert und komplett unabhängig voneinander abgearbeitet werden. Während des Projekts wird der Projektzwischenstand an den sog. **Lenkungsausschuss** berichtet. Dieser hat die oberste Kontrolle über den Projektfortschritt und kann ggf. intervenieren.

Die Übertragung von Projekten wird von den betroffenen Mitarbeiterinnen und Mitarbeitern oftmals als zusätzliche Belastung angesehen. Einer erfahrenen Fachärztin beispielsweise bietet ein Projekt aber womöglich die Option, sich für eine Stelle als Oberärztin zu empfehlen. Wer es schafft, ohne Vorgesetztenfunktion eine Projektgruppe zu leiten, wird dies erst recht qua Amt schaffen. Besonders Profilierte sollten aktiv nach Projekten fragen und High-Potentials selbstständig welche initiieren.

Prozessmanagement

Ebenso wie bei der strikten Trennung der ambulanten und stationären Versorgung wird auch in Unternehmen stark in einzelnen Fachabteilungen (»Königreichen«) gedacht. Dies wird als **»Silo-Denken«** bezeichnet. Da auch innerhalb einer Krankenhausabteilung oftmals die Zuständigkeit wechselt, ist die Versorgung des Patienten mitunter insuffizient und ineffizient und es entsteht ein hoher Koordinierungsaufwand.

Beim Prozessmanagement wird die gesamte Behandlung von der prästationären Vorbereitung bis zur Entlassung, d. h. entlang der **Prozesskette**, betrachtet und optimiert. In der Herz- und Gefäßchirurgie am Universitätsklinikum Freiburg beispielsweise wurden zur Prozessverbesserung feste Behandlungsteams bestehend aus Ober-, Assistenz- und Facharzt gebildet. Die Patienten sind jeweils einem Behandlungsteam fest zugeordnet; sie werden während des gesamten stationären Aufenthalts von demselben verantwortlichen Team behandelt.

Beim Produktionsprozess, also z. B. bei der Erstellung einer Gesundheitsleistung, werden folgende Prozesse unterschieden:

- **Nutzleistungen**: Dienen direkt der Patientenbehandlung
- **Stützleistungen**: Sind Voraussetzung für die Leistungserstellung. Sie dienen aber nicht unmittelbar der Behandlung und werden vom Patienten auch nicht wahrgenommen, wie z. B. die Archivierung der Krankenakte.
- **Blindleistungen**: Dienen weder direkt noch indirekt der Behandlung des Patienten, z. B. Doppeluntersuchungen bei fehlenden Unterlagen
- **Fehlleistungen**: Waren ursprünglich als Nutzleistung geplant, können aber aufgrund unvorhergesehener Fehler nicht verwendet werden, z. B. paravenöse Lage einer Venenverweilkanüle, nicht im Labor angekommene Blutproben

Blind- und Fehlleistungen sollten minimiert werden (▶ [P4]). Die Vermeidung der Ressourcenverschwendung durch eine Verringerung nichtwertschöpfender Leistungen wird als »**Lean Management**« bezeichnet. Einen Beitrag zur Prozessoptimierung können auch **klinische Behandlungspfade** liefern, bei denen die zu erledigenden Aufgaben und Zuständigkeiten klar definiert sind. An der Berliner Charité z. B. wird derzeit geprüft, inwieweit die Prozesse der zentralen Notaufnahme optimiert werden können, wenn Patienten mit atraumatischem Bauchschmerz eingeliefert werden. Auch hier kommen Behandlungspfade zum Einsatz.

QHAR-Konzept

Mit dem QHAR-Konzept lässt sich prinzipiell jedes Problem strukturiert bearbeiten. »QHAR« sind die Anfangsbuchstaben der Bezeichnungen der vier Schritte des Konzepts. Am Anfang steht eine Frage (**Q**uestion), die sich aus dem Problem ergibt. Im nächsten Schritt wird eine konkrete **H**ypothese formuliert, nach deren Veri- oder Falsifizierung die anfängliche Frage beantwortbar sein sollte. In der darauffolgenden **A**nalyse werden Daten zur Stützung oder zur Verwerfung der Hypothese gesammelt. Für die Analyse des Problems und dessen Behebung werden **R**essourcen geplant, z. B. finanzielle Ressourcen oder Mitarbeiterzeit (▶ [**P1**]).

Szenariotechnik

Mithilfe der Szenariotechnik wird versucht, anhand der gegenwärtigen Situation eine Aussage über die Zukunft zu treffen, z. B. eine Prognose über den zukünftigen Umsatz des Unternehmens zu erstellen. Dafür sind Annahmen notwendig. Diese werden so verändert, dass einmal das zu prognostizierende Ergebnis unter den besten Bedingungen errechnet wird, das ist das sog. »**Best-Case-Szenario**«, und einmal unter den schlechtesten Bedingungen, das sog. »**Worst-Case-Szenario**«. Das Unternehmen kann sich dementsprechend auf die Szenarien einstellen, z. B. durch Personalplanung unter der Annahme des Worst-Case-Szenarios, um keine Mitarbeiter entlassen zu müssen, und bei positiverer Entwicklung neue einstellen zu können. Außerdem kann durch die Unternehmensführung versucht werden, die Umweltfaktoren entsprechend zu beeinflussen. Beim **Trendszenario** wird die historische Entwicklung, z. B. des Umsatzes, einfach für die zukünftigen Jahre fortgeschrieben.

Wissensmanagement (Knowledge Management)

In einem hochqualifizierten Bereich wie dem Gesundheitswesen ist kontinuierliches Fortbilden und die jederzeitige Verfügbarkeit von medizinischem Fachwissen zum Nachschlagen erforderlich. Zudem veraltet das bereits vorhandene Wissen sehr schnell, man spricht auch von einer kurzen »Halbwertszeit des Wissens«. Eine gezielte Förderung von Kongressbesuchen, das Einrichten einer Datenbank mit medizinischen Fachzeitschriften im Intranet, die Organisation von interdisziplinären Fortbildungsveranstaltungen und das Wechseln auf andere Stationen (job-rotation) können seitens der Unternehmensführung zum aktiven Wissensmanagement beitragen.

8.3 Krankenhausmanagement

Der organisatorische Aufbau der Krankenhäuser in Deutschland ist klassischerweise in drei Säulen gegliedert:

- Ärztlicher Dienst mit ärztlicher Direktion
- Pflegedienst mit Pflegedirektion
- Verwaltung mit Kaufmännischer Direktion

Mittlerweile gibt es aber schon Abteilungen, die eigene Budget- und Umsatzverantwortung haben, sog. **Profit-Center**. Diese agieren wie selbstständige Unternehmen innerhalb des Gesamtunternehmens und konkurrieren mit den anderen Abteilungen (▶ [**P7**]). Bis 1993 gab es in den Krankenhäusern das sog. **Selbstkostendeckungsprinzip**, d. h., die Krankenhäuser haben einfach alle entstandenen Kosten von den Krankenkassen erstattet bekommen. Sie waren daher eher Verwaltungsbetriebe. Es bestanden keine Anreize (▶ [**P8**]) zum wirtschaftlichen Handeln (▶ [**P4**]). In den letzten zwei Jahrzehnten hat der Wandel zum Gesundheitsbetrieb begonnen und hält immer noch an. Für Ärztinnen und Ärzte werden aus diesem Grund in Zukunft bei einer angestrebten Karriere im Krankenhaus auch betriebswirtschaftliche Kenntnisse und Managementfähigkeiten immer wichtiger. Es gibt auch bereits Mediziner in der Geschäftsführung von Krankenhäusern, es findet also eine direkte Konkurrenz mit den Wirtschaftswissenschaftlern (▶ [**P7**]) statt. Auch in die Pflegeausbildung erhält die wirtschaftswissenschaftliche Ausbildung Einzug, es findet eine medizinische und ökonomische Akademisierung der Pflege statt. Dies schlägt sich in der Implementierung von Bachelor- und Masterstudiengängen für die Pflege oder der Hebammenausbildung nieder.

Der finanzielle Druck auf die Krankenhäuser ist in den letzten Jahren immer stärker geworden. Durch die Deckelung des Budgets (▶ [**P1**]) und die Anbindung an die Entwicklung der Grundlohnsumme sind die Einnahmen nur geringfügig gestiegen. Auf der anderen Seite ist es zu vielfältigen Kostensteigerungen gekommen. Gründe dafür sind beispielsweise:

- der Abschluss neuer Tarifverträge,
- Personalmangel insbesondere in der Pflege durch den Fachkräftemangel, aber auch durch die Einführung von Pflegepersonaluntergrenzen und
- die Erhöhung der Preise für Energie.

Nicht zuletzt durch die Covid-19 Pandemie sind viele Krankenhäuser in eine schwierige wirtschaftliche Situation geraten. Durch die Verschiebung von elektiven Behandlungen und Operationen sowie den monatelangen Notbetrieb sind einerseits die Einnahmen deutlich gesunken. Andererseits entstanden durch die notwendigen Hygienemaßnahmen und die lange und ressourcenintensive Behandlung von Covid-Patienten hohe Mehrkosten. Auch die Sachkosten stiegen massiv: Üblicherweise eher günstige Medizinprodukte, wie medizinische Atemschutzmasken und Desinfektionsmittel, erfuhren durch die Pandemie eine rasant steigende Nachfrage und eine

Knappheit dieser Produkte am Weltmarkt, aus der eine massive Preissteigerung resultierte. Auf die Krankenhäuser drückt außerdem der sog. **Investitionsstau** der Bundesländer, der sich wiederum negativ auf die Betriebskosten auswirkt. Durch den Sicherstellungsauftrag müssen die Bundesländer für die Investitionskosten der Krankenhäuser aufkommen. Aufgrund der Knappheit an Geldmitteln (▶ [**P1**]) sind einige Bundesländer diesen Verpflichtungen aber nur ungenügend nachgekommen.

In den letzten Jahren hat die Zahl der Krankenhäuser kontinuierlich abgenommen: Im Jahr 2004 gab es noch 2.166 Krankenhäuser, heute nur noch etwa 1.900. Allerdings haben einige Krankenhäuser auch fusioniert, so dass der Rückgang nicht automatisch Schließungen bedeutet. Die Zahl der Krankenhäuser wird weiter sinken und es werden nur die wirtschaftlichsten (▶ [**P4, P7**]) überleben.

Für Einsparungen im ärztlichen Bereich werden in einigen Krankenhäusern vermehrt ärztliche Tätigkeiten an nichtärztliche Mitarbeiter delegiert, z. B. die Blutentnahmen. Viele Kliniken nutzen geschulte Kodierfachkräfte für die Abrechnung. Dies ist vom Human-Ressource-Ansatz sinnvoll, da sich die höher bezahlte Ärztin dann mehr ihrer Kernkompetenz (der unmittelbaren Behandlung von Patienten) widmen kann. Die Kodierfachkräfte verfügen über eine größere Routine, wodurch komparative Kostenvorteile entstehen. Eine intensive Abstimmung zwischen der Ärztin und der Kodierfachkraft bleibt davon ungenommen.

Ein weiteres Kostensparmodell sind die sog. Teleportalkliniken. Es muss und kann nicht in jedem Haus der Grund- und Regelversorgung die gesamte spezielle Infrastruktur vorgehalten werden. In den Teleportalkliniken wird die Diagnostik vor Ort durchgeführt und die Ergebnisse online an größere Kliniken weitergeleitet, wo von Spezialisten der Befund erstellt wird. Insgesamt hält immer mehr Technologie Einzug in den Klinikalltag. Ärzte führen Visiten auf mobilen Endgeräten (z. B. Tablets oder Laptops) durch, Patienten erhalten Barcodes oder QR-Codes als Armband, um nicht verwechselt zu werden, Automaten stellen die benötigten Arzneimittel für den Patienten zusammen und die gesamte Dokumentation rund um die Behandlung der Patienten findet in einer elektronischen Patientenakte statt. Auch der Einsatz von Künstlicher Intelligenz (KI) in Krankenhäusern kann einerseits die Kosten senken, aber auch die Behandlungsqualität erhöhen und wird in Zukunft sicherlich noch weiter an Bedeutung im Klinikalltag gewinnen. Schon jetzt ist der Nutzung von KI im Bereich der bildgebenden Diagnostik, aber auch aus der Operationstechnik nicht mehr wegzudenken, insbesondere in Bereichen, die zu klein sind, um sie mit dem menschlichen Auge zu erfassen.

Weiterhin hat eine Internationalisierung des Krankenhausmarktes begonnen. So sind sowohl ausländische Anbieter am deutschen Markt tätig, umgekehrt besitzen aber auch deutsche Klinikkonzerne Krankenhäuser im Ausland. Dies kann den Austausch von Wissen und innovativen Ideen über die Ländergrenzen und Gesundheitssysteme hinaus fördern.

Seit dem 2010 ist die Vergütung für dieselbe DRG in allen Krankenhäusern eines Bundeslandes identisch, es gilt ein einheitlicher Landesbasisfallwert. Danach werden diese an einen sog. **Bundesbasisfallwertkorridor** angeglichen, durch den die Vergütung bis auf die Bundesebene vereinheitlicht werden soll. In den Verhandlungen mit den Krankenkassen wird dann nicht mehr die Höhe, sondern nur noch die Menge der zu erbringenden Leistung verhandelt werden. Da zwischen den Anbietern keine preislichen Unterschiede mehr bestehen, wird der Wettbewerb zwischen den Krankenhäusern (▶[P7]) dann zunehmend auf der Ebene der Qualität der erbrachten Leistung stattfinden.

Viele akutstationäre Einrichtungen schließen sich mit Anbietern aus den anderen Gesundheitssektoren zu »**Gesundheitszentren**« zusammen. Dadurch kann die ambulante Versorgung in Form von Medizinischen Versorgungszentren, die akutstationäre Versorgung und die Rehabilitation bzw. die Pflege aus einer Hand von einem Leistungserbringer angeboten werden. Durch die Zentrierung können Verwaltungskosten reduziert und die medizinische Infrastruktur besser ausgelastet (▶[P4]) werden, z. B. durch eine gemeinsame Nutzung von Großgeräten wie CTs. Ein weiterer Vorteil ist, dass die Patientenströme besser steuerbar sind: Die Krankengeschichte kann besser weitergeleitet werden und bei Fragen können die Fälle in interdisziplinären und intersektoralen Konferenzen besprochen werden. Eine zum Gesundheitszentrum gehörende Apotheke kann öffentlich zugänglich sein, d. h., als Offizinapotheke agieren, und gleichzeitig als Versorgungsapotheke das Krankenhaus und die Rehabilitationsklinik bedienen. In einem zum Zentrum gehörenden Patientenhotel können die Patienten poststationär noch ein wenig behütet oder Angehörige untergebracht werden. Die Spa-Bereiche der Rehabilitationskliniken können aktiv um gesundheitsbewusste gesunde Selbstzahler werben. Zur Erzielung eines Wiedererkennungseffekts beim Kunden agiert das Gesundheitszentrum insgesamt idealerweise unter einer Dachmarke, was auch die Identifikation der Mitarbeiter mit dem Unternehmen erhöhen kann (»we are family«).

8.4 Praxismanagement

Für viele Medizinerinnen und Mediziner ist nach 12 bis 13 Jahren Schule, 6,5 Jahren Medizinstudium und 5–6 Jahren Facharztausbildung die Selbstständigkeit mit einer eigenen Praxis der größte Traum. Dieser Schritt muss aber gut geplant werden, man kauft sich ja auch nicht einfach mal irgendwo irgendein Haus für 300.000 Euro und hofft dann, dass schon alles gut gehen wird.

Einzel-, Praxis- und Gemeinschaftspraxen in der vertragsärztlichen Versorgung dürfen nur in der Rechtsform einer Personengesellschaft geführt werden: Die Eigentümer haften damit auch mit ihrem Privatvermögen. Ein Medizinisches Versorgungszentrum (MVZ) kann auch als Kapitalgesellschaft geführt werden, z. B. als Gesellschaft mit beschränkter Haftung (GmbH). Die Haftung ist dann auf das Stammkapital beschränkt. Aufgrund der beschränkten Haftung mit einem höheren Ausfallrisiko vergeben die Banken aber schwerer Kredite, es ist daher Eigenkapital notwendig oder es müssen weitere Gesellschafter aufgenommen werden.

Vor der **Praxisgründung** sollte unbedingt ein **Business Plan** erstellt werden. Dieser kann Fremdkapitalgebern wie z. B. Banken vorgelegt werden. Der Plan beinhaltet:

- Angaben zum geplanten Unternehmen: Organisation, Rechtsform
- Erstellte Produkte und Dienstleistungen: z. B. Schwerpunkte der Praxis, individuelle Gesundheitsleistungen
- Marktsituation: räumliche Distanz zu den Wettbewerbern, Einzugsgebiet, allgemeine Entwicklungen im Markt, z. B. Ausstieg der Hausärzte aus dem KV-System
- Marketing: z. B. Namensgebung bei der Gründung eines MVZ
- Unternehmensleitung: Name, Qualifikation, Managementerfahrung
- Dreijahresplanung: geplante Einnahmen und Ausgaben, Anzahl und Gehalt der Mitarbeiter
- Kapitalbedarf: gesamtes Kapital, Eigenkapital, von den Banken benötigtes Fremdkapital

Es bestehen grundsätzlich zwei Möglichkeiten, sich an einem Gesundheitsunternehmen finanziell zu beteiligen. Bei der eigenen Praxis oder dem eigenen MVZ sind die Kapitalgeber und die Geschäftsführer identisch, es liegt eine **Selbstorganschaft** vor. Bei der **Fremdorganschaft** wird das Unternehmen von Managern, sog. **Agenten**, geführt. Ärzte können sich als Kapitalgeber, d. h. als **Prinzipal**, an dem Unternehmen beteiligen, z. B. an einem MVZ. Bei der Selbstorganschaft stehen dem Arzt alle relevanten Informationen zur Unternehmensführung zur Verfügung, er muss aber auch zur erfolgreichen Führung des Unternehmens über das notwendige Management-Know-how verfügen. Bei der Fremdorganschaft hat der Arzt einen Informationsnachteil. Der Agent verfolgt möglicherweise eigene Interessen oder agiert risikobehaftet, da er ja im Verlustfall nicht sein eigenes Geld verliert. Beide Systeme haben Vor- und Nachteile. Wem beides zu unsicher oder zu aufregend ist, der sollte kein Kapital in eine solche Unternehmung investieren und stattdessen ein Anstellungsverhältnis in einem Krankenhaus oder MVZ wählen. Das hat dann aber den Nachteil, sich dem Willen eines Dienstherrn unterordnen zu müssen.

Die Neugründung einer Praxis ist mit hohen **Investitionskosten** verbunden. Auch eine Übernahme einer bestehenden Praxis ist sehr kostspielig. Der Kaufpreis hängt von materiellen Faktoren, wie den Räumlichkeiten und der Ausstattung, von ideellen Faktoren, wie dem Ruf der Praxis, der Qualifikation des Personals, und dem Patientenstamm ab. Es muss mit Ausgaben im mittleren sechsstelligen Bereich gerechnet werden. Die Kassenärztlichen Vereinigungen bieten kostenlose Niederlassungs- und Praxisberatungen an.

Ist man Eigentümer einer Arztpraxis geworden, so betragen die jährlichen Einnahmen durchschnittlich 602.000 Euro (Stand: 2019). Zieht man die entstandenen Ausgaben (Personal, Miete, Material, Praxisausstattung, Versicherungen) für die Leistungserstellung ab, so bleibt ein **Reinertrag** von durchschnittlich 296.000 Euro (Stand: 2019). Je nach Praxistyp (Einzel- oder Berufsausübungsgemeinschaften) und Fachrichtung variieren diese Zahlen teils erheblich.

Vom Reinertrag müssen nun noch die Einkommenssteuer und die Sozialabgaben bezahlt werden. Da es sich nicht um ein Angestelltenverhältnis mit paritätischer Finanzierung handelt, müssen die Sozialabgaben voll vom Arzt abgeführt werden. Das zu erwartende Arztgehalt liegt folglich unterhalb des Reinertrags.

Nicht immer ist ein Vertragsarztsitz am Wunschort frei. Manchmal besteht daher gar nicht die Möglichkeit einer Neugründung. Um vertragsärztlich tätig zu werden, muss oftmals eine bestehende Praxis übernommen werden. Der Verkäufer hat das Interesse, einen möglichst hohen Verkaufspreis zu erzielen (▸ [**P4**]). Der Käufer dagegen möchte einen möglichst geringen Kaufpreis zahlen (▸ [**P4**]). Oftmals legt der Verkäufer eine sog. **Praxisbewertung** vor, auch **Due Dilligence** genannt. Es empfiehlt sich, sich vor dem Kauf selbst professionell beraten zu lassen und eine eigene Praxisbewertung in Auftrag zu geben. In Gebieten mit hoher Nachfrage für Praxisübernahmen und geringem Angebot, z. B. in Großstädten, können oft sehr hohe Kaufpreise verlangt werden, ohne dass ein entsprechender materieller Gegenwert vorhanden ist. Der Arzt sollte sich genau überlegen, welchen Preis er zu zahlen bereit ist und ob nicht auch eine räumliche Veränderung als Alternative in Betracht zu ziehen wäre.

Nach dem Erwerb der eigenen Praxis gilt es nun, die Einnahmen zu steigern bzw. mindestens zu halten.

Innerhalb der Regelleistungsvolumina für GKV-Patienten werden die Leistungen mit einem festen Punktwert vergütet. Werden die Leistungsmengen überschritten, ist dieser variabel. Die Wachstumsmöglichkeiten im Bereich der allgemeinen Behandlung von GKV-Patienten sind damit begrenzt. Durch die Teilnahme an speziellen Behandlungsformen, wie z. B. Disease-Management-Programmen und anderen GKV-Programmen, die extrabudgetär vergütet werden, besteht eine zusätzliche verlässliche Einnahmequelle für den Arzt. Auch die Einnahmen durch Individuelle Gesundheitsleistungen sind verlässlich, da die Abrechnung auf der Gebührenordnung für Ärzte basiert und die Leistungen von den Patienten selbst gezahlt werden. Die Auswahl des Personals und die Mitarbeiterentwicklung sollten auch unter dem Serviceaspekt erfolgen. Bei freundlichem Personal und gutem Terminmanagement kommen die Patienten gerne wieder und empfehlen die Praxis weiter.

Die Einnahmen bei privat versicherten Patienten für dieselbe Leistung sind höher, denn sie zahlen für dieselbe Leistung rund das 2,3-Fache gegenüber gesetzlich Versicherten. Privat versicherte Patienten erwarten dafür aber auch einen entsprechenden Service. Dazu gehören kurze Wartezeiten, eine schnelle Terminvergabe, Freundlichkeit des Personals und ausreichende Gesprächszeit beim Arzt.

Für die Ausbildung von Medizinstudenten (Famulatur, Blockpraktikum) erhalten Ärzte Aufwandspauschalen von den Fakultäten und auch von den Kassenärztlichen Vereinigungen. Die Kapazität der Praxis wird so außerdem gesteigert, da viele Tätigkeiten an die candidatus medicinae delegiert werden können. Das gilt erst recht für die Ausbildung von Assistenzärzten, deren Ausbildung auch von den KVen finanziell gefördert wird.

Neben der Einnahmesteigerung können auch die Ausgaben gesenkt werden, da sich der Reinertrag aus den Einnahmen abzüglich der Ausgaben ergibt. Die Prozesse in der Praxis sollten so effizient organisiert werden, dass die Mitarbeiterzahl (**»Headcount«**) auf das Notwendige angepasst werden kann. Eine Kennzahl zum Benchmarking mit anderen Praxen bietet die **Mitarbeiterproduktivität**. Das sind die Einnahmen je **Vollzeitäquivalent**. Zur Optimierung der Mieten kann sich ein Umzug innerhalb des Zulassungsbezirks evtl. schnell lohnen. Dabei darf die Distanz zum ursprünglichen Sitz aber nicht zu groß sein, um die Stammpatienten der Praxis nicht zu verlieren. Bei der Optimierung der Ausgaben für medizinisches Verbrauchsmaterial kann geprüft werden, inwieweit ein Wechsel des Anbieters oder die

Abnahme größerer Mengen (Lagerung, Zusammenschluss mit anderen Praxen) Vorteile bringen kann.

Fragen zur Selbstkontrolle

1. Welche vier Faktoren (vier Ps) sind relevant, um einen potenziellen Käufer zum Kauf der Produkte zu bewegen?
2. Aus welchen beiden Komponenten setzt sich der Umsatz eines Unternehmens zusammen?
3. Wie kann man den Gewinn eines Unternehmens erhöhen?
4. Wodurch unterscheiden sich Eigen- und Fremdkapital?
5. Was sind fixe und was variable Kosten?
6. Was sind Einzel- und was Gemeinkosten?
7. Wozu dient die Gewinnschwellenanalyse?
8. Welche Bedeutung kommt den Star-Produkten eines Unternehmens zu?
9. Was ist ein Meilenstein?
10. Welche Leistungen bei der Leistungserstellung gilt es zu minimieren?
11. Was ist ein Profit-Center?
12. Was ist Due Diligence?

Grundprinzipien der Ökonomie

Wir hoffen, dass Sie trotz der vielen, weitaus nicht erschöpfenden Details in diesem Buch die Grundprinzipien der Ökonomie nicht vergessen haben.

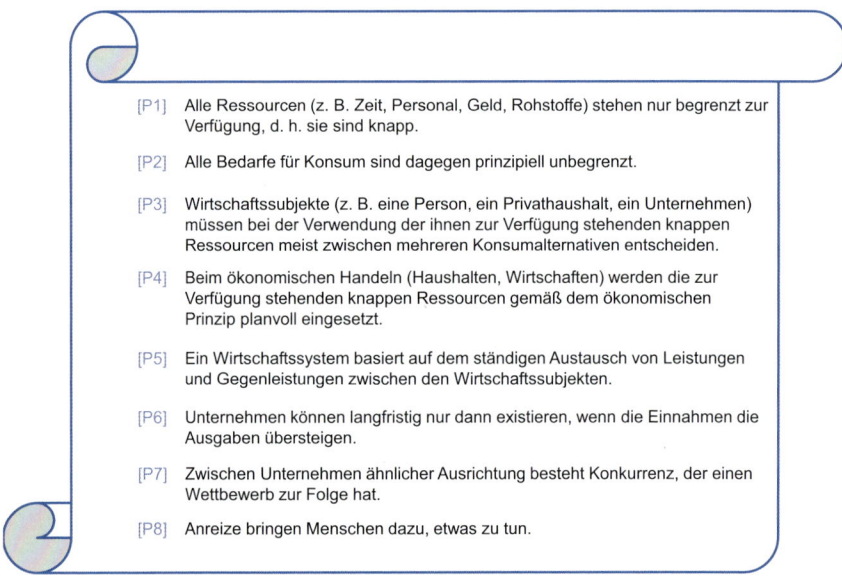

[P1] Alle Ressourcen (z. B. Zeit, Personal, Geld, Rohstoffe) stehen nur begrenzt zur Verfügung, d. h. sie sind knapp.

[P2] Alle Bedarfe für Konsum sind dagegen prinzipiell unbegrenzt.

[P3] Wirtschaftssubjekte (z. B. eine Person, ein Privathaushalt, ein Unternehmen) müssen bei der Verwendung der ihnen zur Verfügung stehenden knappen Ressourcen meist zwischen mehreren Konsumalternativen entscheiden.

[P4] Beim ökonomischen Handeln (Haushalten, Wirtschaften) werden die zur Verfügung stehenden knappen Ressourcen gemäß dem ökonomischen Prinzip planvoll eingesetzt.

[P5] Ein Wirtschaftssystem basiert auf dem ständigen Austausch von Leistungen und Gegenleistungen zwischen den Wirtschaftssubjekten.

[P6] Unternehmen können langfristig nur dann existieren, wenn die Einnahmen die Ausgaben übersteigen.

[P7] Zwischen Unternehmen ähnlicher Ausrichtung besteht Konkurrenz, der einen Wettbewerb zur Folge hat.

[P8] Anreize bringen Menschen dazu, etwas zu tun.

Die Kenntnis dieser Prinzipien wird Ihnen in vielen Situationen helfen zu verstehen, warum Menschen so handeln, wie sie handeln.

Glossar

Adverse Selektion: Ansammlung von bestimmten Personengruppen mit hohen Risiken in einer Versicherung. Bei einer Freiwilligkeit der Krankenversicherung würden vermehrt kranke Menschen eine Versicherung abschließen und gesunde weniger.
Allokation: Zuordnung, Verteilung von Ressourcen.
Altersrückstellungen: Ansparungen in der privaten Kranken- und Pflegekasse. In jungen gesunden Jahren übersteigen die Nettobeiträge die Nettoausgaben. Damit die Beiträge im höheren Alter mit hoher Krankheitswahrscheinlichkeit nicht zu stark ansteigen, wird die Differenz angespart.
Amortisation: Eine finanzielle Investition lohnt sich durch die entsprechenden zukünftigen Einnahmen.
Angebotsinduzierte Nachfrage: Steigerung der Nachfrage nach Gesundheitsleistungen durch den Patienten durch vermehrtes Vorhandensein von Leistungserbringern (z. B. Arztpraxen) und aktives Herantragen von Leistungen durch den Leistungserbringer (Arzt). Eine wichtige Voraussetzung für angebotsinduzierte Nachfrage ist die asymmetrische Informationsverteilung zwischen den Marktteilnehmern.
Anreiz: Ein externer Grund für die Motivation eines Individuums, etwas zu tun.
Anschlussheilbehandlung (AHB): Medizinische Rehabilitation in einer Rehabilitationsklinik beginnend innerhalb von zwei Wochen nach Beendigung des stationären Aufenthalts
Apothekenverkaufspreis: Preis, zu dem ein Arzneimittel in der Apotheke abgegeben wird. Er setzt sich zusammen aus dem Herstellerabgabepreis, der Großhandelsspanne, der Marge für die Apotheke und der Mehrwertsteuer.
Äquivalenzprinzip: Einer Leistung folgt eine Gegenleistung in entsprechender Höhe. In der privaten Krankenversicherung erfolgt die Kalkulation der Prämien auf der Basis des individuellen Krankheitsrisikos (Alter, Vorerkrankungen) und es werden Leistungen entsprechend dem Vertragsinhalt gewährt (Wahlleistung Unterkunft, wahlärztliche Leistung). In der gesetzlichen Krankenversicherung folgt die Höhe des Krankentagegeldes der Höhe der Beiträge.
Arztvorbehalt: Heilmittel (z. B. Physiotherapie, Ergotherapie) müssen zunächst von einem Vertragsarzt verordnet werden, damit sie zu Lasten der GKV erbracht werden dürfen.
Asymmetrische Informationsverteilung: Ungleicher Informationsstand zwischen Marktteilnehmern. Im Gesundheitswesen hat z. B. medizinisches Personal mehr Fachwissen als ihre Patienten. Eine Krankenversicherung weiß weniger um gesundheitsrelevantes Fehlverhalten eines Versicherten als der Versicherte selbst. Asymmetrische Informationsverteilung ist ein Grund dafür, dass unerwünschte Markteffekte auftreten, wie z. B. die Nachfrage nach unnötigen Behandlungen (angebotsinduzierte Nachfrage) oder die Anhäufung bestimmter Risiken bei einem Versicherungsunternehmen (adverse Selektion).
Barwert: Aktueller Wert (Gegenwartswert) von zukünftigen oder historischen Kosten. Seine Ermittlung geschieht durch Diskontierung.
Beitragsbemessungsgrenze: Die Grenze, bis zu der das Einkommen für die Berechnung des Beitrags für die gesetzliche Krankenversicherung herangezogen wird.
Belastungsgrenze: Maximum der jährlichen Zuzahlungen zur Vermeidung einer Überforderung von finanziell Schwächeren (2 % des Bruttoeinkommens).
Belegarzt: Ambulante Vertragsärzte, die notwendige operative Leistungen für ihre Patienten im Krankenhaus selbst erbringen. Sie rechnen ihre Leistungen nach dem EBM ab, das Krankenhaus erhält eine spezielle DRG (mit monetär geringerem Wert, als wenn das Krankenhaus die Leistung selber erbringt).

Benannte Stelle: Eine staatlich anerkannte Institution (z. B. TÜV), die bei Medizinprodukten die Prüfung und Bewertungen der für die Zulassung notwendigen Konformitätsbewertung durchführt und deren Korrektheit bestätigt.

Beveridge-Typ: Form des Gesundheitswesens, bei der die Gesundheitsleistungen hauptsächlich durch Steuern finanziert werden (z. B. Vereinigtes Königreich).

Bewertungsmaßstab zahnärztlicher Leistungen (Bema): Gebührenkatalog für die Abrechnung von zahnärztlichen Leistungen für gesetzlich Krankenversicherte.

Bismarck-Typ: Form des Gesundheitswesens, bei der die Gesundheitsleistungen überwiegend durch solidarische Versicherungen finanziert werden (z. B. Deutschland).

Blankoverordnung: Eine Art der Heilmittelverordnung, in der die verordnenden Ärztinnen und Ärzte lediglich die Notwendigkeit einer Heilmittelversorgung festlegen. Die genaue Art, das Ausmaß und die Frequenz der Heilmittelerbringung liegen dann in der Hand der Heilmittelerbringer.

Bonusprogramme: Patienten in gesetzlichen Krankenversicherungen erhalten einen finanziellen Bonus, wenn sie an bestimmten Präventionsmaßnahmen teilnehmen.

Bruttoinlandsprodukt (BIP): Wert aller produzierten Waren und Dienstleistungen eines Staates innerhalb eines Jahres.

Budgetierung: Einschränkung der Ausgaben durch Festlegung einer Grenze.

Case Management: Tool zur Verbesserung der Versorgung des individuellen Patienten über die Versorgungsgrenzen hinweg. Ein Case Manager (z. B. eine speziell geschulte Pflegefachkraft der Krankenkasse) überwacht die Behandlung und organisiert die nächsten Schritte (z. B. ambulante Weiterbehandlung nach Krankenhausaufenthalt, Rehabilitation).

Chronikerregelung: Begrenzung der jährlichen Zuzahlungen auf 1 % des Bruttoeinkommens bei Vorliegen von chronischen Erkrankungen.

Conjoint-Analyse: Methode zur Ermittlung von Präferenzen des Konsumenten für Produkteigenschaften.

Cream skimming (Sahne abschöpfen): Selektion von bestimmten Versicherungsgruppen mit guten Risiken (junge Menschen) und hohem Einkommen durch die Krankenkassen.

Diagnosis Related Groups (DRGs): System zur pauschalierten Vergütung von Krankenhausleistungen.

Digitale Gesundheitsanwendungen: Digitale Medizinprodukte (z. B. Gesundheits-Apps) mit einer gesundheitsbezogenen Zweckbestimmung (z. B. Überwachung eines Diabetes), die von den Krankenkassen erstattet werden, sofern sie durch Zulassung durch das Bundesinstitut für Arzneimittel und Medizinprodukte (BfArM) in das Verzeichnis der digitalen Gesundheitsanwendungen aufgenommen worden sind.

Direkte Kosten: Kosten, die zu einem unmittelbaren Verbrauch von Ressourcen führen (z. B. Sachkosten, Personalkosten).

Direktverträge: Gesetzliche Krankenkassen und Leistungserbringer schließen gemeinsam Versorgungsverträge unter Umgehung der Kassenärztlichen Vereinigungen (welche für Kollektivverträge zuständig sind) ab.

Disease-Management-Programme (DMP): Strukturierte Behandlungsprogramme (mit genauen Vorgaben anhand von Leitlinien) für chronische Erkrankungen (Diabetes mellitus, KHK, Asthma/COPD, Mammakarzinom).

Diskontierung: Abzinsung. Werden bei einer Kostenbetrachtung Kosten geprüft, die zu unterschiedlichen Zeitpunkten entstanden sind, müssen alle auf denselben Zeitpunkt umgerechnet werden. Das Ergebnis ist der Barwert.

Diskriminierungsverbot: Gesetzliche Krankenversicherungen dürfen für Risikoversicherte keine höheren Beiträge ansetzen als für alle anderen Versicherten.

Duale Finanzierung: System der Krankenhausfinanzierung. Die Betriebskosten werden von den Krankenkassen in Form von Fallpauschalen getragen, die Investitionskosten (Gebäude, Geräte) von den Bundesländern.

Economies of Scale: Reduzierung der Kosten bei Erhöhung der Ausbringungsmenge (durch Lerneffekte).

Economies of Scope: Reduzierung der Kosten, wenn ein Unternehmen nicht nur ein, sondern auch andere ähnliche Produkte herstellt.

Effectiveness: Wirksamkeit einer Gesundheitstechnologie unter Alltagsbedingungen.

Effektivität: Zielerreichungsgrad – Wird das angestrebte Ziel erreicht? Anderes Wort für Produktivität.
Efficacy: Wirksamkeit einer Gesundheitstechnologie (z. B. eines Arzneimittels) unter Studienbedingungen (randomisierte klinisch kontrollierte Studie).
Effizienz: Verhältnis von eingesetzten Produktionsfaktoren (Input) zum Ergebnis (Output). Synonym für Wirtschaftlichkeit.
Einheitlicher Bewertungsmaßstab (EBM): Gebührenkatalog für die Abrechnung von ärztlichen Leistungen für gesetzlich Krankenversicherte.
Einzelkosten: Die Kosten können dem Verursacher (Patient) direkt zugeordnet werden. Im Krankenhaus handelt es sich z. b. um Arzneimittelkosten für die Arzneimittel, die der Patient verbraucht.
Einzelleistungsvergütung: Es wird jede einzelne Leistung gesondert abgerechnet. Vorherrschend in der ambulanten Versorgung.
Erlaubnisvorbehalt: Medizinische Leistungen im ambulanten vertragsärztlichen Bereich dürfen erst dann zu Lasten von gesetzlichen Krankenkassen erbracht werden, wenn der Gemeinsame Bundesausschuss diese in den Leistungskatalog aufgenommen hat.
Fallpauschale: Die Behandlung eines Falls (z. B. Blinddarmentfernung) wird durch die Zahlung einer Pauschale abgegolten, unabhängig von den tatsächlich entstandenen Kosten. Vorherrschende Vergütungsform im akutstationären Bereich im deutschen DRG-System.
Festbetrag: Erstattungshöchstbetrag für gewisse Arzneimittel. Ist der Apothekenverkaufspreis höher als der Festbetrag, müssen gesetzlich Krankenversicherte die Differenz selbst bezahlen. Festbeträge existieren auch für Hilfsmittel.
Fixe Kosten: Diese ändern sich nicht mit der Produktionsmenge (z. B. Kosten für Gebäude und Verwaltung).
Freie Leistungen: Leistungen, die über die Regelleistungsvolumina hinaus erbracht werden.
Fremdbesitzverbot: Apotheken dürfen nur durch Apotheker betrieben werden und nicht durch Kapitalgesellschaften.
Friktionskostenansatz: Methode zur Bewertung des Produktivitätsverlustes durch die Abwesenheit von der Arbeit durch Krankheit.
Frührehabilitation: Medizinische Rehabilitation bereits während des akutstationären Aufenthalts, z. B. bei einem Schlaganfall.
Gatekeeping: Der Patient sucht zunächst den Hausarzt auf, der über eine Überweisung an einen Spezialisten entscheidet.
Gebührenordnung für Ärzte (GOÄ): Abrechnungskatalog für ärztliche Leistungen bei privat Krankenversicherten oder Selbstzahlern.
Gebührenordnung für Zahnärzte (GOZ): Abrechnungskatalog für zahnärztliche Leistungen bei privat Krankenversicherten oder Selbstzahlern.
Geldleistungen: Versicherte erhalten im Krankheitsfall Geld von den Krankenkassen. In der privaten Krankenversicherung zahlen die Versicherten die Rechnung der Leistungserbringer zunächst selbst und bekommen die Kosten erstattet (Kostenerstattungsprinzip). In der gesetzlichen Krankenversicherung erhalten Versicherte bei langandauernder Krankheit einen Lohnausgleich. In der gesetzlichen Pflegeversicherung können entweder Leistungen direkt von Vertragspartnern als Sachleistung in Anspruch genommen werden oder die Pflege wird selbstständig organisiert und monetär von der Pflegeversicherung kompensiert (Geldleistung). Die Inanspruchnahme von Sach- und Geldleistung in der Pflegeversicherung wird als Kombinationsleistung bezeichnet.
Gemeinkosten: Können dem Verursacher nicht direkt zugeordnet werden. Im Krankenhaus sind das z. B. Verwaltungskosten. Die Verteilung der Kosten auf die einzelnen Kosten erfolgt durch Schlüsselung.
Gemeinsamer Bundesausschuss (G-BA): Höchstes Organ der Selbstverwaltung im Versorgungsbereich der gesetzlichen Krankenversicherung. Der G-BA legt fest, welche Leistungen zu Lasten der gesetzlichen Krankenversicherung erbracht werden dürfen, und definiert Qualitätsstandards.
Generikum: Arzneimittel, bei dem der Patentschutz abgelaufen ist. Andere Hersteller als der Originalhersteller stellen das Arzneimittel mit demselben Wirkstoff her.

German Appropriateness of Evaluation Protocol (G-AEP): Checkliste zur Überprüfung der Notwendigkeit zur stationären Behandlung. Wird vom Medizinischen Dienst eingesetzt.
Gesamtvergütung: Summe für die ambulante Versorgung von gesetzlich Krankenversicherten. Sie wird von den Krankenkassen an die Kassenärztlichen Vereinigungen gezahlt.
Gesetzliche Pflegeversicherung (GPV): Sie setzt sich aus der sozialen und der privaten Pflegeversicherung zusammen.
Gesundheitsfonds: Bankkonto bei der Deutschen Bundesbank. Auf dieses fließen die Beiträge der Mitglieder der gesetzlichen Krankenkassen (Arbeitgeber- und Arbeitnehmeranteil) und Steuerzuschüsse. Die Krankenkassen erhalten aus diesem Topf pro Versichertem eine Grundpauschale, in Abhängigkeit von der Versichertenstruktur der Krankenkasse (Krankheiten der Versicherten) auch einen Morbiditätszuschlag.
Gesundheitsökonomische Evaluationen: Wissenschaftliche Methoden in der Gesundheitsökonomie. Mit ihnen werden entweder nur Kosten erhoben (Kostenanalyse, z. B. einer Krankheit) oder die Kosten einer Gesundheitstechnologie dem Nutzen gegenübergestellt (Kosten-Effektivitätsanalyse, Kosten-Nutzwertanalyse, Kosten-Nutzen-Analyse).
Gesundheitsquote: Anteil der Gesundheitsausgaben am Bruttoinlandsprodukt.
Gesundheitstechnologie: Leistungen im Gesundheitswesen, z. B. Arzneimittel, Operationen, Medizintechnik.
Gewährleistungsauftrag: Kassenärztliche Vereinigungen und Kassenzahnärztliche Vereinigungen sollen eine qualitative und wirtschaftliche Versorgung von Versicherten der gesetzlichen Krankenkassen erbringen.
Gewinn: Umsatz abzüglich der Kosten.
Grundlohnsumme: Summe der beitragspflichtigen Einkommen der Mitglieder einer Sozialversicherung, z. B. der gesetzlichen Krankenversicherung.
Häusliche Krankenpflege: Medizinische Behandlungspflege im Rahmen der GKV, um einen Krankenhausaufenthalt zu verhindern, zu verkürzen oder um den Erfolg der stationären Behandlung poststationär zu sichern. Darf nicht mit der ambulanten Pflege im Rahmen der Pflegeversicherung verwechselt werden, bei der die Grund- und Körperpflege sowie die hauswirtschaftliche Versorgung erbracht werden.
Health Maintenance Organization (HMO): Organisationsmodell aus den USA, bei dem die Leistungsfinanzierer (Krankenkassen) gleichzeitig auch die Leistung erbringen, d. h. Krankenhäuser und Arztpraxen betreiben. In Deutschland besteht diese Organisationsform im engeren Sinne historisch bedingt nur bei der Bundesknappschaft.
Health Technology Assessment (HTA): Systematische Beurteilung von Gesundheitstechnologien (Operationen, Arznei-, Heil- und Hilfsmittel) unter medizinischen, gesundheitsökonomischen, ethischen, juristischen, psychologischen und politischen Gesichtspunkten.
Heilmittel: Persönlich zu erbringende medizinische Maßnahmen im Rahmen der physikalischen Therapie, der Ergotherapie, der Sprachtherapie und der Podologie.
Herausforderung: Anderes Wort für Problem.
Humankapitalansatz: Methode zur Bewertung des Produktivitätsverlustes durch die Abwesenheit von der Arbeit durch Krankheit.
ICD-10: International Classification of Diseases in der 10. Version. Klassifikation der Krankheiten der WHO.
Indirekte Gesundheitspolitik: Politische Entscheidungen (z. B. in der Umweltpolitik), die Einfluss auf die Gesundheit einer Bevölkerung haben, aber nicht die klassischen Felder (z. B. Krankenversorgung) des Gesundheitswesens betreffen.
Indirekte Kosten: Kosten, die nicht zu einem unmittelbaren Verbrauch von Ressourcen führen, z. B. Produktivitätsverlust durch die Abwesenheit von der Arbeitsstelle im Krankheitsfall.
Intangible Kosten: Kosten, die zu keinem Verbrauch von monetär bewertbaren Ressourcen führen. Dazu zählen z. B. Schmerzen, Stress oder die Einschränkung der Lebensqualität im Krankheitsfall.
Individuelle Gesundheitsleistungen (IGel): Leistungen, die nicht im Leistungskatalog für gesetzlich Krankenversicherte enthalten sind.
Input: Produktionsfaktoren zur Erstellung einer Leistung (z. B. Operationsbesteck, Narkotika und personelle Ressourcen bei einer Appendektomie).

Institut für das Entgeltsystem im Krankenhaus (InEK): Institut für die Pflege und Weiterentwicklung des deutschen DRG-Fallpauschalensystems.
Institut für Qualität und Wirtschaftlichkeit im Gesundheitswesen (IQWiG): Das IQWiG agiert ausschließlich auf Veranlassung des G-BA und des Bundesministeriums für Gesundheit. Seine Aufgabe liegt u. a. in der fachlichen und unabhängigen Begutachtung. Dabei führt es Bewertungen von Gesundheitstechnologien (Arzneimittel, Operationen, andere Prozeduren) durch.
Institut für Qualität und Transparenz im Gesundheitswesen (IQTIG): Das IQTIG arbeitet im Auftrag des G-BA. Es entwickelt Verfahren zur Messung und Darstellung der Versorgungsqualität und beteiligt sich an Durchführung von Maßnahmen zur Weiterentwicklung der sektorübergreifenden, externen Qualitätssicherung.
Integrierte Versorgung: Interdisziplinäre und intersektorale (ambulant und stationär) Behandlung zur Verringerung des Schnittstellenproblems zwischen den einzelnen Leistungserbringern.
Jumbo-Gruppe: Festbetragsgruppe, in die auch patentgeschützte Arzneimittel eingeschlossen werden.
Kapitaldeckungsverfahren: Verfahren zur Finanzierung von Gesundheitsleistungen in der privaten Kranken- und der privaten Pflegeversicherung. In jüngeren Jahren wird mehr eingezahlt als durchschnittlich ausgegeben. Das eingesparte Geld pro Alterskohorte wird am Kapitalmarkt angelegt und steht zur Verfügung, wenn altersbedingt die Gesundheitsausgaben steigen.
Kapitalgesellschaft: Mögliche Rechtsform eines Unternehmens. Sie besitzt eine eigene Rechtspersönlichkeit und ist damit rechtlich selbstständig. Medizinische Versorgungszentren können beispielsweise als Kapitalgesellschaft betrieben werden (z. B. als GmbH oder Aktiengesellschaft), Vertragsarztpraxen und Apotheken dürfen dahingegen explizit nicht als Kapitalgesellschaften geführt werden.
Kassenärztliche Vereinigungen (KVen): Vertragspartner für die gesetzlichen Krankenkassen für die ambulante ärztliche Versorgung. Ärzte, die gesetzlich versicherte Patienten behandeln wollen, sind Zwangsmitglieder.
Kassenwahl: Gesetzlich Krankenversicherte können die Krankenkasse frei wählen.
Kassenzahnärztliche Vereinigungen (KZVen): Vertragspartner für die gesetzlichen Krankenkassen für die zahnärztliche Versorgung. Zahnärzte, die gesetzlich Versicherte behandeln wollen, sind Zwangsmitglieder.
Klinische Behandlungspfade (Clinical Pathways): Strukturierte Behandlungsabläufe zur Verkürzung der Krankenhausverweildauer.
Kombinationsleistung: Gleichzeitige Inanspruchnahme von Geld- und Sachleistungen.
Kontrahierungszwang: Gesetzliche Krankenkassen müssen jeden Anwärter aufnehmen, unabhängig von Vorerkrankungen und Einkommen.
Kostenarten: Geben an, welche Kosten entstanden sind, also z. B. Personalkosten, Sachkosten etc.
Kostenerstattungsprinzip: Der Patient zahlt die Rechnung (z. B. für die Leistung in der Arztpraxis) zunächst selbst und bekommt die entstandenen Kosten zurückerstattet. Vorherrschendes Prinzip in der privaten Krankenversicherung, es können aber auch entsprechende Tarife in der gesetzlichen Krankenversicherung freiwillig gewählt werden.
Kostenexplosion: Ein medial erzeugter Mythos, der angeblich die Ausgabenentwicklung im deutschen Gesundheitswesen beschreiben soll. Eine explosionsartige Entwicklung der Ausgaben hat es nicht gegeben.
Kostenstellen: Geben an, wo die Kosten entstanden sind, also z. B. Normalstation, OP, Radiologie.
Kostenträger: Einheit, auf die die in einem Unternehmen entstandenen Kosten bezogen werden. In Industrieunternehmen sind dies die hergestellten Produkte, im Krankenhaus der Patient. Der Begriff wird umgangssprachlich fälschlicherweise für Leistungsfinanzierer (z. B. Krankenkassen) verwendet.
Kostenverlagerung: Ausgrenzung von Leistungen aus dem Leistungskatalog von Sozialversicherungen und Verlagerung auf den Patienten (z. B. durch Zuzahlungen).

Leistungserbringer: Sie produzieren medizinische Leistungen, also Arztpraxen, Krankenhäuser usw.

Leistungsfinanzierer: Übernehmen die Kosten für die medizinische Versorgung, also Krankenkassen, Pflegekassen, Unfallkassen und andere. Sie werden umgangssprachlich fälschlicherweise als Kostenträger bezeichnet.

Leistungskatalog: Er legt fest, welche Leistungen zu Lasten der gesetzlichen Krankenkassen erbracht werden dürfen.

Markt: Zusammentreffen von Angebot und Nachfrage.

Markttyp: Form des Gesundheitswesens, bei der die Gesundheitsleistungen hauptsächlich privat finanziert werden (z. B. die USA).

Maximalprinzip: Ausprägung des ökonomischen Prinzips. Erreichen des größtmöglichen Nutzens bei begrenzten Ressourcen.

Medizinischer Dienst (MD): Er führt die Begutachtung zur Feststellung der Pflegebedürftigkeit und Einordnung in die Pflegegrade durch, prüft Abrechnungen zur akutstationären Versorgung und überprüft die Qualität der Versorgung in Pflegeheimen. Der MD wurde bis 2021 als medizinischer Dienst der Krankenkassen (MDK) bezeichnet.

Medizinisches Versorgungszentrum (MVZ): Ärztlich geleitete interdisziplinäre Einrichtung zur ambulanten Versorgung.

Mehrbesitzverbot: Apotheker dürfen maximal drei Apotheken in räumlicher Nähe besitzen.

Minimalprinzip: Ausprägung des ökonomischen Prinzips (ökonomisches Handeln). Erreichen eines vorgegebenen Ziels mit dem geringstmöglichen Einsatz von Ressourcen.

Mitglieder: Beitragszahler in der gesetzlichen Krankenversicherung. Es gibt Pflichtmitglieder und freiwillige Mitglieder. Arbeitslose Ehepartner und eigene Kinder sind Mitversicherte. Diese und die Mitglieder sind die Versicherten einer gesetzlichen Krankenkasse.

Moral Hazard (moralisches Risiko): Änderung des persönlichen Verhaltens mit risikoreicheren Entscheidungen durch die Absicherung durch Versicherungen.

Nachhaltigkeit: Art und Weise der Organisation zum langfristigen Erhalten eines Systems.

Negative Gewinne: Anderes Wort für Verlust.

Negatives Wachstum: Anderes Wort für Verlust von Marktanteilen an die Konkurrenz.

Neue Untersuchungs- und Behandlungsmethoden (NUBs): Innovative Therapeutika oder Diagnostika, deren Kosten noch nicht durch die DRG-Fallpauschale abgedeckt werden. Das Krankenhaus muss einen Antrag zur Abrechnung beim InEK stellen und verhandelt nach Genehmigung mit den Krankenkassen über die Höhe.

Öffentlicher Gesundheitsdienst: Alle Institutionen des Gesundheitswesens, deren Handeln auf den Schutz der Gesundheit der Bevölkerung ausgerichtet ist (z. B. Gesundheitsämter). Im weiteren Sinne zählen auf Bundesebene u. a. auch das RKI oder die BZgA dazu.

Offizinapotheke: Öffentliche Präsenzapotheke.

Ökonomie: Lehre vom Wirtschaftlichen, d. h. vom rationalen Handeln bei begrenzten Ressourcen.

Ökonomik: Wissenschaftliche Disziplin, die das wirtschaftliche Handeln systematisch untersucht.

Ökonomisches Handeln (Wirtschaften): Erreichen des größtmöglichen Nutzens (Maximalprinzip) bei Knappheit der Ressourcen (z. B. Geld) oder Erreichen eines vorgegebenen Ziels mit den geringstmöglichen Ressourcen (Minimalprinzip). Jemand, der ökonomisch handelt, agiert aus der Sicht von Ökonomen rational.

Operationen und Prozedurenschlüssel (OPS): Deutsches System zur Kodierung von medizinischen Maßnahmen im Krankenhaus.

Opportunitätskostenprinzip: Ressourcen (Zeit, Geld etc.), die für etwas eingesetzt werden, stehen für andere Alternativen nicht mehr zur Verfügung (damit entgehen andere Chancen). Es sind also Kosten die durch Nichtrealisierung alternativer Verwendungsmöglichkeiten unserer Ressourcen entstehen, z. B. entgangenes Einkommen durch einen Sonderurlaub.

Optimierung: Deutet in der Regel auf eine katastrophale Ausgangssituation.

Out of pocket-Zahlungen: Individuelle Zahlungen für Gesundheitsleistungen, die nicht erstattet werden (z. B. Praxisgebühr, Zahlungen für freiverkäufliche Arzneimittel).

Output: Ergebnis eines Produktionsprozesses (z. B. die Erstellung einer ärztlichen Leistung).

Over the counter (OTC): Arzneimittel, die freiverkäuflich (ohne Rezept) erhältlich sind.

Paritätische Finanzierung: Hälftige Finanzierung der Beiträge für die Sozialversicherungen durch den Arbeitgeber und Arbeitnehmer.
Pauschalierendes Entgeltsystem Psychiatrie und Psychosomatik (PEPP): System zur pauschalierten Leistungsvergütung von psychiatrischen und psychosomatischen Einrichtungen auf Grundlage von tagesbezogenen Entgelten.
Pay for Performance (P4P): Die Vergütung der Leistungserbringung wird zum Teil von der Qualität der erbrachten Leistung abhängig gemacht.
PDCA-Zyklus: Schritte zur kontinuierlichen Verbesserung der Qualität. Beschrieben von Deming (auch Deming-Zyklus genannt).
Personengesellschaft: Mögliche Rechtsform eines Unternehmens. Sie besitzt keine eigene Rechtspersönlichkeit. Der Besitzer (z. B. der Inhaber einer Arztpraxis) trägt das volle unternehmerische Risiko und haftet mit seinem Privatvermögen.
Pflegebudget: Pflegepersonalkostenvergütung in Krankenhäusern auf Basis der Pflegepersonalausstattung und der krankenhausindividuellen Kosten
Pflegefachquote: Anteil des qualifizierten Personals am gesamten Bewohner versorgenden Personal eines Pflegeheims.
Pflegegrad: Dient der Schwereeinstufung individueller Pflegebedürftigkeit. Basierend auf der Einstufung in eine der fünf möglichen Pflegegrade bestimmt sich wiederum der Leistungsumfang der gesetzlichen Pflegeversicherung.
Pflegelücke: Differenz zwischen den Leistungen der Pflegeversicherung und den tatsächlich entstehenden Kosten. Da die Pflegeversicherung als Teilkaskoversicherung ausgelegt ist, muss diese Lücke von dem Pflegebedürftigen (bzw. deren Angehörigen) aufgebracht werden.
Pflichtleistungen: Leistungen, die jede gesetzliche Krankenkasse finanzieren muss. Der Katalog dieser Leistungen wird vom Gemeinsamen Bundesausschuss festgelegt.
Piggy-back-Studien: Erhebung von gesundheitsökonomischen Daten im Rahmen von klinischen Studien.
Portabilität: Versicherte in der privaten Krankenversicherung können die angesparten Altersrückstellungen bei einem Wechsel der Krankenkasse mitnehmen.
Potenzial: Wenn etwas oder jemand Potenzial hat, liegen erhebliche Schwächen vor.
Praxisbesonderheiten: Überschreitet ein Vertragsarzt bei der Versorgung seiner Patienten mit Arzneimitteln die sog. Arzneimittelrichtgrößen, kann er zur Abwendung von Regressen gegenüber der KV Praxisbesonderheiten geltend machen. Diese beinhalten ein besonderes Patientenkollektiv (schwere Erkrankungen), eine besondere Lage (z. B. Landarztpraxis) oder eine Spezialisierung der Praxis für bestimmte Erkrankungen.
Privatärzte: Behandeln nur privat versicherte Patienten oder Selbstzahler.
Purchasing Power Parity (PPP): Ausgaben für Gesundheitsleistungen in unterschiedlichen Ländern können nur dann miteinander verglichen werden, wenn die unterschiedliche Kaufkraft in den Ländern berücksichtigt wird.
Qualitätszirkel: Interdisziplinäre Sitzungen zur Besprechung konkreter Verbesserungsmöglichkeiten.
Quality adjusted life year (QALY): International gebräuchlicher Nutzwert im Rahmen von Kosten-Nutzwertanalysen (Form der gesundheitsökonomischen Evaluation). Aggregiertes Maß aus Lebenszeit und Lebensqualität.
Rationalisierung: Ausschöpfen von Wirtschaftlichkeitsreserven durch ein höheres (bzw. gleiches) Maß an Zielerreichung bei gleichen (bzw. niedrigeren) Kosten (Abbau von Verschwendung, d. h. von Ineffizienzen).
Rationalitätenfalle: Die Bezeichnung für den Umstand, dass eine Handlung für das Einzelindividuum rational und vernünftig sein kann (z. B. die Inanspruchnahme möglichst vieler Versicherungsleistungen), jedoch aus Sicht der Allgemeinheit irrational und unvernünftig ist (z. B. wegen steigender Versicherungsbeiträge). Die individuelle und die kollektive Rationalität kollidieren in diesem Fall.
Rationierung: Vorenthalten von medizinisch notwendigen Leistungen.
Regelleistungen: Medizinisch notwendige Leistungen im Krankenhaus, die allen Patienten zugutekommen. Privat versicherte Personen oder Selbstzahler können zusätzlich Wahlleistungen (Chefarztbehandlung, Ein- oder Zweibettzimmer) in Anspruch nehmen.

Regelleistungsvolumina: Für eine bestimmte Menge von erbrachten Leistungen für gesetzlich Krankenversicherte garantieren die KVen den einzelnen Ärzten eine bestimmte monetäre Vergütung. Für alle über die Regelleistungsvolumina hinausgehenden Leistungen hängt die Höhe der monetären Vergütung davon ab, wie viele dieser freien Leistungen von den Vertragsärzten einer KV insgesamt erbracht werden.

Risikoselektion: Gezielte Aufnahme von Bevölkerungsgruppen mit bestimmten Risikoprofilen. Durch eine attraktive Gestaltung des Service und Zusatzleistungen locken gesetzliche Krankenkassen vor allem junge, gutverdienende Beitragszahler an.

Risikostrukturausgleich: Finanzieller Ausgleich zwischen gesetzlichen Krankenkassen. Durch diesen sollen Unterschiede zwischen den Kassen bezüglich der Risikostruktur der Versicherten und der Beitragseinnahmen ausgeglichen werden. Er wurde mit der Einführung der allgemeinen Kassenwahlfreiheit gültig, um eine gezielte Selektion der Mitglieder zu minimieren.

Sachleistungsprinzip: Die Leistungen werden von den Leistungserbringern direkt erbracht, ohne dass der Patient diese zunächst bezahlen muss. Vorherrschendes Prinzip in der gesetzlichen Krankenversicherung.

Satzungsleistungen: Leistungen, die die gesetzlichen Krankenkassen auf freiwilliger Basis neben den Pflichtleistungen erbringen, z. B. alternative Heilmethoden.

Selbstverwaltungsprinzip: Leistungserbringer und Leistungsfinanzierer legen gemeinsam den Umfang der Gesundheitsleistungen fest. Es soll die Verwaltung des Gesundheitswesens flexibler gestalten, als wenn alles zentral (durch das Bundesgesundheitsministerium) reguliert würde.

Selektivverträge: Krankenkassen können für besondere ambulante Versorgungsformen unter Umgehung der Kassenärztlichen Vereinigungen (die Kollektivverträge abschließen) mit Leistungserbringern (Arztpraxen) direkt Verträge abschließen.

Sicherstellungsauftrag: Kassenärztliche Vereinigungen und Kassenzahnärztliche Vereinigungen müssen für gesetzlich Versicherte eine adäquate Versorgung rund um die Uhr organisieren.

Silo-Denken: Vorherrschendes Denkprinzip im deutschen Gesundheitswesen. Zwischen dessen Sektoren (akutstationärer Sektor, ambulanter Sektor, Rehabilitation, Pflege) herrscht eine vergleichsweise strikte Trennung (z. B. unterschiedliche Vergütungssysteme) und es wird immer nur an jeweils einen Sektor ohne Auswirkungen auf die anderen gedacht.

Solidaritätsprinzip: Es erfolgt eine monetäre Umverteilung zwischen den Gesellschaftsschichten. Diejenigen, die mehr bezahlen können, leisten einen höheren Beitrag. Prinzip in der gesetzlichen Krankenversicherung.

Soziale Pflegeversicherung (SPV): Sie sichert Versicherte der gesetzlichen Krankenversicherung gegen das Pflegerisiko ab.

Sozialstaatsprinzip: Der Staat hilft notleidenden Menschen und ermöglicht ein menschenwürdiges Dasein in Notlagen.

Stakeholder: Für ein Unternehmen relevante Personen und Bevölkerungsgruppen.

Subsidiaritätsprinzip: Der Leistungsfinanzierer wird nur dann tätig, wenn alle anderen nicht zuständig sind. Beispielsweise wird durch die Sozialhilfe nur dann eine akutstationäre Behandlung übernommen, wenn kein Krankenversicherungsschutz besteht und der Patient nicht über entsprechende Eigenmittel verfügt.

Tagesgleiche Pflegesätze: Es wird pro Tag des Aufenthaltes ein Satz gezahlt, der zwischen den Leistungsfinanzieren und Leistungserbringern verhandelt wurde. Vorherrschende Vergütungsform bei der stationären medizinischen Rehabilitation.

Umlageverfahren: Verfahren zur Finanzierung der Gesundheitsleistungen im Rahmen der gesetzlichen Krankenversicherung und der sozialen Pflegeversicherung. Die aktuellen Ausgaben werden auf die aktuellen Beitragszahler umgelegt.

Umsatz: Einnahmen eines Unternehmens. Er errechnet sich aus den abgesetzten Mengen und den jeweiligen Preisen (Menge × Preis).

Uno-Actu-Prinzip: Es besagt, dass für die Erbringung einer Dienstleistung der Leistungsempfänger persönlich anwesend sein muss (der Patient muss beim Arzt sein, damit ihm geholfen werden kann, wie der Mensch beim Friseur, wenn ihm die Haare geschnitten werden sollen).

Unsichtbare Hand: Die Bezeichnung für die Selbstregulation eines Marktes über das Zusammenspiel von Angebot und Nachfrage. Dies Regulierung führt idealerweise dazu, dass der einzelne Marktakteur seine Interessen bestmöglich befriedigt und dies gleichzeitig die gesellschaftliche Wohlfahrt steigert. Sie funktioniert allerdings nur dann, wenn Menschen tatsächlich rational handeln. Ist dies nicht der Fall, besteht die Gefahr von Marktversagen.

Variable Kosten: Ändern sich mit der Ausbringungsmenge (im Krankenhaus z. B. mit dem Belegungsgrad). Beispiele sind die Kostenarten Arzneimittel und Verpflegung.

Verbotsvorbehalt: Medizinische Leistungen im Krankenhaus dürfen automatisch zu Lasten der gesetzlichen Krankenkassen erbracht werden, außer der Gemeinsame Bundesausschuss schließt sie explizit aus.

Verschiebebahnhöfe: Übernahme von Leistungen durch die gesetzliche Krankenversicherung, obwohl es sich um gesamtgesellschaftliche Leistungen handelt (Mutterschaftsleistungen, reduzierter Beitrag für Arbeitslose).

Versicherungspflichtgrenze: Einkommensgrenze, nach deren Überschreiten eine Versicherung in der privaten Krankenversicherung möglich ist.

Versicherungsprinzip: Ein Individuum zahlt vorab einen Beitrag an eine Versicherung, im Schadensfall (z. B. Krankheitsfall) ist das Individuum dafür durch die Versicherungsgemeinschaft abgesichert.

Vertragsärzte: Sie sind zur Behandlung von gesetzlich krankenversicherten Patienten zugelassen.

Wahlleistungen: Zusätzlich zu den medizinisch notwendigen Leistungen erbrachte Leistungen im Krankenhaus für privat versicherte Patienten oder Selbstzahler. Unterschieden wird zwischen den wahlärztlichen Leistungen (Chefarztbehandlung) und der Wahlleistung Unterkunft (Ein- oder Zweibettzimmer).

Wahltarife: Besondere Tarife für gesetzlich Krankenversicherte (Kostenerstattungstarif, Selbstbehalttarife, Rückerstattung bei Nichtinanspruchnahme). Diese sollen die Eigenverantwortlichkeit der Versicherten stärken.

Wertschöpfung: Erstellung eines Ergebnisses (Output) durch die Kombination (Arbeit) von Input, also von Produktionsfaktoren (z. B. Material und Know-how).

Zusatzentgelte: Extravergütung von besonders kostenintensiven Maßnahmen (bestimmte Arzneimittel, Implantation von Schrittmachern etc.) zusätzlich zur DRG-Fallpauschale.

Bildnachweis

Angelo Esslinger (Kapitel 3, Titelbild 1)
Anja Nachtweide (Abbildung 2.2)
Bundeszentrale für Gesundheitliche Aufklärung BZgA (Abbildung 7.1)
Clareich (Kapitel 7, Titelbild 1)
Das Aktionsbündnis Nichtrauchen e.V. (Abbildung 6.6)
David Mark (Kapitel 3, Titelbild 2)
Ds_30 (Kapitel 6, Titelbild 2)
Fernando Zhiminaicela (Kapitel 1, Titelbild 1)
Freepik (Abbildung 1.3, Abbildung 5.1, Abbildung 6.4)
Ganossi (Abbildung 2.10)
Gerd Altmann (Kapitel 6, Titelbild 1)
Institut für das Entgeltsystem im Krankenhaus InEK (Abbildung 6.7)
Jakob5200 (Kapitel 2, Titelbild 2)
Lucia Grzeskiewicz (Kapitel 8, Titelbild 1)
Michael Schwarzenberger (Kapitel 2, Titelbild 1; Abbildung 2.13)
Moerschy (Abbildung 2.13)
Nasim Nadjafi (Kapitel 5, Titelbild 2)
Pexels (Kapitel 4, Titelbild 1)
Pixabay (Abbildung 1.1)
Rainhard Wiesinger (Kapitel 7, Titelbild 2)
Ralf Genge (Abbildung 2.10)
Sabine van Erp (Abbildung 2.12)
Sebastian Ganso (Kapitel 1, Titelbild 2)
Sozavisimost (Kapitel 8, Titelbild 2)
Techniker Krankenkasse (Abbildung 4.2)
Thomas Fengler (Kapitel 5, Titelbild 1)
Thomas Wolter (Abbildung 2.2)
Universitätsklinikum Münster (Abbildung 3.6)

Literatursammlung

ABDA – Bundesvereinigung Deutscher Apothekerverbände e. V. (2021): Die Apotheke. Zahlen, Daten, Fakten. (https://www.abda.de/fileadmin/user_upload/assets/ZDF/ZDF21/ABDA_ZDF_2021_Broschuere.pdf, Zugriff am 21.01.2022)

Andersen, U., Bogumil, J., Marschall, S., Woyke, W. (Hrsg.) (2021): Handwörterbuch des politischen Systems der Bundesrepublik Deutschland. 8. Auflage. Wiesbaden: Springer Fachmedien GmbH

AOK-Bundesverband (2020): Der morbiditätsorientierte Risikostrukturausgleich (Morbi-RSA). (https://www.aok-bv.de/hintergrund/dossier/morbi-rsa/, Zugriff am 31.01.2022)

Augurzky, B., Krolop, S., Schmidt, H., Schmitz, H., Schwierz, C. (2007): Reha Rating Report 2007 – Die Reha vor der Marktbereinigung. RWI Materialien 38. RWI - Leibniz-Institut für Wirtschaftsforschung.

Bäcker, G., Bispinck, R., Hofemann, K., Naegele, G. (2008): Sozialpolitik und soziale Lage in Deutschland. Band 2: Gesundheit, Familie, Alter und Soziale Dienste. Wiesbaden: VS Verlag für Sozialwissenschaften.

Barmer Krankenkasse (2021): BARMER-Pflegereport 2021 – Zahl Pflegebedürftiger steigt stärker als angenommen (https://www.barmer.de/presse/infothek/studien-und-reporte/pflegereport/pflegereport-2021-361296#Service__Materialien_fr_Redaktionen, Zugriff am 18.02.2022)

Boston Consulting Group (2021): Die 300-Milliarden-Euro-Frage – Perspektive für ein nachhaltiges Gesundheitssystem. (https://web-assets.bcg.com/0a/de/b43ccbb640dfb0f042a4b9308e53/bcg-studie-perspektive-fur-ein-nachhaltiges-gesundheitsy-tem-zusammenfa-sung.pdf, Zugriff am 28.01.2022)

Breyer, F., Zweifel, P., Kifmann, M. (2005): Gesundheitsökonomik. Berlin: Springer.

Bundesamt für soziale Sicherung (2022): Aufgabenbereiche des Bundesamtes für Soziale Sicherung. (https://www.bundesamtsozialesicherung.de/de/bundesamt-fuer-soziale-sicherung/ueber-das-bas/, Zugriff am 09.03.2022)

Bundesärztekammer (2021): Ärztestatistik 2020. (https://www.bundesaerztekammer.de/ueber-uns/aerztestatistik/aerztestatistik-2020/, Zugriff am 03.01.2022)

Bundesgesundheitsministerium (2021): Krankenhausfinanzierung. (https://www.bundesgesundheitsministerium.de/krankenhausfinanzierung.html?limit=all&cHash=1d446ce634b78ba3cf942bac60949977, Zugriff am 03.03.2022)

Bundesgesundheitsministerium (2021): Wahltarife, Bonusprogramme und Zusatzleistungen; Ministerium, Aufgaben und Organisation; Pflegeversicherung. (https://www.bundesgesundheitsministerium.de, Zugriff am 18.02.2022)

Bundesgesundheitsministerium (2021): Zuzahlung und Erstattung von Arzneimitteln. (https://www.bundesgesundheitsministerium.de/zuzahlung-und-erstattung-arzneimittel.html, Zugriff am 15.03.2022)

Bundesinstitut für Arzneimittel und Medizinprodukte (2022): Das BfArM im Überblick. (https://www.bfarm.de/DE/Home/_node.html, Zugriff am 09.03.2022)

Bundesinstitut für Arzneimittel und Medizinprodukte (BfArM) (2022): DiGA-Verzeichnis. (https://diga.bfarm.de/de/verzeichnis, Zugriff am 22.03.2022)

Bundesministerium für Umwelt, Naturschutz, nukleare Sicherheit und Verbraucherschutz (2022): Das Ministerium: Aufgaben und Struktur. (https://www.bmuv.de/ministerium/aufgaben-und-struktur, Zugriff am 09.03.2022)

Bundesregierung (2022): Sozialversicherung – Neue Rechengrößen (https://www.bundesregierung.de/breg-de/suche/beitragsbemessungsgrenze-2022-1970116, Zugriff am 09.02.2022)

Bundesverband der Arzneimittelhersteller (BAH) e.V. (2020): Ergebnisbericht Versorgungsindex Welle 3 – November 2020. (https://www.bah-bonn.de/index.php?id=2&type=565&file=redakteur_filesystem/public/Weitere_oeffentliche_Dateien/Report_BAH_Versorgungsindex_Detailergebnisse_2020_Presse.pdf, Zugriff am 03.02.2022)

Bundesverband der pharmazeutischen Industrie e.V. (2021): Pharma-Daten 2021 kompakt. (https://www.bpi.de/fileadmin/user_upload/Downloads/Publikationen/Pharma-Daten/Pharma-Daten_2021_kompakt.pdf, Zugriff am 01.03.2022)

Busse, R., Nimptsch, U. (2021): Bettenauslastung auf Rekordtief. Deutsches Ärzteblatt. Jg. 118. Heft 41.

Busse, R., Riesberg, A. (2005): Gesundheitssysteme im Wandel: Deutschland. Kopenhagen, WHO Regionalbüro für Europa im Auftrag des Europäischen Observatoriums für Gesundheitssysteme und Gesundheitspolitik: MWV Medizinisch Wissenschaftliche Verlagsgesellschaft OHG.

Busse, R., Schreyögg, J.-A., Gericke, C. (Hrsg.) (2006): Management im Gesundheitswesen. Heidelberg: Springer.

Das Staatslexikon (2022): Recht – Wirtschaft – Gesellschaft. (https://www.staatslexikon-online.de/Lexikon/Hauptseite, Zugriff am 11.03.2022)

Deutsche Krankenhausgesellschaft (2019): Bestandsaufnahme zur Krankenhausplanung und Investitionsfinanzierung in den Bundesländern. (https://www.dkgev.de/fileadmin/default/Mediapool/1_DKG/1.7_Presse/1.7.1_Pressemitteilungen/2019/2019-12-19_Anhang_DKG_Bestandsaufnahme_KH-Planung_Investitionsfinanzierung.pdf, Zugriff am 01.03.2022)

Deutsche Psychotherapeuten Vereinigung (2021) Report Psychotherapie 2021.(https://www.deutschepsychotherapeutenvereinigung.de/index.php?eID=dumpFile&t=f&f=12066&token=1df8e79efd02d7d2a85b54cbdeae6a8884adcdc4, Zugriff am 23.02.2022)

Deutsche Rentenversicherung (2021): Neue Werte der Rentenversicherung ab 2022. (https://www.deutsche-rentenversicherung.de/Rheinland/DE/Presse/Pressemitteilungen/2021/211208_rentenwerte.html, Zugriff am 18.02.2022)

Deutscher Bundestag (2022): Höherer Bundeszuschuss für die Krankenversicherung. (https://www.bundestag.de/presse/hib/kurzmeldungen-867544, Zugriff am 09.02.2022)

Deutscher Bundestag (2022): Lobbyregister für die Interessenvertretung gegenüber dem Deutschen Bundestag und der Bundesregierung. (https://www.lobbyregister.bundestag.de/startseite?lang=de, Zugriff am 09.03.2022)

Deutscher Hospiz- und PalliativVerband e.V. (2021): Zahlen, Daten und Fakten zur Hospiz- und Palliativarbeit. (https://www.dhpv.de/zahlen_daten_fakten.html, Zugriff am 10.03.2022)

Deutsches Ärzteblatt (2019): Phase zwei bei neuem bundesweiten Pflege-TÜV startet. (https://www.aerzteblatt.de/nachrichten/107061/Phase-zwei-bei-neuem-bundesweiten-Pflege-TUeV-startet, Zugriff am 10.03.2022)

Dillerup, R., Stoi, R. (2008): Unternehmensführung. 2. Auflage. München; Vahlen.

Eichhorn, P., Seelos, H., Schulenburg, J.-M. v. d. (Hrsg.) (2000): Krankenhausmanagement. München: Urban & Fischer.

Emde, B., Lotz-Metz, G., Wassmann, H. (2007): Qualitätsmanagement im Gesundheits- und Pflegewesen. SRH Fernhochschule Riedlingen. Studienbrief 0310.

Ernst & Young GmbH Wirtschaftsprüfungsgesellschaft (2021): Die größten Pharmafirmen weltweit - Analyse der wichtigsten Finanzkennzahlen der Geschäftsjahre 2018, 2019 und 2020. (https://assets.ey.com/content/dam/ey-sites/ey-com/de_de/news/2021/06/ey-pharma-bilanzen-2021.pdf, Zugriff am 15.03.2022)

Finkenstädt, V. (2013): Das Gesundheitssystem in Singapur. WIP Diskussionspapier 03/2013. (https://www.wip-pkv.de/fileadmin/DATEN/Dokumente/Veroeffentlichungen/Gesundheitssystem_in_Singapur.pdf, Zugriff am 25.03.2022)

Fleßa, S. (2005): Gesundheitsökonomik – Eine Einführung in das wirtschaftliche Denken für Mediziner. Berlin: Springer.

Frankfurter Allgemeine Zeitung (2017): Deutsche geben 100 Milliarden für Wellness & Co. aus. (https://www.faz.net/aktuell/wirtschaft/die-gesundheitsbranche-floriert-14917294.html, Zugriff am 28.01.2022)

GEBERA – Gesellschaft für betriebswirtschaftliche Beratung mbH, Member of Deloitte Touche Tohmatsu. Gutachten zur aktuellen und perspektivischen Situation der Einrichtung im Bereich der medizinischen Rehabilitation. Düsseldorf, 2006.

Gemeinsamer Bundesausschuss (2021): Psychotherapie-Richtlinie. (https://www.g-ba.de/downloads/62-492-2400/PT-RL_2020-11-20_iK-2021-02-18.pdf, Zugriff am 23.02.2022)

Gemeinsamer Bundesausschuss (2022): Richtlinie des Gemeinsamen Bundesausschusses über die Verordnung von Arzneimitteln in der vertragsärztlichen Versorgung (Arzneimittel-Richtlinie) (https://www.g-ba.de/downloads/62-492-2767/AM-RL_2022-01-20_iK-2022-03-05_AT-04-03-2022-B2.pdf, Zugriff am 15.03.2022)

Gesundheitsberichterstattung des Bundes (2022): Gesundheitsversorgung. (https://www.gbe-bund.de, Zugriff am 11.03.2022)

Gesundheitsberichterstattung des Bundes: Gesundheitsversorgung - Beschäftigte und Einrichtungen der Gesundheitsversorgung - Pflege(ambulant) (https://www.gbe-bund.de/gbe/trecherche.prc_them_rech?tk=14501&tk2=18155&p_uid=gast&p_aid=15052132&p_sprache=D&cnt_ut=1&ut=18155, Zugriff am 24.02.2022)

GKV-Spitzenverband (2021): Bericht des GKV-Spitzenverbandes über die Inanspruchnahme und Entwicklung der Versorgung mit Digitalen Gesundheitsanwendungen. (https://www.gkv-spitzenverband.de/media/dokumente/krankenversicherung_1/telematik/digitales/2021_DiGA-Bericht_33_Abs6_barrierefrei.pdf, Zugriff am 22.03.2022)

GKV-Spitzenverband (2021): Kennzahlen der gesetzlichen Krankenversicherung. (https://www.gkv-spitzenverband.de/media/grafiken/gkv_kennzahlen/kennzahlen_gkv_2021_q3/Booklet_GKV-Kennzahlen_2021-12_P210193_barrierefrei.pdf, Zugriff am 09.02.2022)

GKV-Spitzenverband (2021): Pressemitteilung vom 10.03.2021 - Rekordausgaben für Kliniken und Ärzte – 6,2 Mrd. Euro Minus für die GKV. (https://www.gkv-spitzenverband.de/gkv_spitzenverband/presse/pressemitteilungen_und_statements/pressemitteilung_1185728.jsp, Zugriff am 15.03.2022)

Hajen, L., Paetow, H., Schumacher, H. (2004): Gesundheitsökonomie. Stuttgart: Kohlhammer.

Harms, F., Gänshirt, D., Rumler, R. (Hrsg.) (2008): Pharma-Marketing: Gesundheitsökonomische Aspekte einer innovativen Industrie am Beispiel von Deutschland, Österreich und der Schweiz. Stuttgart: Lucius & Lucius.

Hartenstein, M., Billing, F., Schawel, C., Grein, M. (2006): Karriere machen. Der Weg in die Unternehmensberatung. Wiesbaden: Gabler.

Haubrock, M., Schär, W. (2007): Betriebswirtschaft und Management im Krankenhaus. Bern: Huber.

Hurrelmann, K., Laaser, U., Razum, O. (Hrsg.) (2006): Handbuch Gesundheitswissenschaften. Weinheim: Juventa.

Institut für das Entgeltsystem im Krankenhaus InEK (2019): Entgeltsystem im Krankenhaus 2020 (http://www.deutscher-krankenhaustag.de/images/pdf/2019/Krankenhaustag_2020_heimig.pdf, Zugriff am 03.03.2022)

Institut für das Entgeltsystem im Krankenhaus INEK (2022): G-DRG-Report-Browser. (https://www.g-drg.de/Datenbrowser_und_Begleitforschung/G-DRG-Report-Browser/aG-DRG-Report-Browser_2022, Zugriff am 09.03.2022)

Kartte, J., Neumann, K. (2007): Der Zweite Gesundheitsmarkt. Die Kunden verstehen, Geschäftschancen nutzen. Roland Berger Strategy Consultants.

Kassenärztliche Bundesvereinigung (2020): Ambulante spezialfachärztliche Versorgung. (https://www.kbv.de/html/8108.php, Zugriff am 13.01.2022)

Kassenärztliche Bundesvereinigung (2020): Entwicklung der Medizinischen Versorgungszentren. (https://www.kbv.de/media/sp/mvz_entwicklungen.pdf, Zugriff am 28.01.2022)

Kassenärztliche Bundesvereinigung (2020): Statistische Informationen aus dem Bundesarztregister. (https://www.kbv.de/media/sp/2020-12-31_BAR_Statistik.pdf, Zugriff am 05.01.2022)

Kassenärztliche Bundesvereinigung (2022): Gesundheitsdaten. (https://gesundheitsdaten.kbv.de, Zugriff am 11.03.2022)

Kotler, P., Keller, K. L., Bliemel, F. (2007): Marketing-Management. Strategien für wertschaffendes Handeln. München: Pearson Studium.

Krankenkassen Deutschland (2022): Die größten Krankenkassen: Zahl der Versicherten, Der aktuelle Stand der Versichertenzahlen der gesetzlichen Krankenkassen. (https://www.

krankenkassen.de/krankenkassen-vergleich/statistik/versicherte/aktuell/, Zugriff am 11.02.2022)

Krankenkassennetz.de GmbH (2022): Zusatzbeitrag 2022 - Krankenkassenbeiträge steigen, Liste der Zusatzbeiträge. (https://www.zusatzbeitrag.net, Zugriff am 09.02.2022)

Lauterbach, K. W., Schrappe M. (Hrsg.) (2004): Gesundheitsökonomie, Qualitätsmanagement und Evidence-based Medicine. Stuttgart: Schattauer.

Lauterbach, K. W., Stock, S., Brunner, H. (Hrsg.) (2006) Gesundheitsökonomie. Lehrbuch für Mediziner und andere Gesundheitsberufe. Bern: Huber.

Lüngen, M., Lauterbach, K. W. (Hrsg.) (2003): DRG in deutschen Krankenhäusern. Umsetzung und Auswirkungen. Stuttgart: Schattauer.

Manager Magazin (2018): Logenplätze in der Bundesliga - HSV toppt fast die gesamte Liga. (https://www.manager-magazin.de/unternehmen/artikel/logenplaetze-in-der-bundesliga-fc-bayern-und-hsv-vorne-a-1182444.html, Zugriff am 31.03.2022)

Meffert, H., Burmann, C., Kirchgeorg, M. (2008): Marketing: Grundlagen marktorientierter Unternehmensführung. Konzepte – Instrumente – Praxisbeispiele. Mit neuer Fallstudie VW Golf. 10. Auflage. Wiesbaden: Gabler.

Menden, S., Seyfferth, J. (2006): Das Insider-Dossier: Bewerbung bei Unternehmensberatungen. Köln: Squeker.net GmbH.

Metzger, F. (2004): DRGs für Einsteiger: Lösungen für Kliniken im Wettbewerb. Stuttgart: Wissenschaftliche Verlagsgesellschaft mbH Stuttgart.

Müller-Bohn, T., Ulrich, V. (2000): Pharmakoökonomie – Einführung in die ökonomische Analyse der Arzneimittelanwendung. Stuttgart: Wissenschaftliche Verlagsgesellschaft mbH. Stuttgart.

Nagel, E. (Hrsg.) (2007): Das Gesundheitswesen in Deutschland – Struktur, Leistungen, Weiterentwicklung. Köln: Deutscher Ärzteverlag.

Niehaus, F. (2009): Ein Vergleich der ärztlichen Vergütung nach GOÄ und EBM. WIP-Diskussionspapier 7/09

OECD (2022): Health spending (indicator). (https://data.oecd.org/healthres/health-spending.htm, Zugriff am 21.01.2022)

Osterloh, F. (2017): Mindestmengen: Mehr Vorgaben, mehr Sanktionen. Dtsch Arztebl 2017; 114(12): A-565 / B-487 / C-477 (https://www.aerzteblatt.de/archiv/187276/Mindestmengen-Mehr-Vorgaben-mehr-Sanktionen, Zugriff am 14.03.2022)

Pappenhoff, M., Schmitz, F. (2009): BWL für Mediziner im Krankenhaus: Zusammenhänge verstehen – erfolgreich argumentieren. Heidelberg: Springer.

Paul Ehrlich-Institut (2022): Institut, Aufgaben und Organisation. (https://www.pei.de/DE/institut/institut-node.html;jsessionid=8621BC93A5698789C13BD6F03222971E.intranet241, Zugriff am 09.03.2022)

Pflegemarkt (2022): Anzahl und Statistik der Altenheime in Deutschland. (https://www.pflegemarkt.com/2016/10/28/anzahl-und-statistik-der-altenheime-in-deutschland/, Zugriff am 21.01.2022)

Preusker, U. K. (2008): Das deutsche Gesundheitssystem verstehen. Heidelberg: Economica.

Rebscher, H. (Hrsg.) (2006): Gesundheitsökonomie und Gesundheitspolitik. Heidelberg: Economica.

Reiners, H. (2009): Mythen der Gesundheitspolitik. Bern: Huber.

Robert Koch-Institut (2022): Das Robert Koch-Institut. (https://www.rki.de/DE/Content/Institut/institut_node.html, Zugriff am 02.03.2022)

Rosenbrock, R., Gerlinger, T. (2004): Gesundheitspolitik. Eine systematische Einführung. Bern: Huber.

Sachverständigenrat für die Konzertierte Aktion im Gesundheitswesen (2002). Bedarfsgerechtigkeit und Wirtschaftlichkeit, Band III: Über-, Unter- und Fehlversorgung. Gutachten 2000/2001. (https://www.svr-gesundheit.de/fileadmin/Gutachten/Gutachten_2000_2001/Kurzfassung_Band3.pdf, Zugriff am 17.01.2022)

Salfeld, R., Hehner, S., Wichels, R. (2008): Modernes Krankenhausmanagement. Konzepte und Lösungen. Berlin: Springer.

Sauerland, D., Kuchinke, B. A., Wübker. A. (2009): Warten gesetzlich Versicherte länger? Zum Einfluss des Versichertenstatus auf den Zugang zu medizinischen Leistungen im stationären Sektor. Gesundheitsökonomie & Qualitätsmanagement 14(1): 86–94.

Schlander, M., Hernandez-Villafuerte, K., Cheng, CY. et al. (2021): How Much Does It Cost to Research and Develop a New Drug? A Systematic Review and Assessment. PharmacoEconomics 39, 1243–1269.

Schöffski, O., Fricke, F.-U., Guminski, W., Hartmann, W. (Hrsg.) (2002a): Pharmabetriebslehre. Berlin: Springer.

Schöffski, O., Schulenburg, J. M. v. d. (Hrsg.) (2002b): Gesundheitsökonomische Evaluationen. Berlin: Springer.

Schulenburg, J. M. v. d., Greiner W. (2007): Gesundheitsökonomik. Tübingen: Mohr Siebeck.

Schulze Ehring, F. (2006): Rationierung und Wartezeiten in Großbritannien – Eine Bewertung aus deutscher Sicht. Wissenschaftliches Institut der PKV.

Schurr, M., Kunhardt, H., Dumont, M. (2008): Unternehmen Arztpraxis – Ihr Erfolgsmanagement: Aufbau – Existenzsicherung – Altersvorsorge (Erfolgskonzepte Praxis- & Krankenhaus-Management). Heidelberg: Springer.

Senatsverwaltung für Gesundheit, Pflege und Gleichstellung Berlin (2015): Geschlechtsspezifische (mittlere) Lebenserwartung (in Jahren) in Berlin 2011- 2015 nach Bezirken (zusammengefasst) nach Bezirken. (http://www.gsi-berlin.info, Zugriff am 03.02.2022)

Senatsverwaltung für Gesundheit, Pflege und Gleichstellung Berlin (2020): Pressemitteilung - Gesundheitsministerkonferenz (GMK) beschließt Bund-Länder-Pakt für den Öffentlichen Gesundheitsdienst (ÖGD) - 4 Mrd. Euro für zusätzliches Personal, IT und Fortbildung. (https://www.berlin.de/sen/archiv/gpg-2016-2021/2020/pressemitteilung.987155.php, Zugriff am 15.03.2022)

Simon, M. (2005): Das Gesundheitssystem in Deutschland. Eine Einführung in Struktur und Funktionsweise Bern: Huber.

Simon, W. (2005): GABALs großer Methodenkoffer Managementtechniken. Offenbach: Gabal.

Sozialpolitik-aktuell (2022): Gesundheitswesen & Krankenversicherung Datensammlung. (https://www.sozialpolitik-aktuell.de/tf-gesundheitswesen.html, Zugriff am 18.02.2022)

Statistisches Bundesamt (2020): Beschäftigte im Gesundheitswesen - Pressemitteilung Nr. N085 vom 23. Dezember 2020 (https://www.destatis.de/DE/Presse/Pressemitteilungen/2020/12/PD20_N085_224.html, Zugriff am 24.02.2022)

Statistisches Bundesamt (2020): Pflegestatistik. (https://www.destatis.de/DE/Themen/Gesellschaft-Umwelt/Gesundheit/Pflege/Publikationen/Downloads-Pflege/pflege-deutschlandergebnisse-5224001199004.pdf;jsessionid=C8EC93A40240B198F010D8E63F3580C5.live732?__blob=publicationFile, Zugriff am 10.03.2022)

Statistisches Bundesamt (2022): Gesellschaft und Umwelt – Gesundheit. (https://www.destatis.de, Zugriff am 11.03.2022)

Statistisches Bundesamt (2022): Kostenstruktur bei Arzt- und Zahnarztpraxen sowie Praxen von psychologischen Psychotherapeuten (https://www.destatis.de/DE/Themen/Branchen-Unternehmen/Dienstleistungen/Publikationen/_publikationen-innen-kostenstruktur-medizinischer-Bereich.html;jsessionid=54AD14077EA8AD7CA6D47CC0960632C8.live732?nn=206984#239424, Zugriff am 23.02.2022)

Statistisches Bundesamt (2022): Krankenhäuser. (https://www.destatis.de/DE/Themen/Gesellschaft-Umwelt/Gesundheit/Krankenhaeuser/_inhalt.html;jsessionid=A0E9C953EEA1F3569AF38CBA55ACAFD2.live74, Zugriff am 22.02.2022)

Stock, S., Redaèlli, M., Lauterbach K. W. (2008): Wörterbuch Gesundheitsökonomie. Stuttgart: Kohlhammer.

Strech, D., Danis, M., Löb, M., Marckmann, G. (2009): Ausmaß und Auswirkungen von Rationierungen in deutschen Krankenhäusern. Ärztliche Einschätzungen aus einer repräsentativen Umfrage. Dtsch Med Wochenschr 134: 1261–1266.

Tagesschau (2021): Mehr als 29 Milliarden Euro Schaden. (https://www.tagesschau.de/inland/flutkatastrophe-107.html, Zugriff am 07.02.2022)

Techniker Krankenkasse – TK (2022): Der gesetzliche durchschnittliche Zusatzbeitragssatz 2022 (https://www.tk.de/firmenkunden/service/fachthemen/jahreswechsel/gesetzlicher-durchschnittlicher-zusatzbeitragssatz-2074060, Zugriff am 09.02.2022)

Trilling, T. (2003): Pharmamarketing. Ein Leitfaden für die tägliche Praxis. Berlin: Springer.

Vahs, D., Schäfer-Kunz, J. (2007): Einführung in die Betriebswirtschaftslehre. Lehrbuch mit Beispielen und Kontrollfragen. Stuttgart: Schäfer Poeschel.

Van der Beek, K., Weber, C. (2008): Solidarität in der GKV: Was leistet die beitragsfreie Familienversicherung? Wissenschaftliches Institut der PKV. (https://www.wip-pkv.de/veroeffentlichungen/detail/solidaritaet-in-der-gkv-was-leistet-die-beitragsfreie-familienversicherung.html, Zugriff am 25.03.2022)

Verband der Ersatzkassen – VDEK (2022): Daten zum Gesundheitswesen: Ausgaben, Versicherte (https://www.vdek.com/presse/daten/d_versorgung_leistungsausgaben.html, Zugriff am 09.02.2022)

Verband der privaten Krankenversicherung (2021): PKV-Jahresbericht 2020/21. (https://www.pkv.de/verband/presse/meldungen-2021/pkv-jahresbericht-2020/21/, Zugriff am 18.02.2022)

Verband Forschender Arzneimittelhersteller e.V. (2020): 2020 in Deutschland neu eingeführte Medikamente mit neuem Wirkstoff. (https://www.vfa.de/download/2020-in-deutschland-neu-eingefuehrte-medikamente-mit-neuem-wirkstoff.pdf, Zugriff am 15.03.2022)

Walendzik, A., Greß, S., Manouguian, M., Wasem, J. (2008): Vergütungsunterschiede im ärztlichen Bereich zwischen PKV und GKV auf Basis des standardisierten Leistungsniveaus der GKV und Modelle der Vergütungsangleichung, Diskussionsbeitrag aus dem Fachbereich Wirtschaftswissenschaften Universität Duisburg-Essen, Campus Essen. Nr. 165.

Wikipedia – Die freie Enzyklopädie (2022): Liste der deutschen Gesundheitsminister. (https://de.wikipedia.org/wiki/Liste_der_deutschen_Gesundheitsminister, Zugriff am 11.03.2022)

Wissenschaftliches Institut der AOK (2021): Z-Bax der (aG-)DRG-Preisindikator des WIdO (https://www.wido.de/fileadmin/Dateien/Dokumente/Publikationen_Produkte/Z-Bax/wido_kra_zbax_20211015.pdf, Zugriff am 09.03.2022)

Wissenschaftliches Institut der PKV (2022): Veröffentlichungen Gesundheitsfinanzierung, Gesundheitsausgaben. (https://www.wip-pkv.de/veroeffentlichungen/, Zugriff am 18.02.2022)

Zeit Online (2009): Gesundheitskosten – Ärzte enthalten Patienten Behandlungen vor. (https://www.zeit.de/online/2009/25/aerzte-tuebinger-studie/komplettansicht, Zugriff am 23.02.2022)

Stichwortverzeichnis

A

ABC-Analyse 221
Ability to pay 180
Abnehmender Grenznutzen 180
Abrechnungsbetrug 91
Abschlagsmodell 142
Abschreibungen 216
Abteilungspflegesatz 77
Adverse Selektion 73
Akkreditierung 163
Akquisition 219
Aktiengesellschaft 62
Akutkrankenhäuser 109
Alleinvermarktungsrecht 136
Allgemeine Heilbehandlung 98
Allgemeine Krankenhäuser 109
Allgemeine Ortskrankenkassen 55
Allokation 23
Altersausgleich 46
Altersrückstellungen 62
Ambulant vor stationär 105, 107, 109, 125
Ambulante ärztliche Versorgung 84
Ambulante Pflege 105
Ambulante Rehabilitation 106
Ambulante spezialfachärztliche Behandlung 92
Ambulante Tarife 60
Ambulantes Operieren 92, 101
AMNOG-Verfahren 141
Analogpräparate 133
Analyseformen der Gesundheitsökonomie
– Kostenanalyse 176
– Kosten-Effektivitätsanalyse 179
– Kosten-Minimierungsanalyse 179
– Kosten-Nutzen-Analyse 187, 225
– Kosten-Nutzwertanalyse 181
– Krankheitskostenanalyse 176
Analyseperspektive 173
– Gesamtgesellschaftlich 173
– Krankenkasse 173, 177, 186
– Patienten 173
– Pflegekasse 173
Anatomisch-therapeutisch-chemische Klassifikation 144

Angebot 26
Angebotsinduzierte Nachfrage 49, 75, 192
Angebotsüberhang 26, 27
Anhörungsrecht 58
Anreiz 28, 61, 49, 53, 56
Anschlussheilbehandlung 124
Anschubfinanzierung 28
Anwartschaft 61
Apotheke 137
– Krankenhausapotheke 137, 138
– Offizinapotheke 138
– Versandapotheke 138
– Versorgungsapotheke 138
Apothekenversandhandel 139
Apothekenzuschlag 141
Apparategemeinschaft 85
Approbation 57, 85
Äquivalenzprinzip 60, 68, 72
Arbeitsgemeinschaft der Wissenschaftlichen Medizinischen Fachgesellschaften 160, 207
Arbeitsschutz 66
Arbeitsteilung 26
Arbitragehandel 140
Arzneimittel 131
– Apothekenpflichtig 138
– Betäubungsmittel 138
– Freiverkäuflich 138
– Nicht-verschreibungspflichtig 48
– Verschreibungspflichtig 138
Arzneimittelausschluss 144
Arzneimittelkommission 160
Arzneimittelpreisverordnung 141
Arzneimittelrichtgrößen 91, 145
Arzneimittelrichtlinie 143
Arzneimittelvertrieb 137
Ärztegewerkschaft 206
Ärztehopping 94
Arztfall 90
Ärztliches Zentrum Qualitätssicherung 160
Arztregister 86
Arztvorbehalt 103
Asymmetrische Informationsverteilung 73, 74, 76, 192

Auffälligkeitsprüfungen 91
Auffanggesellschaft 62
Auffangversicherungspflicht 30
Aufnahmediagnose 116
Aufschlagsmodell 142
Auseinzelung 138
Auslandskrankenversicherung 55, 60
Ausschnittsversicherungen 73
Auszahlung 217
Auszahlungspunktwert 90
Aut-idem Regelung 140, 146
Aut-simile Regelung 140

B

Bagatellarzneimittel 48, 143
Barwert 173
Basis-DRG 116
Basisentgeltwert 122
Basisfallwert 118, 121
Basispflegesatz 77
Basistarif 64
Bedarf 22
Bedarfsdeckungsprinzip 47, 48
Bedarfsgerechte Versorgung 95
Bedarfsplanung 88, 112
Befragungsbögen 182
Begründungspflicht 101
Behandlungsanspruch 86
Behandlungsfall 90
Behandlungspfade 120, 159
Behandlungspflicht 86
Behinderung 44
Beihilfe 64
Beiträge 30
Beitragsbemessungsgrenze 46, 67
Beitragskappung 64
Beitragsrückerstattungstarif 64
Beitragssatzstabilität 47
Belastungsgrenze 48
Belegabteilungen 121
Belegarzt 85, 92
Belegarztvertrag 92
Benannte Stelle 148
Benchmarking 222
Berufsausübungsgemeinschaft 85, 88
Berufsgenossenschaften 66
Berufskrankheiten 66
Beschwerdemanagement 157, 228
Besondere ambulante ärztliche Versorgung 128
Besondere Heilbehandlung 98
Betrieb 25
Betriebserlaubnis 138
Betriebskrankenkassen 55

Betriebswirtschaftslehre 25
Bewertungsmaßstab zahnärztlicher Leistungen 101
Bewertungsrelation 118, 120
Big-Pharma 132
Bilanz 218
Binnennachweis 136
Biologicals 132
Biosimilars 132
Biotechnologie 132
Blankoverordnung 104
Blockbuster-Produkte 133
Bonusprogramm 55
Bottom-up-Verfahren 177
Branchenanalyse 222
Branded generics 140
Branding 156
Break-Even-Analyse 223
Bruttogesamtvergütung 89
Bruttoinlandsprodukt 31, 38, 209
Bruttowertschöpfung 31
Budget 122
– Budgetierung 48
– Festes Budget 75, 77
– Globalbudget 48
– Persönliches Budget 107, 125
– Sektorales Budget 48
Budget-Impact-Analyse 185
Bundesamt für soziale Sicherung 196
Bundesanstalt für Finanzdienstleistungsaufsicht 198
Bundesarbeitsgemeinschaft Rehabilitation 106, 125
Bundesärztekammer 160, 163, 206
Bundesbasisfallwertkorridor 121, 233
Bundesinstitut für Arzneimittel und Medizinprodukte 135, 143, 144, 148, 196
Bundeskartellamt 111
Bundesmantelverträge 57
Bundesministerium für Bildung und Forschung 198
Bundesministerium für Ernährung und Landwirtschaft 198
Bundesministerium für Familie, Senioren, Frauen und Jugend 198
Bundesministerium für Finanzen 198
Bundesministerium für Gesundheit 141, 195
Bundesministerium für Umwelt, Naturschutz, nukleare Sicherheit und Verbraucherschutz 198
Bundesministerium für Wirtschaft und Klimaschutz 199
Bundesministeriums für Digitales und Verkehr 199

Bundespflegesatzverordnung 122
Bundessozialgericht 210
Bundesverband Deutscher
 Krankenhausapotheker 207
Bundesverbände 57
Bundesvereinigung Deutscher
 Apothekenverbände 207
Bundeszahnärztekammer 206
Bundeszentrale für gesundheitliche
 Aufklärung 196
Bundeszuschuss 52, 67
Bürgerversicherung 201
Business Plan 234

C

Case Management 67, 96
Case-Mix 123
– Case-Mix-Index 123
CE-Kennzeichnung 148
Centralized procedure 135
Change-Management 228
Checklisten 159
Cherry-picking 214
Chronikerregelung 48
Clinical Pathways 120
Comorbidity and Complications
 Complexity Level 116
Computer aided drug design 133
Conjoint-Analyse 170
Co-Promotion 137
Cost-Sharing-Initiativen 146
Cream skimming 56
Critical Success Factors 220
Critical-Incident-Reporting-System 153
Cross-Border-Healthcare 40

D

Daily Defined Dosage 144
D-Arzt-Verfahren 67
– D-Ärzte 67, 98, 107, 125
Decentralized procedure 135
Demografischer Wandel 34, 50, 52, 72, 126
Deutsche Gesellschaft für medizinische
 Rehabilitation 164
Deutsche Institut für Medizinische
 Dokumentation und Information 196
Deutsche Krankenhausgesellschaft 112, 203, 206
Deutsche Rentenversicherung Knappschaft-
 Bahn-See 55, 56
Deutscher Hausärzteverband 206
Deutscher Pflegerat 163, 207
Dienstherrenverhältnis 99

Dienstleistungen 31
Digitale Gesundheitsanwendungen 148
Digitale-Versorgung-Gesetz 148
Direktkrankenkassen 47
Direktverträge 55
Disease-Management-Programme 64, 95, 198
Diskontierung 173
Dispensierverbot 138
Disziplinarausschuss 86
Doppelte Facharztschiene 87
Doppelverblindung 135
Drehtüreffekt 115
DRG-Creep 117
DRG-System 114
Drogenbeauftragter 198
Drogensubstitutionsbehandlung 93
Due Diligence 236
Durchschnittskosten 214

E

Economies of scale 220
Economies of scope 220
Effectiveness 33
Effektivität 32
Efficacy 33
Effizienz 32, 39
Eigeneinrichtungen 56
Eigenerstellung 162
Eigenkapital 218, 234
Einfachsatz 96
Einheitlicher Bewertungsmaßstab 90, 102
Einkaufsgemeinschaften 143
Einkommensausgleich 46
Einkommensprinzip 46
Einzahlung 217
Einzelfallprüfung 75
Einzelförderung 113
Einzelleistungsvergütung 75
Einzelpraxis 84
Employee empowerment 163
Entrepreneur 27
Entwicklungskosten 136
EQ-5D 183
Ergiebigkeitsprinzip 24
Ergotherapie 103
Erlaubnisvorbehalt 58, 94, 139, 203
Ernährungstherapie 103
Ersatzkrankenkassen 55
Erstattungsfähigkeit 143
Erstattungshöchstbetrag 169
Erwerbsminderung 67
European Health Insurance Card 54, 201
European Medicines Agency 135, 143, 201

Evidenzbasierte Ökonomie 169
Externe Effekte 192

F

Fachärztliche Versorgung 87
Fachaufsicht 45
Fachgesellschaften 207
Fachkrankenhäuser 109
Fahrkosten 44
Fallpauschale 75, 76, 114
Fallpauschalenkatalog 115
Fallpauschalensystem 114
Fallsplitting 121
Fallzusammenführung 114
Familienausgleich 46
Familienversicherung 45, 47, 72
Fehler-DRG 118
Fehlerkultur 153
Fehlversorgung 95
Fertigarzneimittel 132, 196
Festbetrag 142, 144, 147
Festbetragsgruppe 144
Festzuschüsse 102
Filialapotheken 138
Finanzausgleich 72, 198
Finanzierung
– Duale Finanzierung 112
– Paritätische Finanzierung 46
Folgebegutachtung 70
Fraktionsentwurf 201
Freie ärztliche Praxen 84
Freiname 140
Fremdärzte 91
Fremdbesitzverbot 138
Fremdbezug 162
Fremdkapital 218, 234
Fremdorganschaft 235
Friktionskostenansatz 187
Frühe Nutzenbewertung 141, 171
Früherkennung 44
Früherkennungsmaßnahmen 55
Fürsorgeprinzip 74
Fusion 218

G

Gatekeeping 93
Gebührenordnung für Ärzte 96, 102, 193
Gebührenordnung für Zahnärzte 101
Gegenwartswert 173
Gehalt 75, 78
Geldleistungen 43, 70
Gemeindeunfallversicherungsverbände 66
Gemeinnützige GmbH 217
Gemeinsamer Bundesausschuss 44, 58, 112, 143, 160, 161, 169, 176, 202
Gemeinschaftspraxis 85
Generika 24, 133, 140, 179
Generikahersteller 136
Generische Strategie 155
German Appropriateness of Evaluation Protocol 121
German Diagnosis Related Groups 114
German Malpractice Crisis 164
Gesamtkosten 214
Gesamtvergütung 128
Geschäftsführung 88
Gesellschaft mit beschränkter Haftung 217
Gesetz der großen Zahlen 42, 115
Gesetzliche Krankenversicherung 43
Gesetzliche Pflegeversicherung 68, 69
Gesetzliche Rentenversicherung 67
Gesetzliche Unfallversicherung 66
Gesundheitsamt 195, 199
Gesundheits-App 34, 148
Gesundheitsausgaben 31
Gesundheitsberufe 34
Gesundheitsbezogene Lebensqualität 181
Gesundheitsbudget 29
Gesundheits-Check-up 93
Gesundheitsfonds 52, 198
Gesundheitsministerkonferenz 200
Gesundheitsnetz 78
Gesundheitsökonomie 25
Gesundheitsökonomische Evaluationen 168
Gesundheitspolitik 190
– Indirekte Gesundheitspolitik 190
Gesundheitsreform 200, 209
Gesundheitssparkonten 38
Gesundheitssystem 37
Gesundheitstechnologien 169
Gesundheitsverhalten 40
Gesundheitswirtschaft 35
Gesundheitszentren 234
Gesundheitsziel 194
Gewährleistungsauftrag 87, 101
Gewerbefreiheit 212
Gewinn 217
Gewinn- und Verlustrechnung 218
GKV-Spitzenverband 57, 144, 145, 203–205
Globalisierung 112
Grenznutzen 137
Grenzverweildauer 118
Großhandelszuschlag 141
Großhändler
– Teilsortiert 137
– Vollsortiert 137
Grund- und Regelversorgung 109

Grundbedürfnisse 22
Grundgehalt 28
Grundlohnsumme 50, 122
Grundpauschale 52, 57
Grundpflege 69, 105
Güterabwägung 28

H

Hamsterradeffekt 90
Handel 190
Härtefallregelung 48
Hartmannbund 206
Hauptapotheke 138
Hauptdiagnose 116
Hausärztliche Versorgung 87
Hausarzt-Modell 93
Hausarzttarif 64, 93
Hausarztzentrierte Versorgung 93
Häusliche Krankenpflege 105
Hauswirtschaftliche Versorgung 69, 105
Health in All Policies 190
Health Maintenance Organization 56, 68, 124
Health related Quality of Life 181
Health Technology Assessment 196
Hebammenleistungen 104
Heidelberger Liste 116
Heil- und Kostenplan 102
Heilmittel 103, 123
Heilmittelkatalog 103
Heilmittel-Richtlinie 103
Heilmittelwerbegesetz 89
Heimarzt 126
Heimvertrag 126
Herstellungserlaubnis 132
Hilfe in besonderen Lebenslagen 75
Hilfe zur Gesundheit 75
Hilfe zur Pflege 75
Hilfsmittel 147
Hilfsmittelverzeichnis 147
Hochschulambulanzen 101
Höchstbeitrag 47
Höchstsätze 97
Höherstufung 70
Homöopathika 135, 203
Honorarbescheid 91
Honorarforderung 91
Honorarvereinbarung 97
Honorarverteilungsmaßstab 89
Hospiz 127
Hotelleistungen 125
Humankapitalansatz 187
Human-Ressource-Management 229
Hygienekomission 160

I

Individualprinzip 61
Individuelle Gesundheitsleistungen 96, 97
Infektionsschutzgesetz 200
Innovationen
 - Schrittinnovationen 180
 - Sprunginnovationen 137, 180
Innovationsausschuss 59
Innovationsfonds 59, 128
Innovative patentgeschützte Arzneimittel 140
Innungskrankenkassen 55
Input 32, 39
Insolvenz 48, 220
Institut für Qualität und Wirtschaftlichkeit im Gesundheitswesen 141, 160, 169
Institut für Qualitätssicherung und Transparenz im Gesundheitswesen 161, 166
Integration
 - Horizontale Integration 219
 - Laterale Integration 219
 - Vertikale Integration 219
Integrierte Versorgung 64, 93, 94, 127, 128
Intensivpflege 105
Intensivtransporthubschrauber 108
Intensivtransportwagen 108
Interaktionsqualität 162
Interessenverband 204
Interessenvertretung 88, 101, 194
Internet-Apotheke 139
Interventionsgruppe 135
Investitionsförderung 125
Investitionskosten 235
Investitionsstau 113, 233
In-vitro Fertilisation 33
ISO-Normenreihe 163

J

Jahresfehlbetrag 218
Jahresüberschuss 218
Jumbo-Gruppe 144
Just-in-Time-Konzept 229

K

Kaizen 158
Kalkulationskrankenhäuser 115, 178
Kapitaldeckungsverfahren 62, 72
Kapitalgesellschaft 217, 234
Kassenärztliche Bundesvereinigung 88, 160, 165, 203
Kassenärztliche Vereinigung 87, 165, 205

Kassenzahnärztliche Bundesvereinigung 101, 203
Kassenzahnärztliche Vereinigung 101, 205
Katalog für ambulante Operationen 101
Kaufkraft 39
Kennzahlen 219
Kernkompetenz 213, 219
Klinikketten 113
Klinische Prüfung 134
Knappheit 22
Kodierfachkräfte 116
Kodierung 115
Kollektivvertrag 89
Kombimodell 141
Kombinationsleistungen 70
Komparativer Kostenvorteil 161, 220
Komplexpauschalen 76
Kondratjew-Zyklus 35
Konformitätsbewertungsverfahren 147
Konkurrenz 28
Konsultationskomplex 75, 76
Konsum 22, 29
Kontinuierlicher Verbesserungsprozess 158
Kontrahierungszwang 56, 64, 72, 112
Kontraindikationen 136
Kontrollgruppe 135
Konvergenzgewinner 121
Konvergenzverlierer 121
Kooperation für Transparenz und Qualität im Gesundheitswesen 163
Kopfpauschale 79, 201
Körperschaften öffentlichen Rechts 56
Körperschaftssteuer 217
Kosten 169, 209, 214
- Betriebskosten 112, 113, 215, 233
- Direkte Kosten 169
- Einzelkosten 215
- Fixkosten 85, 108, 214, 223
- Gemeinkosten 215
- Indirekte Kosten 169
- Inkrementelle Kosten 170
- Intangible Kosten 169
- Investitionskosten 112, 215
- Istkosten 178, 216
- Kalkulatorische Kosten 216
- Personalkosten 34, 121, 140, 169, 172, 214
- Plankosten 121
- Sachkosten 121, 172, 214
- Sollkosten 178, 216
- Variable Kosten 108, 123, 214, 223
Kostenarten 177, 215, 217
Kostenerstattungsprinzip 54, 62, 79
Kostenerstattungstarif 64
Kostenexplosion 50, 208

Kostenmatrix 121, 178, 216
Kostenstelle 178, 215, 217
Kostenträger 214
Kostenträgerrechnung 214
Kostenträgerschlüsselung 215
Kostenverlagerung 48
Krankenhaus
- freigemeinnützig 111
- öffentlich 110
- privat 111
Krankenhausbehandlungsvertrag 113
Krankenhausgesetz 114
Krankenhaus-Infektions-Surveillance-System 164
Krankenhausleistungen 113
Krankenhausplan 101, 199
Krankenkassen 55
Krankenkassenarten 55
Krankentransportwagen 108
Krankenversicherungspflicht 30, 43
Krankheitsfall 90
Krankheitskostenvollversicherung 60, 114
Krebsfrüherkennungsuntersuchung 93
Kredite 22
Kundenservice 47
Künstlersozialversicherung 47, 56
Künstliche Befruchtung 33
Kuration 83
Kurzlieger 119

L

Laborgemeinschaft 85
Landesapothekerverbände 207
Landesärztekammer 206
Landesbasisfallwert 121
Landeshochschulplan 112
Landeskrankenhausgesellschaft 112, 206
Landeskrankenhausplan 112
Landesverbände der Krankenkassen 57
Landeszahnärztekammer 206
Langlieger 119
Lastenausgleich 198
Lean Management 231
Lebenserwartung 40
Leistungsbeschränkung 45
Leistungsfähigkeitsprinzip 46
Leistungsfinanzierer 30, 43
Leistungsfinanzierung 37
Leistungskatalog 44, 54, 58, 169, 203
Leistungskomplex 76
Leistungsmodelle 94
Leistungsposition 96
Leistungsprozess 32
Leitlinien 159

Leitsubstanzen 133
Lerneffekte 161, 174
Lernkurve 220
Licensing-in 137
Lifestyle-Medikamente 33
Liquidität 220
Logopädie 103
Lohnquote 50
Lotsenfunktion 94

M

Major Diagnosis Category 116
Make-or-buy-decision 219
Managed Care 67, 95
Managementverträge 111
Marburger Bund 206
Marketing 25
Marketing-Mix 213
Markov-Modellierung 176
Markt 26, 29
Marktversagen 30, 190
Marktwirtschaft 26
Maslowsche Bedürfnispyramide 22
Materialkosten 169
Maximalprinzip 24, 27
Maximalversorgung 110
Medicaid Programm 37
Medical Error Reporting System 164
Medical Savings Accounts 38
Medicare Programm 38
Medien 208
Medizincontroller 116
medizinische Behandlungspflege 105
medizinische Rehabilitation 106
Medizinische Versorgungszentren 58, 98
Medizinischer Dienst 57, 69, 147, 165
Medizinprodukte 147, 196
Medizintechnische Industrie 131
Medizintourismus 40, 102
Mehrbesitzverbot 138
Mehrerlösausgleich 122, 123
Me-too-Arzneimittel 133
Mikado-Effekt 53
Mindererlösausgleich 122, 123
Mindestmengen 161, 220
Mindestversicherungszeit 68
Minimalprinzip 24
Mischkalkulation 115
Mitarbeiterproduktivität 236
Mitglieder 45
Mitnahmeeffekte 73
Mittelbare Staatsverwaltung 56, 58, 88, 203, 205
Mitversicherte 45

Mitwirkungspflicht 45
Modellierungen 174
Modellvorhaben 59, 93, 94
Monetäre Bewertung 169
Monopol 191
Moral Hazard Verhalten 73, 192
Morbiditätsbedingte Gesamtvergütung 89
Morbiditätszuschlag 53, 57
Morbi-RSA 53, 57
Mutual recognition procedure 135

N

Nachahmermedikament 24
Nachahmerprodukte 133
Nachfrage 26
Nachfrageüberhang 26, 27, 229
Nationales Zentrum Frühe Hilfen 198
Natürliche Einheiten 179
NAV-Virchowbund 206
Nebendiagnosen 116
Negativliste 144
Nettoempfänger 46
Nettogesamtvergütung 89
Nettonutzen 187
Nettozahler 46, 52
Neue Untersuchungs- und Behandlungsmethoden 122
Neuverblisterung 138
Niederlassungsfreiheit 138
Niederlassungssperre 88
Normative Entscheidung 194
Normativer Fehlschluss 209
Notarzteinsatzfahrzeug 107
Notarztwagen 107
Notaufnahmen 100
Notfall-Depot 137
Null-Fehler-Prinzip 153
Nullsummenspiel 29
Nutri-Score 198
Nutzen 169
– Direkter Nutzen 169
– Indirekter Nutzen 169
– Inkrementeller Nutzen 170
– Intangibler Nutzen 169
Nutzwert 181

O

Obamacare 38
Öffentlicher Gesundheitsdienst 35, 194, 199
Offizinapotheke 207, 234
Off-label-Verordnung 143, 146
Ökonomie 25

Ökonomik 25
Ökonomisches Prinzip 24, 40
Oligopol 191
Operationen und Prozedurenschlüssel 116
Opportunitätskostenprinzip 23, 29, 171, 216
Optimalprinzip 24
Optionstarif 61
Organization for Economic Co-Operation and Development 38
Originator 140
Orphan Drugs 142
Out of pocket Ausgaben 37
Output 32, 39
Outsourcing 219
Over the counter Arzneimittel 48, 138

P

Palliativmedizin 127
Parallelimport 140
Pareto-Kriterium 193
Patent-Kliff 133
Patentschutz 136, 140
Patient Comorbidity and Complication Complexity Level 117
Patientenbeauftragter 198
Patientenvertretung 207
Patientenzufriedenheit 153
Paul Ehrlich-Institut 135, 143, 148, 196
Pauschalförderung 113
Pay for Performance 78, 157
PDCA-Zyklus 158
PEPP-Entgeltkatalog 122
PEPP-Entgeltsystem 77, 122
Personalausstattung 120
Personengesellschaft 217, 234
Pflege 83
- Kurzzeit 126
- Teilstationär 126
- Vollstationär 126
Pflege-Bahr 71
Pflegebeauftrager 198
Pflegebedürftigkeit 44, 57, 68, 69, 125
Pflegebegutachtung 69
Pflegebudget 120
Pflegeentgeltwert 120
Pflegeerlöskatalog 120
Pflegegrad 69, 125
Pflegeheime 125
Pflegekassen 57, 125
Pflegekostenerlös 120
Pflegekostenversicherung 71
Pflegeleistungen
- Ambulant 105
- Stationär 125

Pflegelücke 71, 126
Pflegepersonalkosten 120, 121
Pflegepersonalstärkungsgesetz 120
Pflegerentenversicherung 71
Pflegestützpunkte 106
Pflegetagegeldversicherung 71
Pflege-TÜV 165
Pflegevertrag 105
Pflichtleistungen 54
Pharmakovigilanz 136
Pharmazeutische Industrie 131
Physiotherapie 103
Pick-up-Sammelstellen 139
Piggy-back-Studien 173
Pioniergewinne 136, 140
Pionierprodukt 133
Placebo 134
Plankrankenhäuser 112
Planwirtschaft 26
Plausibilitätsprüfungen 91
Podologie 103
Polikliniken 99
Polypol 191
Pooling of risks 42
Portabilität 62, 72
Porters Five Forces 222
Portfolioanalyse 225
Positivliste 58, 143
Präklinische Entwicklung 133
Prämien 30
Prämienrückerstattung 61
Präsenzapotheke 139
Prävention 83, 195
- Primärprävention 83
- Sekundärprävention 83
- Tertiärprävention 83
Praxisbesonderheiten 91, 145
Praxisgebühr 49
Praxisgemeinschaft 84
Praxisgründung 234
Praxisklinik 85
Praxismanagement 234
Praxisnetz 85
Praxissoftware 90
Preis 27, 213, 216
- Abgabepreis 141, 147
- Administrierter Preis 31
- Apothekeneinkaufspreis 141
- Apothekenverkaufspreis 141, 143, 144
- GKV-Einkaufspreis 141
Preisbildung 30
Preiselastizität der Nachfrage 192
Preisniveau 39
Primäreinsatz 108
Prinzipal 235
Privatärzte 85

Private Krankenversicherung 46, 59
Private Pflegeversicherung 69
Privatinsolvenz 37, 43
Privatisierungswelle 111
Privatkliniken 112
Privatliquidation 96
Privatzahnarzt 101
ProCum Cert 163
Produktinformationen 24
Produktionsfaktoren 32, 131, 190
Produktivität 32
Produktqualität 162
Produzierendes Gewerbe 34
Profitabilität 218
Profit-Center 232
Projektmanagement 229
Protocol-driven costs 173
Prozeduren 116
Prozesskette 230
Prozessmanagement 230
Psychiatrische Institutsambulanzen 100
Psychotherapeutische Versorgung 102
Psychotherapie-Richtlinie 102
Public Private Partnership 113
Publikumswerbung 139
Punktwert 90, 96
Purchasing Power Parity 39

Q

QHAR-Konzept 231
QS-Reha 164
QS-RV 164
Qualität 152
– Ergebnisqualität 152
– Fachliche Qualität 153
– Menschliche Qualität 153
– Objektive Qualität 152
– Prozessqualität 152
– Strukturqualität 152
– Subjektive Qualität 152
– Wissenschaftliche Qualität 153
Qualitätsadjustierte Lebensjahre 181
Qualitätsbericht 162
Qualitätsindikatoren 153, 154
Qualitätskontrolle 154
Qualitätskultur 153
Qualitätsmanagement 155, 163
– Extern 155
– Intern 155
Qualitätspolitik 153
Qualitätsziel 153, 154, 165
Qualitätszirkel 158
Quality Adjusted Life Years 181
Quality commitment 163

Quersubventionierung 63

R

Rabattverträge 146
Rahmenverträge 57, 126
Randomisierte, kontrollierte klinische Studie 134, 168, 203
Randomisierung 135
Rating 113
Rating-scale-procedure 183
Rationales Verhalten 24
Rationalisierung 32, 33, 204, 227
Rationalitätenfalle 30
Rationierung 33, 40, 48, 209
Reassekuranz 43
Rechtsaufsicht 45
Rechtsverordnung 47
Referentenentwurf 201
Referenzbereich 154
Regelhöchstsätze 96
Regelleistungspunktwert 91
Regelleistungsvolumina 90
Registrierungsverfahren 147
Regress 145
Reha vor Pflege 106, 125
Reha vor Rente 67, 68, 106, 125
Rehabilitation 83
– Anschlussheilbehandlung 68
– Berufliche Rehabilitation 68
– Entwöhnungsbehandlung 68, 124
– Frührehabilitation 123, 124
– Geriatrische Rehabilitation 124
– Kinderrehabilitation 124
– Medizinische Rehabilitation 44, 68
– Onkologische Rehabilitation 68, 124
– Trägerübergreifende Rehabilitation 107, 125
Rehabilitationsbedürftigkeit 106, 124
Rehabilitationsfähigkeit 106, 124
Rehabilitationsklinik 123, 124
Rehabilitationsplan 106, 124
Rehabilitationsprognose 106, 124
Rehabilitationsträger 124
Reimport 141
Reinertrag 235
Relativgewicht 118, 119
Rentabilität 218
Ressourcen 22, 23
Ressourcenallokation 25, 34
Restschuldversicherung 60
Rettungshubschrauber 107
Rettungswagen 18, 107
Richtlinie 203
Right-Coding 117

Risikoadjustierung 154
Risikoaufschlag 60
Risikoausgleich 46
Risikoklassen 148
Risikoselektion 56
Risikostrukturausgleich 56, 196, 205
Risk-Sharing-Verträge 146
Robert Koch-Institut 143, 195
Rote-Hand-Brief 136
Rückversicherungen 43

S

Sachleistungen 43, 70, 125
Sachleistungsprinzip 54, 79
Sachprämien 55
Satzungsleistungen 54, 143
Säuglingssterblichkeit 40
Schiedsstelle 145, 210
Schwachstellenanalyse 163
Schweregrad 118
Schwerpunktversorgung 109
Scoop-and-run-Prinzip 107
Screening 133
Sekundäreinsatz 108
Selbstbehalttarif 64
Selbsthilfegruppen 207
Selbstkostendeckungsprinzip 79, 216, 232
Selbstorganschaft 235
Selbstverschulden 45
Selbstverwaltungsprinzip 45, 56, 88, 194, 202
Selection-Bias 96
Selektivverträge 93
Senioren-WG 106, 126
Sensitivitätsanalysen 175
Servicequalität 162
Shared decision making 100
Shareholder 221
Sicherstellungsauftrag 70, 87, 112, 113, 124, 125, 193, 205, 233
Silo-Denken 186, 230
Simulatoren 159
Simultanprinzip 24
Skaleneffekt 220
SMART-Kriterien 157
Solidaritätsausgleich 63
Solidaritätsprinzip 46
Soziale Pflegeversicherung 69
Sozialgerichte 58
Sozialgerichtsbarkeit 210
Sozialgesetzbuch 44, 200
Sozialhilfe 74
Sozialpädiatrisches Zentrum 101
Sozialstaatsprinzip 30, 74, 193

Soziokultureller Status 40
Soziotherapie 104
Spitzenverband der Deutschen Gesetzlichen Unfallversicherung 205
Staatliches Sicherungssystem 74
Stabstelle Qualitätsmanagement 160
Stakeholder 155, 220
Standard Operating Procedures 159
Standard-Gamble-Verfahren 183
Standardlotterieverfahren 183
Standardtarif 61
Ständige Impfkommission 143
Stay-and-play-Prinzip 107
Steigerungssätze 96
Steuereinnahmen 22
Steuerzuschuss 52, 198
Stimmrecht 58
Stratifizierung 154
Strukturierte Behandlungsprogramme 95
Strukturierter Dialog 162
Strukturmodelle 94
Strukturverträge 128
Subsidiaritätsprinzip 69, 69
Substitution
– Generische 140
– Therapeutische 140
Substitutionseffekt 221
Substitutionsregelung 140
Sunk costs 216
Surrogatparameter 154, 156
SWOT-Analyse 226
Synergieeffekte 85, 220
Szenariotechnik 176, 231

T

Tagesgleicher Pflegesatz 75, 77
Tagespauschale 75, 76
Target Costing 217
Tarife für Wahlleistungen im Krankenhaus 60
Tarife mit Rückerstattung 61
Tarife mit Selbstbehalt 61
Teilhabe am Arbeitsleben 106
Teilkaskoversicherung 70, 126
Teilstationäre Behandlung 109
Teilzulassungen 89
Teleportalkliniken 233
Therapeutischer Solist 133
Therapiehinweise 145
Throughput 32
Tierversuch 133
Time-Trade-off-Verfahren 183
Top-Down-Verfahren 177
Total Quality Management 163

Transaktionskosten 24, 34
Transformationsprozess 32
Transparenz 24, 34
Trennungsfaktor 89

U

Überversorgung 88, 95
Umlageverfahren 50, 67, 72
Umsatz 213
Umschulungsmaßnahmen 106
Unfallkassen 66
Unfallversicherungsgebührenordnung 98
Unfallversicherungsträger 66
unmet medical need 34
Unmet medical need 133
Uno-Actu-Prinzip 31
Unsichtbare Hand 27
Unternehmen 25
Unternehmenserfolg 218
Unternehmensführungskonzept 163
Unternehmerisches Risiko 27
Unterversorgung 95
Up-Coding 117

V

Validierung 154
Value Chain 227
Verbotsvorbehalt 59, 203
Vergütungsabschlag 161
Vergütungsformen 75
Vergütungspauschalen 76
Verhinderungspflege 70
Verkehrsfähigkeit 135, 143
Verlegungsabschläge 119
Verlustrisiko 212
Vermittlungsausschuss 200, 201
Vermögen
– Anlagevermögen 218
– Umlaufvermögen 218
Verordnungsfähigkeit 143
Verschiebebahnhof 52
Versichertengemeinschaft 42
Versichertenpauschalen 91
Versicherungsnehmer 42
Versicherungspflichtgrenze 46, 60
Versicherungsprinzip 42
Versicherungstechnisches Risiko 42
Versicherungsverein auf Gegenseitigkeit 62
Versorgungsstufe 109
Versorgungsverträge 58
Versorgungswerk 67
Vertragsärzte 54, 85, 125

Vertragsarztsitz 88
Vertragskrankenhäuser 112
Vertragszahnarzt 101
Vertreterversammlung 88
Verum 134
Verwaltungsausgaben 57, 204
Verwaltungsgremium 44
Verwaltungsrat 56
Verwaltungswirtschaft 111
Verweildauer 113
Vision 221
Visuelle Analogskala 183
Volkswirtschaftslehre 25
Vollkaskomentalität 73
Vollstationäre Behandlung 109
Vollversicherung 38
Vollzeitäquivalent 236
Vorgehensmodelle 227
Vorleistungen 31, 131
Vorparlamentarische Opposition 204
Vorsorgeleistungen 40, 44, 48
Vorstand 56, 88
Vorversicherungszeit 69
Vorzieheffekt 209

W

Wachstum
– Anorganisches Wachstum 218
– Organisches Wachstum 218
Wahlfreiheit 55
Wahlleistungen 113, 114
Wahltarife 64
Waren 31
Wartelisten 38, 40
Weisungsbefugnis 99
Weiterbildung 85
Weiterbildungspflicht 158
Weiterbildungspunkte 158
Werbung 25, 213
Wertschöpfung 32
Wertschöpfungskette 227
Wettbewerb 28, 54, 61
Wettbewerbsstrategie 155
Willingness-to-pay 180
Wirtschaften 24
Wirtschaftlichkeit 32, 169, 216
Wirtschaftlichkeitsgebot 47, 169
Wirtschaftlichkeitsprüfung 91, 145
Wirtschaftseinheit 22
Wirtschaftsfaktor 35
Wirtschaftsleben 22
Wirtschaftssubjekt 22
Wissenschaftliches Institut der PKV 205
Wissensmanagement 231

265

Wohlfahrt 29, 34, 193, 209
Wrong-Coding 117

Z

Zahlbasisfallwert 123
Zahlungsbereitschaft 180
Zahlungsfähigkeit 180
Zahnärztliche Versorgung 101
Zahnersatz 48
Zahnersatzzusatzversicherung 48
Zahntarife 60
Z-Bax 123
Zeitausgleichsverfahren 183
Zeithorizont 173
Zentralversorgung 110
Zertifizierung 163
Zielkonflikte 28
Zielkostenrechnung 217

Zukunftskosten 173
Zulassungsausschuss 86
Zulassungsbeschränkung 88
Zulassungsdossier 135
Zulassungspflicht 132
Zulassungsverfahren 86
Zulassungswiderruf 136
Zulieferindustrie 32, 131
Zünfte 43
Zusatzbeitrag 47, 53
Zusatzentgelt 75, 77, 120–122
Zusatzkosten 170
Zusatznutzen 170, 180
Zusatzversicherungen 55, 60, 114
Zuschlag 75, 78
Zuschlagskalkulation 216
Zuzahlungen 46, 53
Zweiter Gesundheitsmarkt 35

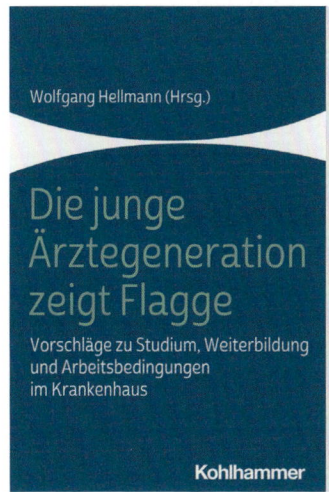

Wolfgang Hellmann (Hrsg.)

Die junge Ärztegeneration zeigt Flagge

Vorschläge zu Studium, Weiterbildung und Arbeitsbedingungen im Krankenhaus

2021. 162 Seiten, 5 Abb.
Kart. € 39,–
ISBN 978-3-17-038032-5

Die Generation Y hat mit vielen Vorurteilen zu kämpfen. Das Buch leistet einen Beitrag zu einer differenzierten Sichtweise auf die Generation. Deutlich wird, dass sie für das Krankenhaus unverzichtbare Fähigkeiten besitzt. Diese sind zu nutzen, zumal die jungen Ärztinnen und Ärzte die Zukunft des Krankenhauses an vorderster Front mitgestalten werden. Vorstellungen mit Fokus auf notwendige Veränderungen zur Zukunftssicherung des Krankenhauses werden in zahlreichen Beiträgen entwickelt. Diese sind teilweise weitreichend, geben aber vielfältige Impulse für innovative Organisationsstrukturen zur Optimierung der Patientensicherheit und damit einhergehender Berücksichtigung der Interessen der Generation.

Prof. Dr. habil. Wolfgang Hellmann (Hochschule Hannover) ist Initiator und Leiter des Studienprogramms MHM®-MBA für ärztliche Führungskräfte und Verantwortlicher für das Kompetenzzentrum KoKiK® (Kooperative Kundenorientierung im Krankenhaus). Er ist Herausgeber zahlreicher Buchpublikationen zum Krankenhaus- und kooperativen Versorgungsmanagement und Mitglied in verschiedenen Beiräten mit Orientierung auf Patientensicherheit (z. B. Gesundheitsbildung Schweiz).

Leseprobe und weitere Informationen unter **shop.kohlhammer.de**

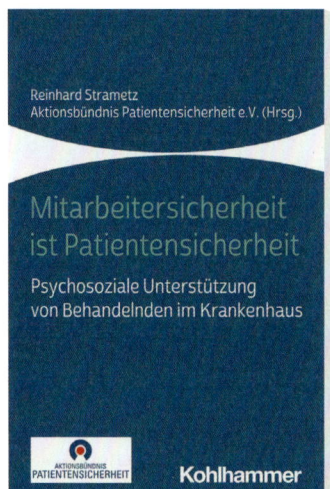

Reinhard Strametz/
Aktionsbündnis
Patientensicherheit e.V. (Hrsg.)

Mitarbeitersicherheit ist Patientensicherheit

Psychosoziale Unterstützung von Behandelnden im Krankenhaus

2021. 158 Seiten, 10 Abb., 25 Tab. Kart. € 36,–
ISBN 978-3-17-039970-9

Unter dem Motto „Mitarbeitersicherheit ist Patientensicherheit" widmet sich das Werk der psychosozialen Unterstützung von Behandelnden: Fehler und andere kritische Situationen schädigen nicht nur Patienten und Angehörige, sondern auch die Behandelnden. Wir sprechen dann vom „Second Victim", dem „zweiten Opfer". Durch die Traumatisierung von Behandelnden werden zudem weitere Patienten geschädigt, durch erhöhte Fehleranfälligkeit der Behandelnden oder defensiv-absicherndem Verhalten mit Überdiagnostik und Entscheidungsschwäche. Die COVID-19 Pandemie demaskierte dieses seit jeher vorhandene Problem, da die akuten Belastungen nun nahezu alle zu spüren bekamen – auch ohne Fehler begangen zu haben.
Bei dem Werk handelt es sich somit um ein hochaktuelles und „brennendes" Thema im doppelten Sinne, da die Behandelnden ebenso persönlich betroffen sind wie die Patientinnen und Patienten.

Prof. Dr. med. Dipl.-Kfm. Reinhard Strametz ist Professor für Patientensicherheit an der Hochschule RheinMain und Generalsekretär des Aktionsbündnis Patientensicherheit e.V.

Das Aktionsbündnis Patientensicherheit e.V. setzt sich für eine sichere Gesundheitsversorgung ein und widmet sich der Erforschung, Entwicklung und Verbreitung dazu geeigneter Methoden.

Leseprobe und weitere Informationen unter **shop.kohlhammer.de**